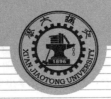

西安交通大学 本科"十二五"规划教材
"985"工程三期重点建设实验系列教材

生物医学课程实验指导

主　编　王唯析　臧伟进　杜克莘
副主编　周劲松　胡　浩　崔　刚　刘如意
编　者　（按姓氏笔画排序）

万田郎　王兴会　王军阳　王唯析　史　霖
冯改丰　司开卫　成少利　任会勋　任淑婷
刘　健　刘如意　刘国强　许杰华　寻　萌
孙　颖　杜忆华　杜克莘　李月英　李西宽
杨　娥　杨维娜　杨蓬勃　肖新莉　张　旭
张建水　陈艳炯　陈新林　苟　伟　周劲松
周晓勃　赵　进　赵　峰　赵长安　胡　浩
胡晓岩　莫利平　柴　云　钱亦华　梅　龙
崔　刚　程彦斌　谢　明　靳　辉　雷　霆
雷艳君　臧伟进

秘　书　苟　伟

U0342308

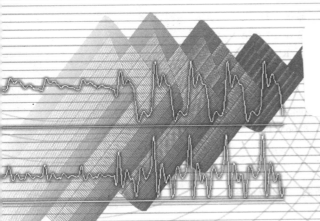

西安交通大学出版社
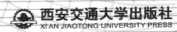
XI'AN JIAOTONG UNIVERSITY PRESS

图书在版编目（CIP）数据

生物医学课程实验指导/王唯析，臧伟进，杜克莘主编. —西安：西安交通大学出版社，2013.10

ISBN 978 - 7 - 5605 - 5694 - 9

Ⅰ. ①生⋯ Ⅱ. ①王⋯ ②臧⋯ ③杜⋯ Ⅲ. ①生物工程-医学工程-实验-高等学校-教学参考资料 Ⅳ. ①R318 - 33

中国版本图书馆 CIP 数据核字（2013）第 208833 号

策　　划　程光旭　成永红　徐忠锋

书　　名	生物医学课程实验指导
主　　编	王唯析　臧伟进　杜克莘
责任编辑	王　坤　吴　杰

出版发行　西安交通大学出版社

（西安市兴庆南路 10 号　邮政编码 710049）

网　　址　http：//www. xjtupress. com

电　　话　（029）82668357　82667874（发行中心）

　　　　　（029）82668315　82669096（总编办）

传　　真　（029）82668280

印　　刷　陕西丰源印务有限责任公司

开　　本　727mm×960mm　1/16　　印张　27.75　　字数　497 千字

版次印次　2013 年 10 月第 1 版　　2013 年 10 月第 1 次印刷

书　　号　ISBN 978 - 7 - 5605 - 5694 - 9/R · 357

定　　价　56.00 元

读者购书、书店添货、如发现印装质量问题，请与本社发行中心联系、调换。

订购热线：（029）82665248　　（029）82665249

投稿热线：（029）82668519

读者信箱：xjtumpress@163. com

编审委员会

Proface 序

　　教育部《关于全面提高高等教育质量的若干意见》（教高〔2012〕4号）第八条"强化实践育人环节"指出，要制定加强高校实践育人工作的办法。《意见》要求高校分类制订实践教学标准；增加实践教学比重，确保各类专业实践教学必要的学分（学时）；组织编写一批优秀实验教材；重点建设一批国家级实验教学示范中心、国家大学生校外实践教育基地……。这一被我们习惯称之为"质量30条"的文件，"实践育人"被专门列了一条，意义深远。

　　目前，我国正处在努力建设人才资源强国的关键时期，高等学校更需具备战略性眼光，从造就强国之才的长远观点出发，重新审视实验教学的定位。事实上，经精心设计的实验教学更适合承担起培养多学科综合素质人才的重任，为培养复合型创新人才服务。

　　早在1995年，西安交通大学就率先提出创建基础教学实验中心的构想，通过实验中心的建立和完善，将基本知识、基本技能、实验能力训练融为一炉，实现教师资源、设备资源和管理人员一体化管理，突破以课程或专业设置实验室的传统管理模式，向根据学科群组建基础实验和跨学科专业基础实验大平台的模式转变。以此为起点，学校以高素质创新人才培养为核心，相继建成8个国家级、6个省级实验教学示范中心和16个校级实验教学中心，形成了重点学科有布局的国家、省、校三级实验教学中心体系。2012年7月，学校从"985工程"三期重点建设经费中专门划拨经费资助立项系列实验教材，并纳入到"西安交通大学本科'十二五'规划教材"系列，反映了学校对实验教学的重视。从教材的立项到建设，教师们热情相当高，经过近一年的努力，这批教材已见端倪。

　　我很高兴地看到这次立项教材有几个优点：一是覆盖面较宽，能确实解决实验教学中的一些问题，系列实验教材涉及全校12个学院和一批重要的课程；二是质量有保证，90%的教材都是在多年使用的讲义的基础上编写而成的，教材的作者大多是具有丰富教学经验的一线教师，新教材贴近教学实际；三是按西安交大《2010版本科培养方案》编写，紧密结合学校当前教学方案，符合西安交大人才培养规格和学科特色。

　　最后，我要向这些作者表示感谢，对他们的奉献表示敬意，并期望这些书能受到学生欢迎，同时希望作者不断改版，形成精品，为中国的高等教育做出贡献。

西安交通大学教授
国家级教学名师

2013 年 6 月 1 日

Foreword 前言

　　医学是一门保障人类健康的科学。随着人类社会和科学技术的迅速发展，医学模式已从纯生物模式向生物－心理－社会模式转变，一个人的健康不但要有躯体的健康，还要有心理的健康和良好的社会接触，使医学具有了自然科学与人文社会科学的双重属性。

　　西安交通大学紧随现代医学教育的发展趋势，通过不断更新和完善医学教育理念、开展医学教育教学改革的探索，创新人才培养体系日臻成熟，建立了适合中国国情和具有西安交通大学特色的医学教育思想、理念和原则，培养的医学生不仅要有扎实的医学理论和娴熟的操作技能，还要有宽广深厚的自然科学、人文社会科学知识，更要有悲天悯人的情怀。为此，西安交通大学以临床医学侯宗濂医学实验班的教育教学实践与探索为突破口，充分利用现代化教学手段和教学科研仪器，大刀阔斧地改革医学教育体系和教学模式，将按照学科设置的课程体系改革为以"器官系统"为中心的课程模块，建立生物医学与临床医学两个单元的"回旋式"新的课程体系，注重生物医学与临床医学以及相关学科的融会贯通。采用理论课、实验课和以问题为导向的教学方法（problem－based learning，PBL），将以学科为基础、以教师为中心、学生被动学习的"填鸭式"教学方式转变为以问题为基础、以学生为中心、教师为引导、学生自主学习的教学方式，在培养学生掌握医学基础理论、基本知识和基本技能的同时，注重培养学生的自学能力、创新能力以及发现问题、综合分析和解决问题的能力。为此，学校组织各学科的学术带头人和骨干教师编写了与之配套的理论课、实验课、PBL 教学的教学大纲和教材。

　　医学是一门实验性极强的学科。实验教学是医学教育的重要组成部分，是培养创新型人才的主要环节。多年来的教学实践使我们认识到，基础医学实验教学不仅是基础医学理论教学的补充，可以验证理论和加深对理论的理解，更有其固有的独特作用，特别在综合性和创新性实验中，学生通过亲自设计实验课题、制定实验技术路线、参加实验过程和收集总结分析实验结果，有助于培养学生自学能力、批判性思维能力、发现问题和分析问题能力。为配合我校医学教育教学改革，依托先进的教学理念及完善的现代化教学设施和高端的科研平台，本实验教材的编写以提高学生能力为主线，内容紧随有关学科发展趋势，编排形式紧密配合器官系统教学模式和 PBL 教学方法，注重各学科之间交叉和融合，适度压缩验证性实验，增加学科内和学科间的综合性实验，积极鼓励学生参与创新性实验。

本教材书共 13 章。第一章主要介绍生物医学实验基本知识。其余章节为验证性实验及综合性实验，附录展示了近 5 年医学部开展的国家级创新性实验。其中验证性实验及综合性实验按器官系统区段编排，且确定了实验目的、实验内容和实验方法，而创新性实验是学生在课外和假期时间，利用学生实验教学平台和研究生、教师科研平台，在学校大学生创新性实验项目的资助下，结合指导教师科研方向，自行设计课题、独立完成实验和撰写实验报告或论文。由于本教材在实验内容、目的和编排上均处于探索阶段，加之我们水平有限，教材中错误及不妥之处在所难免，恳请同行专家和同学们批评指正。

王唯析　臧伟进　杜克莘

2013 年 7 月

Contents 目 录

第一章

生物医学实验基本知识

第一节 生物医学实验课教学目的与要求

医学是实践性科学，医学知识主要源于长期的临床实践和实验研究，因此实验教学也就成为生物医学课程的主要组成部分。

实验教学的目的在于通过解剖与标本观察，辨识正常人体组织、器官的形态结构，以及疾病状态下组织、器官的变化；通过动物实验了解正常人体生理功能，疾病状态下生理功能变化，以及药物和病原微生物对人体的作用、影响及机制，从而达到培养学生观察问题、分析问题、解决问题的能力和加深理解、巩固理论知识的目的。除此之外，通过实验教学过程培养学生严谨的科学态度、求实的科学精神和协作的团队意识，也是实验教学的目的之一。为达到这些目标，要求学生做好以下三方面。

一、实验课前

1. 认真预习实验指导，了解本次实验目的、原理和要求，熟悉本次实验的步骤、操作程序、观察项目和注意事项。

2. 结合实验内容复习相关理论，查阅与本次实验相关资料。做到每次实验有备而来。

二、实验课时

1. 遵守课堂纪律和实验室守则。

2. 根据实验内容与要求做好分组和小组成员的分工。

3. 检查标本、切片或实验器材、药品是否齐全、完好，动物是否符合本次实验要求，实验装置连接是否符合规范，实验器材放置是否整齐、妥当、有条不紊。

4. 按照实验步骤循序、规范操作。注意用电安全，防护化学试剂、药物、有害气体及病原生物对人体的伤害。防止被动物咬伤。

5. 爱护实验动物、标本、切片和器材，注意节约实验消耗材料。

6. 认真观察。仔细辨别实验中所观察的现象，及时、客观地记录实验现象或结果，必要时加上文字注释。实验数据不可擅自修改或凭空臆造。

7. 结合有关理论知识对所观察到的实验现象和结果进行积极的思考和讨论。对实验中出现的非预期结果，应认真分析，查找原因。

三、实验课后

1. 关闭仪器、设备电源，清点、整理所用实验器材，擦洗干净后按要求放置整齐。如有损坏应及时报告负责老师。

2. 归还领用器材、物品，妥善处理实验后动物和标本。

3. 值日生认真做好实验室的清洁卫生工作，按要求将实验设备、实验台、实验凳放置整齐，关好实验室水、电、门窗，经负责老师检查后方可离开。

4. 整理实验记录和数据，对实验结果进行认真的分析、讨论，并独立完成实验报告，按时交任课老师评阅。

（杜克莘）

第二节　实验报告的撰写要求

撰写实验报告是对实验工作的总结，是生物医学实验教学的一项基本训练，也是科学论文撰写的初步训练。通过实验报告的撰写，可检查学生对理论知识的掌握程度和评价学生实践能力的高低。因此，应以科学的态度，严肃、认真地完成实验报告的撰写。

一、实验报告的内容

实验报告一般包括以下几个部分。

（1）实验题目：即实验的名称。

（2）实验目的：即实验要观察的内容和解决的问题。

（3）材料和方法：材料应包括主要实验器材，如：动物、主要仪器、主要试剂和药品等。实验方法应详细，并明确数据的表示方法和统计方法。

（4）实验结果：客观的实验结果用数据表示；要求统计的实验结果用统计表或图。图表按规定标注图序、图题、表序和表题。须用文字描述结果，并做到条理清楚。

（5）实验绘图：器官、细胞结构用红蓝铅笔示意图表示，注意相应的染色、放大比例，各细胞结构之间的相应比例。各结构用英文标注。

（6）讨论及结论：从实验结果出发，探讨分析每一项实验结果产生的机制，并得出结论或总结。

二、实验报告撰写要求

1. 根据实验记录和数据独立完成实验报告。

2. 实验报告书写要求字迹工整，文字简练、通顺，术语正确、规范，逻辑关系清晰。

3. 实验报告的一般格式如图 1 − 1。

_____ 区段实验报告

姓　名_____　班级_____　学　号_____　日　期_____　室　温_____

实验题目：

实验目的：

材料和方法：

实验结果：

实验讨论：

实验结论：

图 1 − 1　实验报告的一般格式

（杜克莘）

第三节　常用手术器械及使用方法

　　任何手术操作，不论手术大小、复杂或简单，均离不开手术器械。手术中通用的器械即为手术常用器械，是外科手术操作的必备物品，根据其结构特点不同而分为许多种类型和型号。认识常用的手术器械，掌握手术常用器械的结构特点、基本性能和正确的使用方法，是施行手术的基本要求和保证。只有这样，才能在手术中达到"稳、准、快、细"。本节将从名称、用途、使用方法、注意事项等四方面来介绍手术常用器械。

一、手术常用器械

（一）手术刀

　　手术刀一般由刀柄和可装卸的刀片两部分组成。刀片的种类较多，按其形态可分为圆刀、弯刀及三角刀等；按其大小可分为大刀片、中刀片和小刀片。手术时，可根据实际需要选择长短不同的刀柄（图1-2）及不同形状、大小的刀片（图1-3）。

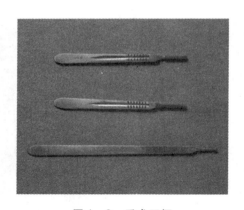

图1-2　手术刀柄

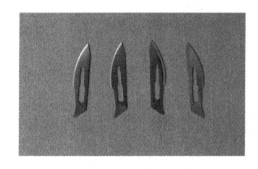

图1-3　手术刀片

　1. 用途

　　手术刀主要用于切割组织，有时也用刀柄尾端钝性分离组织。

　2. 装卸刀片的方法

　　装载刀片时，用持针钳夹持刀片前端背部，使刀片的缺口对准刀柄前部的刀楞，稍用力向后拉动即可装上。取下时，用持针钳夹持刀片尾端背部，稍用力提起刀片向前推即可卸下（图1-4）。

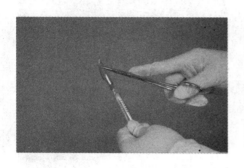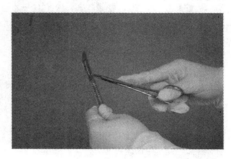

图1-4　手术刀片的装卸

3. **使用方法**

（1）执弓式：是最常用的一种执刀方式，动作范围广而灵活，用力涉及整个上肢，主要在腕部（图1-5）。用于较长的皮肤切口和腹直肌前鞘的切开等。

（2）执笔式：用力轻柔，操作灵活准确，便于控制刀的动度，其动作和力量主要在手指（图1-5）。用于短小切口及精细手术，如解剖血管、神经及切开腹膜等。

（3）握持式：全手握持刀柄，拇指与示指紧捏刀柄刻痕处（图1-5）。此法控刀比较稳定。操作的主要活动力点是肩关节。用于切割范围广、组织坚厚、用力较大的切开，如截肢、肌腱切开、较长的皮肤切口等。

（4）反挑式：是执笔式的一种转换形式，刀刃向上挑开，以免损伤深部组织（图1-5）。操作时先刺入，动点在手指。用于切开脓肿、血管、气管、胆总管或输尿管等空腔脏器。

4. **手术刀的传递方法**

传递手术刀时，传递者应握住刀柄和刀片衔接处的背部，将刀柄尾端送至手术者的手里。

5. **注意事项**

（1）刀片应用持针钳夹持安装，切不可徒手操作，以防割伤手指。

（2）根据手术操作要求选用适合的使用方式，以免造成不必要的损伤。

（3）操作时，动作要轻柔，用力要适度，切忌用力过猛而造成组织损伤过大、出血过多。

（4）传递手术刀时，不可将刀刃指向手术者以免造成损伤。

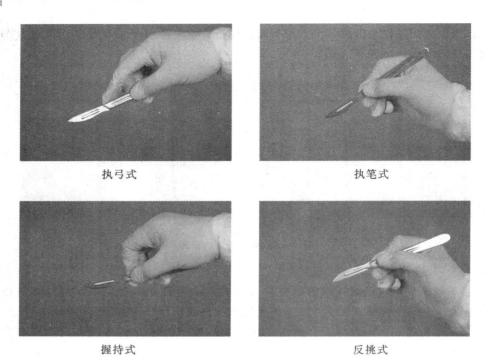

执弓式　　　　　　　　　　　　　　执笔式

握持式　　　　　　　　　　　　　　反挑式

图 1 - 5　执刀方式

（5）无论哪一种持刀法，都应以刀刃突出面与组织呈垂直方向，逐层切开组织，不要以刀尖部用力操作。执刀过高会导致控制不稳，过低又妨碍视线，因此要适中。

（二）手术剪

根据其结构特点有尖、钝，直、弯，长、短各型。另外，还有为专科设计的特殊手术剪，如眼科剪等（图1-6）。

1. 用途

尖头的直剪一般用于剪线及浅层组织的解剖；长的钝头弯剪多用于胸、腹腔的深部手术；还有一页为尖头、另一页为钝头的手术剪，既可用于剪

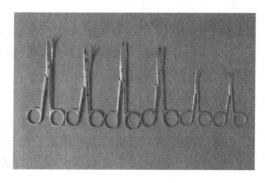

图 1 - 6　手术剪

线、拆线，也可用于浅层组织解剖。

2. 使用方法

正确持剪刀法为拇指和无名指分别插入剪刀柄的两环内，中指放在无名指环的剪刀柄上，食指压在轴节处起稳定和向导的作用（图1-7，图1-8）。

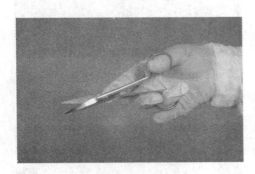
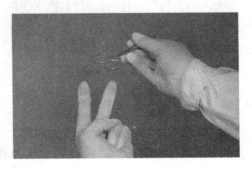

图1-7　执剪姿势　　　　　　　　　图1-8　手术剪的传递

3. 注意事项

（1）根据手术部位和深浅选用不同类型的手术剪刀。

（2）切开筋膜和结缔组织时，要与血管、神经和肌纤维的走向保持一致，避免损伤血管、神经和肌肉组织。

（三）手术镊

手术镊有不同的长度。根据是否有齿，可分为有齿镊（组织镊）和无齿镊（平镊、辅料镊）两种。还有为专科设计的特殊手术镊，如眼科镊等（图1-9）。

1. 用途

手术镊主要用于夹持或提取组织，以便于分离、剪开和缝合。也可用来夹持缝针或敷料等。

2. 使用方法

正确持镊方法是用拇指对食指与中指，执二镊脚中上部，稳而适度夹住组织（图1-10）。

3. 注意事项

（1）根据手术过程需要选用不同种类的手术镊。

（2）不可用手术镊夹持血管和神经组织，以免造成不必要的损伤。

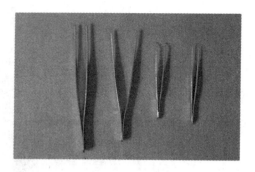

图 1-9　手术镊

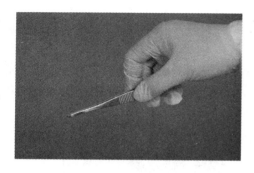

图 1-10　正确的持镊方式

（四）血管钳

血管钳亦称止血钳，种类很多，其结构特点是前端平滑，钳柄处均有扣锁。依齿槽床的不同可分为弯、直、直角、弧形、有齿、无齿等（图 1-11）。

1. 用途

血管钳主要用于止血。此外，还可用于分离、解剖、夹持组织，也可用于牵引缝线、拔出缝针或代摄使用。常用血管钳有以下几种。

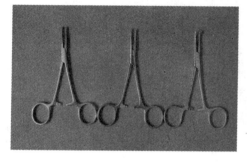

图 1-11　血管钳

（1）蚊式血管钳：有弯、直两种，为细小精巧的血管钳，可作微细解剖或钳夹小血管；用于脏器、面部及整形等手术的止血，不宜用于大块组织的钳夹。

（2）直血管钳：用以夹持皮下及浅层组织出血，协助拔针等。

（3）弯血管钳：用以夹持深部组织或内脏血管出血，有长、中、短三种型号。

（4）有齿血管钳：用以夹持较厚组织及易滑脱组织内的血管出血，如肠系膜、大网膜等，也可用于切除组织的夹持牵引。

2. 使用方法

（1）持钳法：正确执法为拇指和无名指分别插入钳柄的两环，中指放在无名指环的钳柄上，食指压在轴节处起稳定和向导的作用。有时还可采用掌握法或执钳操作。

（2）松钳法：用右手时，将拇指及无名指套入柄环内，捏紧使扣环分开，再将拇指内旋即可。用左手时，拇指及示指持一柄环，中指和无名指顶住另一柄环，二者相对用力，即可松开。

3. 血管钳的传递

术者掌心向上，拇指外展，其余四指并拢伸直，传递者握血管钳前端，以柄环端轻敲术者手掌，传递至术者手中。

4. 注意事项

（1）血管钳对组织有压榨作用，不宜用其夹持皮肤、脏器及脆弱的组织。

（2）代镊使用时，切不可扣紧钳柄上的齿扣，以免损伤组织。

（3）使用有齿血管钳时，应注意前端钩齿可防止滑脱，对组织的损伤较大，不能用作一般的止血。

（五）持针钳

持针钳又称持针器、针持。

1. 用途

持针钳主要用于夹持缝针缝合各种组织，有时也用于器械打结。

2. 使用方法

常用的执持针钳方法有以下几种。

（1）把抓式：也叫掌握法，即用手掌握拿持针钳，钳环紧贴大鱼际肌上，拇指、中指、无名指及小指分别压在钳柄上，食指压在持针钳中部靠近轴关节处，利用拇指、大鱼际肌和掌指关节活动推展、张开持针钳柄环上的齿扣。

（2）指扣式：为传统执法，用拇指、无名指套入柄环内，用手指活动力量来控制持针钳关闭，并控制其张开和合拢的活动范围（图 1 - 12）。

（3）单扣式：也叫掌指法，拇指套入柄环内，食指压在钳的前半部做支撑引导，其余三指压柄环固定手掌中，拇指可上下开闭活动，控制持针钳的张开与合拢。

3. 持针钳的传递方法

右手持持针钳中上部，将线置于手掌中或手背后；针鼻向下，将持针钳柄用轻微拍击动作递至接受者摊开的掌心中。

4. 注意事项

用于夹持缝针缝合组织时，缝针应夹在靠近持针钳的尖端。若夹在齿槽床中间，则容易将针折断。一般应夹在缝针的后三分之一处，缝线应重叠三分之一以便操作。

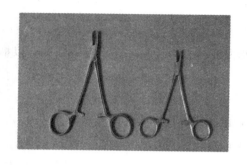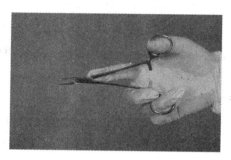

图 1-12　持针钳及握持方式

（六）组织钳

组织钳又叫鼠齿钳和 Allis 钳，其前端稍宽，有一排细齿似小耙，闭合时互相嵌合，弹性好。

1. 用途

由于组织钳对组织的压榨较血管钳轻，创伤小，一般用以夹持组织，不易滑脱，如皮瓣、筋膜或即将被切除的组织，也用于钳夹纱布垫与皮下组织的固定。

2. 使用方法和注意事项

与血管钳基本相同。

（七）缝合针及缝合线

1. 缝合针

缝合针由针尖、针体和针眼三部分组成，是用于各种组织缝合的器械。针尖形状有圆头、三角头及铲头三种；针体的形状有近圆形、三角形及铲形三种。一般针体前半部分为三角形或圆形，后半部分为扁形，以便于持针钳牢固夹紧。针尾的针眼是供引线所用的孔，分普通孔和弹机孔。目前发达国家多采用针线一体的缝合针（无针眼），这种针线对组织所造成的损伤小（针和线的粗细一致），可防止缝线在缝合时脱针。无损伤缝针属于针线一体类，可用于血管神经的吻合等。临床上根据针尖与针尾两点间有无弧度将缝合针分为直针、半弯针和弯针；按针尖横断面的形状分为角针和圆针。临床上应根据需要合理选择缝针，原则上应选用针径较细者，因为损伤较小。但组织韧性较大时，若针径过细则易于折断，故应合理选用。

2. 缝合线

缝合线分为可吸收缝合线及不吸收缝合线两大类。

（1）可吸收缝合线类：主要为羊肠线和合成纤维线。羊肠线为羊的小肠黏膜下层制成，有普通与铬制两种。合成纤维线品种较多，如 Dexon（PGA、聚羟基乙酸）、Maxon（聚甘醇碳酸）等。

（2）不吸收缝合线类：有丝线、棉线、不锈钢丝、尼龙线、银丝、麻线等数十种。最常用的是丝线。丝线的优点是柔韧性高、操作方便、对组织反应较小、能耐高温消毒、费用低、来源易。缺点是在组织内为永久性的异物，伤口感染后易形成窦道，长时间后线头排出，延迟愈合；胆道、泌尿道缝合可导致结石形成。

目前已研制出许多种代替缝合针、缝合线的切口粘合材料，使用时方便、速度快、切口愈合后瘢痕小。主要有三大类：外科拉链、医用黏合剂、外科缝合器。

二、蛙类手术专用器械

（一）金属探针

金属探针由常用的金属材料（如细钢筋、粗铁丝等）制成，以不锈钢材料为最佳。一般长度为 15~20cm。一端打磨成针状，另一端制成直径为 2cm 的圆状。

1. 用途

金属探针主要用于破坏蟾蜍的脑和脊髓。

2. 使用方法

用手握住探针的中上部，使针尖对准蟾蜍的枕骨大孔位置，垂直进入然后向上进入脑部，破坏脑部后再缓慢向后拔出，当针尖将要拔出时再向下垂直进入椎管内以破坏脊髓。

3. 注意事项

（1）用力要适度均匀，避免探针进入口腔和胸腹腔中。

（2）避免探针刺伤手指。

（二）玻璃分针

玻璃分针主要由直径为 2~3mm 的实心玻璃棒烧制而成，一端细直且尖端钝圆，另一端细直且末端带弯钩。

1. 用途

玻璃分针主要用于分离血管、神经等组织。

2. 使用方法

用执笔姿势，用力轻柔，操作灵活、准确，便于控制玻璃分针的动度，其动作和力量主要在手指。

3. 注意事项

不可用力过猛，以防折断。

（三）蛙心夹

蛙心夹主要由钢丝制备而成。

1. 用途

蛙心夹主要用以描记心脏的舒缩活动。

2. 使用方法

使用时将蛙心夹的一端夹住蛙心尖部，另一端借助缚线连于换能器上。

3. 注意事项

（1）不可将蛙心夹得太深，以免损伤心肌组织。

（2）和换能器连接时不要拉得过紧，以能观察心肌收缩为宜。

（四）蛙板

蛙板用于固定蛙类，以便进行解剖和实验。板上有多个圆孔，用以在镜下观察蛙舌、肠系膜微循环。制备神经－肌肉标本时，可将蛙腿用大头针固定在蛙板上，并应在蛙腿下垫一块玻璃片进行操作。

（五）锌铜弓

锌铜弓主要由金属锌和铜构成。当锌铜弓两端接触具有兴奋性的神经组织时，在电位差的作用下，电流便沿锌片流向可兴奋组织进而流向铜片而行成闭合回路，产生刺激作用。

1. 用途

制备神经－肌肉标本时常用它对标本施加刺激，以检查其兴奋性，或用它来刺激神经以判断支配肌肉的神经分支。

2. 使用方法

将锌铜弓在任氏液中浸润片刻，然后将两端同时放在神经组织上，观察肌肉组织有无兴奋性。

3. 注意事项

（1）当从任氏液中取出时，避免在锌铜弓两端形成水滴，以免影响检测效果。

（2）接触神经组织时间不宜过长，最好为 1～2s，否则会影响兴奋性的检测。

（3）锌铜弓两端不能接触，要保持一定的距离。

三、哺乳类手术专用器械

1. 动脉夹

动脉夹主要由优质不锈钢制成，根据不同的动物制成大小、粗细、长短不等的型号，用于狗、兔、鼠等动物动脉和（或）静脉的暂时止血。

2. 气管插管

气管插管由玻璃、铜和不锈钢制成。常用玻璃管制成形状为"Y"形，有适用于不同动物的大小、粗细不等的型号。用于鼠、兔、犬等动物的急性实验时插入气管以保证呼吸道通畅，或做人工呼吸。

3. 膀胱插管

膀胱插管由玻璃烧制而成。取一根长约10cm的玻璃管，在上 1/3 处烧弯成近90°的弯度，一端制成膨大的、直径在2cm左右的圆球状，便于插进膀胱中固定；另一端平直并与软胶管相连，主要用于收集尿液，以便观察实验中尿量的变化。

（王兴会　刘国强）

第四节　常用实验动物和动物实验常用方法

动物是医学实验研究的主要对象，我们通常通过对动物的实验观察和分析，研究和解决医学和生命科学中的各种问题，以开发、研制解除疾病的各种新药和新方法。

一、常用实验动物及选择

实验动物按种类分有很多种，教学实验常用的有蟾蜍、大白鼠、小白鼠、家兔和狗。

（一）蟾蜍

蟾蜍属于两栖纲，无尾目。由于进化较低，在生理、药理实验中更为常用。蟾蜍的心脏在离体较长时间情况下仍可有节奏地博动，所以常用来研究心脏的生理功能、药物对心脏的作用等。蟾蜍的腓肠肌和坐骨神经可以用来观察外周神经的生理功能，以及药物对周围神经、横纹肌或神经－肌肉接头的作用。蟾蜍的腹直肌还可用于鉴定胆碱能药物。蟾蜍还常用来作脊髓休克、脊髓反射和反射弧的分析实验，肠系膜上的血管现象和渗出现象实验，也可利用蟾蜍下肢血管灌注方法观察肾上腺素和乙酰胆碱等药物对血管作用的实验等。在临床检验工作中，还可用雄蛙作妊娠诊断实验。

（二）小鼠

小鼠属于脊椎动物门、哺乳纲、啮齿目、鼠科。主要用于以下生物医学研究。

1. 各种药物的毒性实验

如急性毒性试验、亚急性和慢性试验、半数致死量的测定等，常常选用小鼠。

2. 适合各种筛选性实验

一般筛选实验动物用量较大，多半是先从小鼠做起，可以不必选用纯系小鼠，杂种健康成年小鼠即可符合实验要求，如筛选一种药物对某一疾病或疾病的某些症状等有无防治作用时，选用杂种鼠可以观察一个药物的综合效果，因杂种鼠中血缘关系有比较近的，也有比较远的，对药物反应可能有敏感的、次敏感的、不太敏感的，通过筛选获得一个药物的综合效果后，再用纯系小鼠或大动物做进一步的肯定。

3. 生物效应测定和药物的效价比较实验

如广泛用于血清、疫苗等生物鉴定工作，照射剂量与生物效应实验，各种药物效价测定（通过供试品和相当的标准品在一定条件下进行比较，以定出供试品的效价）等实验。

4. 微生物、寄生虫病学的研究

因小鼠对多种病原体具有易感性，适合于研究感染血吸虫、疟疾、马锥虫、流行性感冒、脑炎、狂犬病等。

5. 肿瘤、白血病研究

目前小鼠已广泛地用于癌、肉瘤、白血病以及其他恶性肿瘤的研究。如常选用小鼠的各种自发性肿瘤作为筛选抗肿瘤药的工具，这些小鼠自发肿瘤从肿瘤发生学上来看，与人体肿瘤接近，进行药物筛选比移植性肿瘤可能更为理想。例如，C3H 小鼠自发乳腺癌高达 90%，AKR 小鼠白血病自发率很高等。另外，也常用小鼠诱发各种动物肿瘤模型，进行肿瘤病因学、发病学和防治研究。例如，常用甲基胆蒽诱发小鼠胃癌和宫颈癌；用二乙基亚硝胺诱发小鼠肺癌等。

6. 避孕药和营养学实验研究

小鼠的繁殖能力很强，妊娠期很短，仅 21d，生长速度很快，因此很适合避孕药和营养学实验研究。如常选用小鼠作抗生育、抗着床、抗早孕、中孕和抗排卵实验。

7. 镇咳药研究

小鼠在氢氧化铵雾剂刺激下有咳嗽反应，可利用这个特性来研究镇咳药物。因此，小鼠是研究镇咳药物所必需的动物。

8. 遗传性疾病的研究

例如，小鼠黑色素病（Chediak – Higashi 综合征）为自发性遗传病，与人相似。此外，还有白化病、家族性肥胖，遗传性贫血、系统性红斑狼疮和尿崩症等。

9. 传染性疾病研究

可供研究的疾病有钩体病、霉形体病、巴氏杆菌病、沙门氏菌病、淋巴性脉络膜丛脑膜炎、脊髓灰白质炎和日本血吸虫病等。

10. 免疫学研究

可利用各种免疫缺陷小鼠来研究免疫机制等。

（三）大鼠

大鼠属哺乳钢、啮齿目、鼠科。主要用于以下生物医学研究。

1. 神经 – 内分泌实验研究

大鼠垂体 – 肾上腺系统发达，应激反应灵敏，可复制应激性胃溃疡模型。常用大鼠切除内分泌腺方法，进行肾上腺、垂体和卵巢等内分泌实验。

2. 营养、代谢性疾病研究

大鼠是营养学研究的重要动物，曾用它作维生素 A、B、C 和蛋白质缺乏等营养代谢研究。还常选用大鼠作氨基酸（苯丙氨酸、组氨酸、异亮氨酸、亮氨酸、色氨酸、蛋氨酸、赖氨酸和精氨酸）和钙、磷代谢研究。还可用于动脉粥样硬化、淀粉样变性、酒精中毒、十二指肠溃疡和营养不良等研究。

3. 药物学研究

大鼠血压和血管阻力对药物反应敏感，最适合于筛选新药和研究心血管药理。例如，用直接血压描记法进行降压药的研究；灌流大鼠肢体血管或离体心脏进行心血管药理学实验；毒扁豆碱引起的大鼠升压反应实验模型可用来研究影响肾上腺素能神经递质释放的药物。

4. 肿瘤研究

大鼠可复制成多种肿瘤模型，是肿瘤实验研究最常用的实验动物。它特别易患肝癌，可用二乙基亚硝胺、二甲基偶氮苯（DAB）复制大鼠肝癌动物模型；用甲基苄基亚硝胺诱发复制大鼠食管癌等。

5. 传染病研究

大鼠是研究支气管肺炎和副伤寒的重要实验动物。选用幼年大鼠进行流感病毒传代，进行厌氧菌细菌学实验，还可进行假结核病、霉形体病、巴氏杆菌病、葡萄球菌感染（用激素处理后）、念珠状链杆菌病、黄曲病和烟曲菌等真菌病等研究。

6. 多发性关节炎和化脓性淋巴腺炎等的研究

大鼠足跖浮肿法是目前最常用的筛选抗炎药物的方法。大鼠的踝关节对炎症反应很敏感，常用它来进行关节炎的药物研究。

7. 行为表现的研究

目前，大鼠已广泛应用于高级神经活动的研究。它具有行为情绪的变化特征，行为表现多样，情绪敏感。

8. 放射医学研究

常选用大鼠。因其大鼠无胆囊，常用它作胆总管插管收集胆汁，进行消化功能的研究。

9. 肝脏外科研究

由于大鼠肝脏的枯氏细胞90%有吞噬能力，所以肝切除60%～70%后仍能再生，常用于肝外科实验。

10. 遗传学研究

大鼠的毛色变型很多，具有很多的毛色基因类，如野生色（A）突变种〔野生色等位基因（a）和白化等位基因（C）]、淡黄色（d）、粉红眼（p）、红眼（r）、银色（S）、沙色（sd）、黄色（e）、白灰色（wb）等，在遗传学研究中常可运用。

11. 其他

大鼠还可用于进行中耳疾病、内耳炎、畸胎学研究和避孕药研究。

（四）豚鼠

豚鼠属哺乳纲、啮齿目、豚鼠科。又名天竺鼠、海猪、荷兰猪。主要用于以下生物医学研究。

1. 各种传染病的研究

豚鼠对很多致病菌和病毒十分敏感，是进行各种传染性疾病研究的重要实验动物。例如，结核、白喉、鼠疫、钩端螺旋体、疱疹病毒病、链杆菌、副大肠杆菌病、旋毛虫病、布氏杆菌、斑疹伤寒、炭疽等细菌性疾病，以及 Q 热、淋巴细胞性脉络丛脑膜炎等病毒性疾病，均常选用豚鼠来进行研究。

2. 细菌性和病毒性传染病的实验诊断

结核病、白喉、布氏杆菌病、Q 热和淋巴细胞性脉络丛脑膜炎等疾病的实验诊断常选用豚鼠来进行。例如，豚鼠对人型的结核杆菌极为敏感，常用作结核病的确诊。将肾结核患者的尿液接种于豚鼠体内，如豚鼠出现结核病症状即确定为结核阳性。血清学诊断上的"补体"就是由豚鼠血清制成的，常用补体结合试验来进行实验诊断。

3. 药理学研究

豚鼠对某些药物极为敏感，因此它是研究这些药物的"专门动物"。例如，豚鼠对组织胺极敏感，所以很适合作平喘药和抗组织胺药的研究；豚鼠对人型结核杆菌具有高度的敏感性，因此常用作抗结核病药物的药理学研究。

4. 营养学研究

豚鼠是进行维生素 C 研究的重要动物。豚鼠体内不能合成维生素 C，对维生素 C 缺乏十分敏感，如果饲料中缺乏维生素 C，很快会出现一系列坏血病症状，是目前唯一用于研究实验性坏血病的动物。

5. 过敏反应或变态反应的研究

因为豚鼠易于过敏，最适合进行这方面的研究。例如，给豚鼠注射马血清很容易复制成过敏性休克动物模型。常用实验动物接受致敏物质的反应程度不同，其顺序为：豚鼠＞家兔＞狗＞小鼠＞猫＞蛙。

6. 适于观察出血和血管通透性变化的实验

豚鼠的血管反应敏感，出血症状显著。例如，辐射损伤引起的出血综合征在豚鼠表现得最明显，狗也相当显著，猴和家兔中等，而小鼠和大鼠很少见。

7. 内耳疾病的研究

豚鼠的耳蜗管对声波极为敏感，特别对 700～2000 周/秒纯音最敏感。常选用豚鼠进行若干内耳疾病的研究。

8. 毒物对皮肤局部作用实验

豚鼠和家兔皮肤对毒物刺激反应灵敏，其反应近似于人。

9. 缺氧耐受性和测量耗氧量实验

豚鼠对缺氧的耐受性强，适于作缺氧耐受性和测量耗氧量实验。

10. 实验性肺水肿实验

切断豚鼠颈部两侧迷走神经可以复制典型的急性肺水肿动物模型，症状比其他动物更明显。

11. 动物代血浆的研究

此类实验也经常选用豚鼠。

（五）家兔

家兔属于哺乳纲、啮齿目、兔科、草食性哺乳动物。主要用于以下生物医学研究。

1. 免疫学研究

家兔的最大用处是产生抗体，制备高效价和特异性强的免疫血清。免疫学研究中常用的各种免疫血清大多数是采用家兔来制备的，因此家兔被广泛地用于人、畜各类抗血清和诊断血清的研制。例如：①病原体免疫血清，如细菌、病毒和立克次氏体等免疫兔血清等。②间接免疫血清，如兔抗人球蛋白免疫血清和羊抗兔免疫血清等。③抗补体抗体血清，如兔疫豚鼠球蛋白免疫血清等。④抗组织免疫血清，如兔抗大白鼠肝组织免疫血清、兔抗大白鼠肝铁蛋白免疫血清等。

2. 生殖生理和避孕药的研究

利用家兔可诱发排卵的特点进行各种研究。例如，雄兔的交配动作或静脉注射绒毛膜促性腺激素（80～100 单位/只）均可诱发排卵，使兔人工授精后进行生殖生理学的研究。此外，也可用于避孕药的筛选研究。注射某些药物或孕酮可抑制排卵，家兔排卵多少可以卵巢表面带有鲜红色小点的小突起个数表示。由于雌兔只能在交配后排卵，所以排卵的时间可以准确判定，同期胚胎材料很容易取得。

3. 胆固醇代谢和动脉粥样硬化症的研究

最早用于这方面研究的动物就是家兔。例如，利用纯胆固醇溶于植物油中喂饲家兔，可以引起家兔典型的高胆固醇血症、主动脉粥样硬化症和冠状动脉硬化症。家兔复制这类动物模型具有以下优点。

（1）比较驯服，容易饲养管理。

（2）对致病胆固醇膳食的敏感性高。兔对外源性胆固醇吸收率高达 75% ~ 90%（而大白鼠仅为 40%），且对高脂血症清除能力较低。静脉注射胆固醇乳状液后在家兔引起的持续的高脂血症为 72h（而大白鼠仅为 12h）。所以造型时间短、成型快。家兔一般 3 个月左右即可成型，而狗需 14 个月，鸡需数月致年余，猴需六个月、一年甚至数年。

（3）家兔的模型有高脂血症、主动脉粥样硬化斑块、冠状动脉粥样化病变，与人类的病变基本相似。而大白鼠和鸡模型与人类病变相比，则差异较突出。

（4）用家兔造型比较经济便宜，比狗及猴等动物实验省人力、物力和财力。

4. 眼科的研究

家兔的眼球甚大，几乎呈圆形，眼球体积约为 $5 \sim 6cm^3$，重约 3 ~ 4g，便于进行手术操作和观察，因此家兔是眼科研究中最常用的动物。同时在同一只家兔的左、右眼进行疗效观察，可以避免动物年龄、性别、产地和品种等的个体差异。

常用家兔复制角膜瘢痕模型。在双眼角膜上，复制成左、右等大、等深的创伤或瘢痕，用以观察药物对角膜创伤愈合的影响，从而筛选治疗角膜瘢痕的有效药物及研究疗效原理。选用家兔要有色的，因为白色家兔的虹膜颜色是白色，与角膜浅层瘢痕的颜色相似，对比度不鲜明。

此外，还可在眼前房内移植脏器后观察激素对脏器的作用；移植卵巢皮质后则可观察药物对排卵的影响。

5. 发热、解热和检查致热源等实验研究

家兔体温变化十分灵敏，最易产生发热反应，且发热反应典型、恒定，因此常选用家兔进行这方面的研究。

（1）给家兔注射细菌培养液和内毒素可引起感染性发热。例如，给家兔皮下注射杀死的大肠杆菌或乙型副伤寒杆菌培养液，几小时内即可引起发热，并持续 12h；给家兔静脉注射伤寒－副伤寒四联菌苗 0.5～2.0ml/kg，（菌苗含量每毫升应不低于 100 亿/毫升），注射后 1～2h，即见直肠温度上升 1℃～1.5℃并持续 3～4h。

（2）给家兔注射化学药品或异性蛋白等可引起非感染性发热。例如，皮下注射 2% 二硝基酚溶液（30mg）15～20min 后开始发热，1～1.5h 达高峰，体温升高 2℃～3℃；皮下注射松节油（0.4ml）后 18～20h 引起发热，约 24～36h 达到高峰，体温升高 1.5℃～2.0℃；肌注 10% 蛋白胨 1.0g/kg，可在 2～3h 内引起发热，体温升高显著；皮下注射消毒脱脂牛奶 3～5ml，通常 3h 时后体温升高 1℃～1.5℃。

（3）药品生物检定中热原的检查均选用家兔来进行。热原是微生物及其尸体或微生物的代谢产物，其化学成分为菌蛋白、酯多糖、核蛋白或这些物质的水解物。例如，大肠杆菌提取的热原 0.002μg/kg 即能使家兔发热，因此家兔广泛应用于制药工业和人、畜用生物制品等各类制剂的热原质试验。

6. 微生物学研究

家兔对许多病毒和致病菌非常敏感，适用于各种微生物学的研究，如对过敏、免疫、狂犬病、天花和脑炎等的研究。

7. 心血管和肺心病的研究

家兔颈部神经血管和胸腔的特殊构造，很适合作急性心血管实验，如直接法记录颈动脉血压、中心静脉压，间接法测量冠脉流量、心博量、肺动脉和主动脉血流量等。同时，也适合复制心血管和肺心病的各种动物模型。例如，结扎家兔冠状动脉前降支复制实验性心肌梗死模型；以重力牵拉阻断冠脉法复制家兔缺血性濒危心肌模型；通过选择阻断冠状动脉左室支位置的远近及牵拉重力的大小，可调整心肌梗死的范围及程度，故亦可复制心源性休克或缺血性心律紊乱模型；静脉注射乌头碱 100～150mg、盐酸肾上腺素 50～100μg/kg，可诱发家兔心律失常；静脉注射 1% 三氯化铁水溶液，每次 0.5～4ml，每周 2～6 次，总剂量为 25ml，注射完后 45d 可形成肺心病；小剂量三氯化铁（11ml）加 0.1% 氯化镉生理盐水溶液雾化吸入，连续 10 次，雾化停止后 10d 可形成肺水肿。另外，也可采用兔耳灌流、离体兔心等方法来研究药物对心血管的作用。

8. 皮肤反应实验

家兔皮肤对刺激反应敏感，其反应近似于人。因此，常选用家兔皮肤进行毒物对皮肤局部作用的研究；兔耳可进行实验性芥子气皮肤损伤和冻伤烫伤的研究、化妆品对皮肤影响的研究。耳廓内侧特别适宜皮肤的研究。

9. 急性动物实验

常选用家兔作失血性休克、中毒性休克、微血管缝合、离体肠段和子宫的药理学实验、阻塞性黄疸实验、兔眼球结膜和肠系膜微循环观察实验、卵巢和胰岛等内分泌实验以及进行离体兔耳和兔心的各种分析性研究等。

10. 遗传性疾病和生理代谢失常的研究

例如，进行软骨发育不全、低淀粉酶血症、维生素 A 缺乏、脑小症和动脉硬等研究。同时，家兔也被广泛应用于研究药物的致畸作用或其他干扰正常生殖过程的现象。

11. 其他

家兔可被用来进行各种寄生虫病、畸形学的研究，进行各种人用和畜用生物制品中的毒素、类毒素和病毒素皮肤反应试验，以及制品的效价试验、安全试验，进行化学工业上的急性和慢性毒素试验等。

（六）狗

狗属哺乳纲、食肉目、犬科。主要用于以下生物医学研究。

1. 实验外科学

狗被广泛用于实验外科各个方面的研究，如心血管外科、脑外科、断肢再植、器官或组织移植等。临床外科医生在研究新的手术或麻醉方法时往往是选用狗来作动物实验，先取得熟练而精确的技巧，然后才妥善应用于临床。

2. 基础医学实验研究

狗是目前基础医学研究和教学中最常用的动物之一，尤其在生理、药理、病理和生理等实验研究中起着重要作用。狗的神经系统和血液循环系统很发达，适合进行这方面的实验研究。例如，在研究失血性休克、弥漫性血管内凝血、动脉粥样硬化症，特别是研究脂质在动脉壁中的沉积等方面，狗是一个良好的动物模型；急性心肌梗死以选用杂种狗为宜，狼狗对麻醉和手术较敏感，而且心律失常多见。此外，不同类型的心律失常、急性肺动脉高压、肾性高血压、脊髓传导实验、大脑皮层定位实验等均可用狗进行。

3. 慢性实验研究

由于狗可以通过短期训练很好地配合实验，所以非常适合于进行慢性实验，如条件反射实验、各种实验治疗效果实验、毒理学实验和内分泌腺摘除实验等。

狗的消化系统发达，与人有相同的消化过程，所以特别适合于消化系统的慢性实验。例如，可用无菌手术方法做成唾液腺瘘、食道瘘、肠瘘、胰液管瘘、胃瘘和胆囊瘘等来观察胃肠运动和消化、吸收、分泌等变化。

4. 药理学

狗可被用来进行毒理学研究和药物代谢研究，如磺胺类药物代谢的研究、各种新药临床使用前的毒性实验等。

5. 营养学和生理学研究

狗可以被用来进行诸如先天性白内障、胱氨酸尿、遗传性耳聋、血友病 A、先天性心脏病、先天性淋巴水肿、蛋白质营养不良、家族性骨质疏松、视网膜发育不全、高胆固醇血症、动脉粥样硬化和糖原缺乏综合征等研究。此外，狗还可被用于进行行为科学的研究。

二、实验动物保护和处理原则

1. 实验动物是医学研究，特别是实验研究和教学的主要对象，因此在实验过程中，要遵循动物保护的相应法规和原则。

2. 在实验动物保护法规方面，虽然各国的具体条款不尽相同，但大多数都倾向于赞同动物福利的 5F 原则和实验动物的 3R 原则。

3. 动物福利的 5F 原则：动物福利的 5F 原则即动物享有"五大自由"（简称 5F，F 为 Free 的缩写）。①享有不受饥渴的自由。②享有生活舒适的自由。③享有不受痛苦、伤害和疾病的自由。④享有生活无恐惧和悲伤感的自由。⑤享有表达天性的自由。

4. 实验动物的 3R 原则：实验动物的 3R 原则即减少、替代和优化原则。

（1）减少原则：即采取必要的措施，尽量减少实验动物的数量，比如采取合理的实验设计、应用高效的统计方法、注重资源共享等，以尽量减少实验动物的使用数量和次数。

（2）替代原则：即用非动物实验的方法替代动物实验，比如预防医学的大力开展、计算机数据库与模拟、尸体解剖和病理学、流行病学数学模型等。

（3）优化原则：即优化实验强度，比如应用麻醉、镇痛和人道终点的措施保证动物的生存福利（包括享有免受饥渴、生活舒适自由，享有良好的饲养和标准化的生活环境）等。

在实验过程中应充分考虑动物的利益，善待动物，防止或减少动物的应激、痛苦和伤害，尊重动物生命，制止针对动物的野蛮行为，采取痛苦最少的方法处置动物等。

（赵　进）

三、常用动物实验方法

（一）实验动物的捉拿、固定

动物的捉拿和固定是进行动物实验必须掌握的基本操作之一。因各种动物的习性不同，应选用不同的捉拿方法，并将其固定于便于实验操作和观察记录的体位。以下介绍几种动物捉拿和固定的常用方法。

1. 蛙类

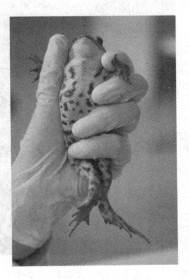

捉拿时通常以左手持握蛙类。用左手食指和中指压住蛙类一侧前肢，大拇指压住另一前肢，用右手将蛙类的两后肢拉直后再用左手的环指和小指将蛙类拉直的后腿压住固定（图 1 - 13），最后用右手进行操作。如需长时间固定蛙类，可先破坏蛙类的脑和脊髓，然后用大头针将蛙类固定在蛙板上。需要注意的是，捉拿蟾蜍时勿碰压蟾蜍两侧耳部突起的毒腺，以防毒液射入眼中。

图 1 - 13　蛙类捉拿方法

2. 小鼠

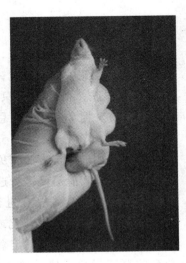

小鼠性情较温和，捉拿时可用左手抓住其两耳及后项背部皮肤，将鼠体置于左手中，然后再用环指和小指夹住鼠尾（图 1 - 14），最后用右手操作即可。如操作时间较长，可将小鼠麻醉后固定在鼠专用手术台上。

3. 大鼠

大鼠牙齿锋利，捉拿时要提防被其咬伤。从鼠笼内捉拿大鼠时最好戴上手套，先捉住大鼠的尾巴将其提出，再用左手握住大鼠的整个身体，然后用右手进行操作（图 1 - 15）。也可一手将大鼠压住，

图 1 - 14　小白鼠捉拿法

食指放在大鼠的左前肢前，中指放在左前肢后，拇指置于右前肢前，将大鼠的头部和上肢固定在手中（图1-16），另一手（或另一人）进行操作。若需对大鼠进行手术，则先将大鼠麻醉后再将其固定在固定板上。

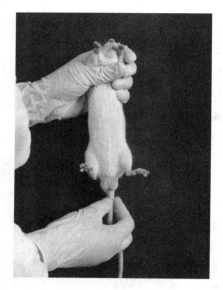

图1-15　大白鼠捉拿法

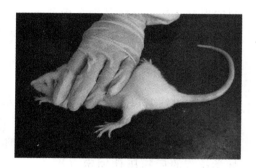

图1-16 大白鼠捉拿法

4. 家兔

家兔性格温顺，易驯服，一般不会咬人，但脚爪锐利。自笼中取家兔时，应用一只手抓住其项背部的皮肤，再用另一只手托起家兔的臀部（图1-17）。捉拿家兔时切忌用手抓提兔耳或强拉某一肢体。

家兔常用的固定方法有兔盒固定法和兔台固定法，可根据实验需要进行选择。

（1）兔盒固定法：在进行兔耳缘静脉注射、取血，观察兔耳部血管变化或测量体温（肛温）时，可将家兔固定在兔固定盒内，使其头部伸出兔盒前壁凹形口，然后关上兔盒顶盖即可（图1-18）。

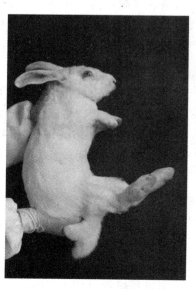

图1-17　家兔的正确捉拿方法

（2）兔台固定法：在进行兔颈、胸、腹部手术时，可将家兔固定在兔手术台上。先用布带（绳）做成活的圈套，分别套在家兔四肢的腕或踝关节上方，然后将家兔仰卧固定于兔手术台上，用兔头固定器固定兔的头部，前肢固定带从兔背后交叉穿过，压住对侧前肢，四条带分别系在兔手术台的固定桩上（图 1 - 19）。

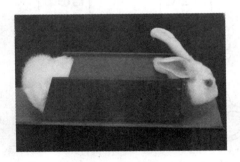
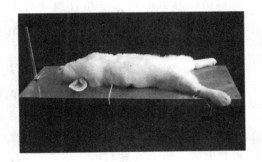

图 1 - 18　兔盒固定法　　　　　　　　图 1 - 19　兔台固定法

5. 狗

捉拿驯服的狗时，捉拿者可以从狗的侧面靠近，轻轻抚摸狗项背部的皮毛，然后用固定带迅速绑住其嘴，先在其上颌处打一个结，再绕回到下颌处打第二个结，最后将布带引至其后颈部打第三个结。对未经驯服的狗，可用狗头钳夹住其颈部，将其按住，然后绑住其嘴。在狗麻醉后移去狗头钳，解开绑嘴带，放在狗手术台上，用狗头固定器固定其头部。狗的固定方法同兔台固定法。

（二）实验动物的编号

机能学实验的动物，特别是大鼠或小鼠，数量往往很多。为了使实验动物之间能够区别和识别，实验时需对实验动物进行编号。目前，编号的方法无统一规定。以下仅介绍一些常用的方法。

1. 小鼠和大鼠的编号

常用 3% ~5% 的苦味酸溶液（黄色）或 0.5% 中性品红溶液进行标记。标记时，用棉签蘸少许染液，在大鼠或小鼠的皮毛上逆着皮毛的走向进行涂抹。标记的顺序如图 1 - 20 所示。

2. 豚鼠和家兔的编号

豚鼠和家兔的编号标记可使用以下方法。

（1）给其笼子编号。

（2）对于白色被毛的豚鼠或家兔，可按上述给小鼠的编号标记方法进行标记。

（3）对于其他颜色被毛的豚鼠或家兔，可按其被毛颜色进行个体识别。

（4）在耳内侧无血管的部位，在局部稍微麻醉的情况下用打墨器打上相应的数字进行标记。也可用记号笔在耳内侧写上编号。

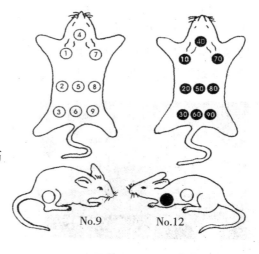

图 1-20　小鼠（大鼠）皮毛标记编号法

（三）实验动物的麻醉与麻醉用药

动物实验时常需要进行某些手术操作及测量操作。为了避免实验中动物挣扎，通常在实验前要对实验动物进行麻醉。由于实验目的、手术方法、手术部位以及实验动物种类的不同，对实验动物麻醉所采用的方法也有所不同。

1. 局部麻醉

常用于一些表层部位的手术，一般是用1%普鲁卡因溶液作浸润麻醉。根据手术切口大小，麻醉药用量一般为 1~3ml。在进行浸润性麻醉注射时，先沿手术切口方向把针头全部刺入皮下，然后回抽针芯，如无回血则边回抽针头边推注药液，直至整个切口区域被浸润。最后在注射药物的部位轻轻揉压以加快药物浸润速度。

2. 全身麻醉

如果手术部位较深或手术范围较大，如心脏、肝脏、小肠及输尿管等手术，则应采用全身麻醉。麻醉药给入后若动物卧倒不动、呼吸变深变慢、角膜反射迟钝、四肢肌肉松弛无力，则表明其已处于完全麻醉状态。

（1）吸入麻醉：将浸蘸乙醚的棉球迅速置入一大小适中的密闭玻璃容器内，然后把所需麻醉的动物放入其中，大约 4~6min 后，待动物卧倒、呼吸变深时，取出动物。另外，需要再准备一个盛有浸蘸乙醚棉球的小烧杯，在该动物呼吸变浅时放在其鼻部补吸乙醚，以维持麻醉。该麻醉方法适合于大鼠、小鼠的短期操作性实验。由于乙醚易挥发、燃点低、遇火易燃烧，故操作过程中应注意防火。

（2）静脉、肌肉和腹腔注射麻醉：操作简便，是动物实验常采用的麻醉方法。由于各种麻醉剂作用时间长短以及毒性不同，所以在进行静脉、肌肉及腹腔注射时要注意控制药物浓度和剂量（表 1-1）。

表 1 - 1　常用注射麻醉剂的用法和剂量

麻醉剂	动物	给药途径	剂量 （mg/kg）	药液浓度 （%）	给药容量 （ml/kg）	持续时间
戊巴比妥钠	兔、犬	静脉注射	30	3	1	2～4h，麻醉力强，易抑制呼吸
		腹腔注射	40～50	2～2.5	2	
	鼠	腹腔注射	40～50	2～2.5	2	
乌拉坦	兔	静脉注射	750～1000	20	5	2～4h，毒性小，适用于小动物的麻醉
		腹腔注射	750～1000	20	5	
	鼠	腹腔注射	800～1000	20	5	

（四）实验动物的给药方法

动物给药途径与方法是多种多样的，具体实验中采用何种方法应根据实验目的、实验动物种类和药物剂型等来确定。动物实验中常用的给药途径与方法如下。

1. 经口给药

经口给药适用于小鼠、大鼠、豚鼠、家兔及狗等动物。经口给药有口服法和灌胃法两种方法。口服法可将药物拌入饲料或溶于饮水中，使药物随动物的摄食进入动物体内，但药物进入动物体内的剂量常常难以控制。若要求给予动物准确剂量的药物，常采用灌胃法。

（1）小鼠灌胃法：操作时以左手拇、食、中三指捏住小鼠项背部皮肤，然后用其余两指压住其尾部及下肢。将小鼠的腹部朝上，右手持灌胃器（由 1～2ml 注射器和专用灌胃针构成），先将灌胃器针头从小鼠的口角处插入口腔，用灌胃器针头抵压小鼠的上腭部，使其口腔与食管成一直线，然后再把灌胃器针头沿小鼠上腭壁轻轻送入食管，当感觉稍有抵抗时（该位置相当于食管通过膈肌的位置）即可注药。小鼠灌胃容量一次为 0.1～0.3ml/10g。灌胃时小鼠应安静、呼吸正常。操作时手法要轻巧，以免损伤小鼠食管；切勿将药物灌入小鼠气管。

（2）大鼠灌胃法：与小鼠灌胃法相仿，灌胃器是由 5～10ml 注射器和专用灌胃针构成。大鼠灌胃容量一次为 1～2ml/100g。

（3）家兔灌胃法：需两人合作。一人坐好并将家兔的躯体及下肢夹在两腿之间，左手紧握其双耳并固定头部，右手抓住其两前肢。另一人将家兔用开口器放在兔口中，经过开口器中央的小孔将灌胃管（常用导尿管代替）慢慢沿上腭壁插入食管 16～20cm 即可注药，药物注完后再注入少量清水以将灌胃管内残留药液注入胃内，然后拔出胃管，取下开口器。家兔灌胃容量一次为 10ml/kg。为了避免灌胃管误入气管，可将灌胃管外端放入盛有清水的烧杯中，若有气泡从灌胃管开口处逸出，则证明灌胃管已进入气管，此时家兔会挣扎不安。

（4）狗灌胃法：灌胃时先将其头部固定。取导尿管或软胶皮管（内径 0.3cm，长 30cm），用温水湿润后从狗的口腔插入食管约 20cm 即可，然后用注射器推入药液。

2. 注射给药

（1）皮下注射：注射部位通常选择在动物的背部。注射时用左手提起动物背部皮肤，右手将针刺入其皮下，然后左右轻轻摆动针头，若针头摆动容易则表明针已刺入皮下，即可注药。拔针时应注意按压针刺部位，以防止药液外漏。

（2）皮内注射：将动物注射部位的毛剪去，用 75% 酒精消毒皮肤，然后用左手拇指、食指固定注射部位皮肤使之绷紧，再右手持针，在左手拇指和食指中间紧贴皮肤表层刺入皮内即可注射。若注射后在注射皮肤表面鼓起一白色小皮丘，即表示注射成功。

（3）肌内注射：注射部位通常选择在肌肉发达、无大血管通过的臀部和股部。将注射针头与注射部位皮肤呈 60° 角快速刺入，回抽针芯无回血即可注药。注射结束后用手轻轻按摩注射部位以促使药液快速吸收。

（4）腹腔注射：注射部位通常选在动物下腹部腹白线左右两侧的位置，将注射针头与皮肤面呈 45° 角刺入，向前推进 0.5～1.0cm，有突破感或落空感后即可注药（图 1 - 21）。若实验动物为家兔，进针部位为下腹部的腹白线离开 1.0cm 处。

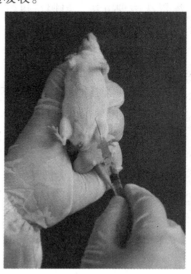

图 1 - 21　小白鼠腹腔注射法

（5）静脉注射：注射的部位与方法因动物种类不同而异。

1）小鼠与大鼠：多采用尾静脉注射。鼠尾中有三条静脉，左右两侧及背侧各一条。由于左右两侧静脉容易固定，故注射时应首先选用。注射时先将动物固定在鼠筒内或扣于烧杯中，使其尾部露出，用 45℃～50℃ 的温水将鼠尾浸泡半分钟，或用 75% 酒精、二甲苯涂擦鼠尾使其静脉扩张。用左手拇指、食指捏住鼠尾的近心端两侧使静脉充盈，用中指从鼠尾下面托起鼠尾中部，环指与小指夹住鼠尾末端，右手持注射器（接 4 号针头）使针头与静脉平行，自距鼠尾末梢 2cm 处进针注射（图1－22）。如插入静脉腔内则注射时无阻力，否则局部隆起发白。若需重复多次注射，应依照先远心端后近心端的顺序进行。

2）家兔：一般采用外侧耳缘静脉注射。先除去注射部位的毛，用手指轻弹兔耳使耳缘静脉充盈，然后用左手食指、中指或动脉夹夹闭静脉近心端，拇指与环指、小指配合固定远心端，最后右手持注射器刺入静脉，回抽针芯有回血后解除夹闭，缓慢注入药液。拔出针头后应注意止血（图 1－23）。如果需要多次注射，依照先远心端后近心端的顺序进行。

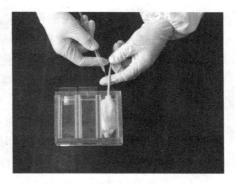

图 1－22　小鼠尾静脉注射方法

3）狗：多选择狗前肢皮下头静脉或后肢小隐静脉注射。首先除去注射部位的毛，用橡皮止血带或由助手握紧近心端使静脉充盈，然后用针头向近心端方向刺入，如有回血即可解除夹闭，缓慢注射药液。

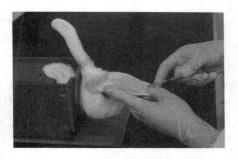

图 1－23　兔耳缘静脉注射方法

4）蛙类：捣毁蛙脑和脊髓，将其仰卧固定于蛙板上。沿蛙的腹中线左旁0.5cm 处纵行剪开腹部组织，用左手拇指、食指捏住已剪开的腹壁并向上翻转即可见到紧贴于腹壁肌肉纵行的腹静脉。右手持注射器（接 4 号针头）将针头向近心端方向刺入腹静脉后注射药液。注射药物时，若药液被血液冲走，说明注射成功。

（6）淋巴囊注射：蛙类常用此法给药。蛙类皮下有数个淋巴囊，极易吸收注入的药物。蛙类淋巴囊注射时常用头背部、胸腹部的淋巴囊。若采用胸部淋巴囊注射，则将针头从口腔底部刺入肌层，并使其穿过下颌肌层进入胸部淋巴囊后注射给药。

（五）实验动物的取血与处死方法

1．实验动物取血方法

（1）家兔

　　1）心脏取血：置家兔于仰卧位，在第3肋间胸骨左缘3mm心脏搏动最强处将针头垂直刺入心脏，血液即可进入注射器。一次可取血20～25ml。注意事项：①动作宜迅速，以免针头在心脏内停留时间过长和血液凝固。②针头刺入心脏但抽不出血时，可将针头稍微后退。③在操作过程中针头不能在胸腔内左右摆动，以防伤及心、肺。

　　2）耳缘静脉或耳中央动脉取血：拔除血管表面皮肤的被毛，轻弹耳廓或用二甲苯涂抹局部皮肤使血管扩张。用连有7号针头的注射器在血管末梢端刺破血管取血或将针头逆血流方向刺入血管内抽血，取血完毕后用棉球压迫止血。

　　3）颈外静脉或颈总动脉取血：先作颈部手术，分离出颈外静脉或颈总动脉（见颈部手术方法）。再用连于7号针头的注射器刺入血管取血。若需多次取血，则应在颈外静脉或颈总动脉放置插管取血。

　　4）股静脉或股动脉取血：先作股部手术，分离出股静脉或股动脉，再从血管远端向近心方向插入血管插管取血。

　　（2）大鼠、小鼠和豚鼠

　　1）尾尖取血：多用于大鼠、小鼠的小量反复取血。将鼠固定或麻醉后，用45℃～50℃温水浸泡或用二甲苯涂抹鼠尾使血管扩张，然后剪去尾尖（小鼠可剪去1～2mm，大鼠可剪去5mm），血液即自行流出。必要时用手轻轻从尾根部向尖部挤压数次取血。如需反复取血，每次可剪去很小一段鼠尾，取血后用棉球压迫止血，并用4%液体火棉胶涂于伤口。

　　2）眼球后静脉丛取血：用10cm长的玻璃管，一端烧制拉成直径为1～1.5mm的毛细管。将玻璃管浸入1%肝素溶液，干燥后使用。取血时左手抓住鼠两耳之间的皮肤以固定头部，并轻轻向下压迫颈部两侧，以阻碍静脉回流，使眼球外突。右手持毛细玻璃管从鼠眼内眦部插入，沿眶壁推进毛细玻璃管并轻轻旋转，插入约4～5mm后即达眼球后静脉丛，血液即自行流入管内。拔出玻璃管，放松左手，出血即停止。此法于数分钟后可重复使用。小鼠一次可取血0.2ml，大鼠一次可取血0.5ml，需要时可连续多次取血（图1－24）。

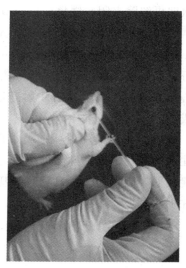

　　3）心脏取血：将动物仰卧固定，剪去胸前区被毛。左手食指在左侧第3～4肋间触摸心脏　图1－24　小白鼠眼球后静脉丛取血

搏动，右手用连有 5、6 号针头的注射器于心搏最强处穿刺，血液即进入注射器。此法多用于豚鼠取血。

4）其他部位取血：必要时按家兔取血方法，也可从鼠的颈外静脉、颈总动脉、股静脉或股动脉采血。

（3）狗：取血方法多采用静脉穿刺法。常用狗前肢内侧皮下头静脉或后肢小隐静脉穿刺取血。

2. 实验动物处死方法

实验结束后，常需要将动物处死。另外，在使用脏器、组织等时也常需处死动物。实验动物的处死方法因动物种类不同而异。

（1）大鼠和小鼠

1）颈椎脱臼法：右手抓住鼠尾，左手拇指与食指抓住鼠颈后部。左手用力下按鼠头，同时右手后拉鼠尾，使鼠颈椎被拉断脱臼，鼠将立即死亡。

2）断头法：在鼠颈部用剪刀将鼠头剪掉，鼠因断头和大出血而死亡。也可用特制的断头刀行断头术。

3）打击法：右手抓住鼠尾举起，用力将其摔向地面或用小木槌用力打击鼠头，使鼠死亡。

（2）狗、家兔和豚鼠

1）空气栓塞法：给动物静脉注入一定量空气，使其发生空气栓塞而死亡。这是常用的一种方法。一般注入空气的量：兔约为 20~40ml，狗约为 80~150ml。

2）急性放血法：自动脉（颈总动脉或股动脉）快速放血，使动物迅速死亡。

3）破坏延髓法：实验中如已暴露延髓，可用器具破坏延髓使动物死亡。

4）开放气胸法：将动物开胸，造成开放性气胸，导致肺萎陷而使动物窒息死亡。

5）化学药物致死法：给动物静脉内快速注入过量 KCl 溶液，使其心脏骤停而死。成年家兔静脉内须注入 10% KCl 溶液 5~10ml；成年狗静脉内须注入 10% KCl 溶液 20~30ml。

6）过度麻醉致死法：给动物静脉内注入过量麻醉药使动物死亡。

（苟　伟　李西宽　刘国强）

第五节　常用实验仪器

实验仪器是现代生物医学研究取得成功的重要保证，实验前认真地熟悉和了解所用仪器的性能、操作可获得事半功倍的效果。生物医学实验仪器种类繁多，实验教学主要使用以下仪器。

一、显微镜

显微镜被广泛地应用于医学形态学科的教学、科研及临床病理诊断，其在人体微观世界的探索中起着极其重要的作用。

显微镜作用在于观查、记录经过制片技术处理后被检组织的细微结构。正确、熟练地使用显微镜不仅是教学的需要，同时也是一个医学生和医务工作者必备的技能。

显微镜根据其放大原理可分为光学显微镜和电子显微镜两类。光学显微镜由光学透镜制成，供一般常规镜检、教学和研究用。最大放大倍数为 2000 倍；电子显微镜最大放大倍数为 80 000 倍。除此之外，还有既有光学系统又有电子系统的光电结合显微镜，如电视显微镜。

光学显微镜又可根据用途分为普通型、特种型、高级型三型。①普通型：用于一般教学观察和科学研究用。②特种型：在特定条件下，作为观察使用，如倒置、偏振光、荧光、暗视野等显微镜。③高级型：用于研究，如万能显微镜等。本节主要介绍普通光学显微镜。

（一）普通光学显微镜结构

普通光学显微镜主要由目镜、物镜、聚光镜和反光镜四部分组成。

1. 物镜

物镜直接朝向组织，由多块透镜组成，是衡量显微镜质量的重要部件。

（1）物镜的分类

1）按观察物和镜片之间的介质不同可分为以下两种：①干系物镜。物镜与标本之间以空气为介质。为 90 倍以下放大的物镜。②油浸系物镜（油镜）。物镜与标本之间以香柏油为介质。可放大 90～100 倍。

2）按放大倍数可分为以下四种：①低倍物镜。放大 10 倍以下。②中倍物镜。放大 10～25 倍。③高倍物镜。放大 40～80 倍。④油浸物镜。放大 90～100 倍。

3）按物镜消除球差和色差的不同可分为以下四种：①消色差物镜。在普通显微镜上用得最多。②平场消色差物镜。标有"PL"或"PLAN"。③平场半复消色差物镜。④平场复消色差物镜。是质量最好的物镜，标有"PLAN APO"。

（2）物镜的识别：一般物镜都标有物镜光学性能和使用条件的一些数字、符号。例如"40/0.65"，"160/0.17"，40 表示它的放大倍数（有的写成 40 × 或 40：1）；0.65 表示它的"数值孔径"，160 表示该物镜显微镜的"机械筒长"为 160mm（是从物镜的安装定位处到显微镜镜筒上端面的距离），0.17 表示使用盖玻片的厚度为 0.17mm（现在的盖玻片都能够达到这标准）。有些低倍物镜（如 4 ×）表示在有无盖片情况下都可以观察，所以以横线"—"取代 0.17。

2. 目镜

目镜由上下两块（组）透镜组成。下面的大，称场透镜；上面的小，称接目镜。两块之间装有一个环状光栏（视场光栏）用来限制视物的大小。

3. 聚光镜

聚光镜又名聚光器，装在载物台的下方，主要用来弥补光量的不足和修饰光源的照明质量。聚光镜的高低可以调节，使焦点落在被检物体上以得到最大亮度。需要注意的是，适当降低聚光器并通过孔径光栏降低光亮度可以提高显微镜的分辨率，才能观察到很细微的结构。例如，不适当降低聚光器则很难观察到骨骼肌的横纹。聚光器的调中，也就是将光路的中心对准目镜视野的中心，称之为"合轴"。聚光器必须准确地对准中心，使其光轴与显微镜光学系统的光轴合一。

（1）聚光器的调中步骤

1）转动聚光器升降旋钮，把聚光器升至最高位置。

2）接通光源灯的电源开关。

3）将制片标本放在载物台上，用 4 × 或低倍镜对样品聚焦。

4）缩小视场光栏，在视场中可见边缘模糊的视场光栏图像。

5）微降聚光器至视场光栏的图像清晰聚焦为止。

6）用聚光器两个调中的螺杆推动聚光器，使缩小的视场光栏的图像调至视场中心。

7）开放视场光栏，使多角形的周边与视场边缘相接。

8）反复缩放视场光栏，确认光栏中心和边缘与视场完全重合。

9）使聚光器回复顶点位置。

（2）光栏及其使用：显微镜有两种光栏，即视场光栏和孔径光阑。视场光栏控制照明束，限定视场大小。孔径光阑通过光栏的放缩限定孔径的大小。两者皆为可变光阑，正确调节和使用光阑是保证镜检和摄影质量的重要环节。

（3）孔径光阑的调节使用：视场内的影像不同于一般景物。其最大的区别是影像反差小、焦点深度浅，这可随孔径光阑的缩小而提高。孔径光阑小于物镜的数值孔径时，虽然物镜的分辨力和亮度降低，但影像反差和焦点深度提高，从而使影像更加清晰。所以，在不过多地降低分辨力的前提下，把孔径光阑调到所用物镜数值孔径的 $70\% \sim 80\%$ 大小是较适宜的。

（4）孔径光阑的调节方法：当聚光器标有孔径的数值时，转动调节环对准所需的值即可；如果不具孔径光阑数值，在显微镜向标本聚焦后从镜筒中取下目镜，在物镜的后焦面可见孔径光阑影像。当光阑缩至最小时可见一亮点，然后逐渐开大光阑，使亮孔扩大，直至需要的程度。当光阑缩小致视场亮度降低时，可适当提高电压以增加照明强度。

（5）视场光栏的调节：视场光栏位于镜座中，用以控制照明光束的直径。缩小视场光栏时，若光束直径小于孔径光阑，则视场亮度不足，会导致影像不清晰；开大视场光栏时，若光束直径超出孔径光阑，会因光线过多而造成光线的乱反射，影响影像的清晰度。视场光栏的适宜大小以光栏的内缘线外切孔径光阑或孔径光阑外边内接视场光栏为度。总之，孔径光阑的调节取决于所用物镜的数值孔径。当两者相等时，分辨力最高，当孔径光阑适度小于物镜的数值孔径时，影像反差和焦点深度将增加。视场光栏随孔径光阑而变，总是外切孔径光阑。当更换物镜后，数值孔径会发生改变，需要重新调整，视场光栏亦随之改变。

4. 反光镜及照明装置

（1）反光镜：有两个反射面，一面平，一面凹，一般用凹面，它的作用是使光源射向聚光镜。

（2）照明装置：现在的显微镜多数采用电光源，光源经聚光镜后聚在被检物上，光的强弱受电压的调节，使用方便。

5. 显微镜重要参数的定义

（1）工作距离：指从盖玻片上面至物镜尖端的距离。

（2）数值孔镜：即径口律，是物镜与聚光镜的重要参数。数值孔镜越大，分辨能力就越高。

（3）分辨率：指显微镜分辨被检物体微细结构的能力。显微镜的分辨率是由物镜决定，而目镜只起放大作用，不增加显微镜的分辨。

（4）分辨距离：指能被分辨开两物点间的最小距离。分辨距离越小，显微镜分辨率越高。两物点的距离小于分辨距离时，就看不清被检物的结构。

（5）场深：指某个放大倍数的物镜所看清楚的标本的深度。孔径光栏越小，焦点深度就越深，物镜的数值越大，场深越低。

（6）视场：即视野，指显微镜可以看到标本的面积范围。

（7）有效视场：指通过目镜看到物镜像的大小，用毫米单位表示数值。

（8）实视场：指用标本面的上下表示视场直径。

（二）普通显微镜使用

（1）显微镜是精密仪器，取动时一定要小心。右手紧握镜臂，左手托起镜角，平正移动，不可随意倾斜、振荡或撞击。小心轻放，保持清洁。

（2）手指不能接触目镜、物镜、聚光器和反光镜等传光部分。如有灰尘，用擦镜纸轻轻擦净。如有污染树胶或香柏油，先用绸绢或擦镜纸蘸二甲苯少许轻擦，再用擦镜纸擦净。

（3）使用前将显微镜平稳置于台面，拨正低倍镜，开大孔径光栏，使视野达到最明亮的限度。

（4）将欲观察的目标移到视野中心。

（5）观察时先用低倍镜，细心转动粗准焦螺旋，调节物镜与标本间距离。调节时，观察者将头由目镜上方移于镜侧，用眼睛注视镜头与切片间的距离，徐徐上升载物台。如为低倍镜，直至镜距切片约 4～5mm 为止。注意镜头切勿压于切片之上。然后用目镜观察，徐徐下降载物台（只能下降，不能上升）直到物像出现，再用细准焦螺旋调节至物像完全清晰。在未见物像时，切勿使用细准焦螺旋。

（6）使用高倍镜观察前，必须先用低倍镜按照上一条要求调清楚图像，然后转至高倍物镜，再以细准焦螺旋调节清晰。

（7）使用油镜观察前，镜台必须先平放，在低倍镜上选好欲观察的标本后下降载物台，在欲观察之处的切片上加一滴香柏油，然后拨至油镜镜头。徐徐转动粗准焦螺旋，目视镜头与切片间的距离，使油镜头浸于油中（勿压击切片），然后用显微镜观察，轻轻下降载物台（不能上升），物像出现后换用细准焦螺旋调节，至物像完全清晰。

（8）显微镜使用完毕，将切片取下后插入盒中，再将显微镜用绸绢轻轻擦净。如用过油镜，需蘸二甲苯轻轻将香柏油擦去，再用擦镜纸将油镜头擦净。然后转动镜头转盘，使每个镜头皆不对向聚光镜。最后慢慢下降大螺旋，降低镜头，将显微镜放回镜箱中。

（成少利　柴云）

二、生物信号采集与处理系统

由于计算机技术的迅猛发展，生物信号采集、记录、分析逐渐数字化，逐步取代了传统的示波器、模拟信号放大器、笔式记录仪、磁带记录仪、照相机、计算器等仪器设备。生物信号采集与处理系统集生物信号采集、显示、记录、存储、分析于一体，省时省力，误差小，是目前机能学科实验教学的主要设备。生物信号采集与处理系统有多种型号和多个生产厂家，目前以澳大利亚 ADInstruments 公司生产的 PowerLab 和成都泰盟公司生产的 BL－410 生物机能实验系统最为普及。

（一）PowerLab 多通道生理信号处理系统

PowerLab 多通道生理信号处理系统是由澳大利亚爱迪仪器有限公司（AD Instruments）生产的适用于生理学、药理学、病理生理学、生物化学、动物学和心理学等多学科的一种具有数字/图型式多通道生理信号记录仪和二通道记忆示波器等功能的生物信号采集处理系统。其实时的采集显示、精确快速的数据处理和方便灵活的存储回放以及易于操作等特点为实验者提供了最佳的选择和方便的使用。系统软件主要有 Chart（多通道生理信号记录仪）、Scope（二通道记忆示波器）和其他辅助性软件（用于一些解释、说明以及下载其他软件等）。系统硬件主要有四通道、八通道等信号接口（4ST、8SP），与计算机主机相连，并与相应的信号换能器连接，采集信号进行显示、处理、存储等。以下将 Chart 和 Scope 的功能和应用作一介绍。

1. Chart 窗口的内容及其功能

Chart 窗口内容及其功能大致分为三个主要的区域，从上到下依次为操作命令区、信号显示窗口和其他功能区。

（1）操作命令区：位于屏幕上端，其中含有两组操作命令。一组是 7 个菜单式命令：File、Edit、Setup、Commands、Windows、Macro、Help，下拉后可选择其中的命令工作；另外一组是 9 个工具条命令，其作用是对屏幕信号进行快捷的各种处理（一点即可），如新建文件、打开文件、存盘、打印、放大等。

（2）信号显示窗口：位于屏幕中间部分，为各通道信号显示、处理的区域，由信号注释添加区和信号显示区组成。

（3）其他功能区：位于信号显示区下边。由四个部分组成：左侧为信号标记工具存放处，在进行信号处理时，用鼠标拖拉此标记到所需要的部位即可；中间为时间标尺和信号显示快慢调节选择按钮；右侧为记录监控和开始/停止按钮；

最下端还有一显示记录状态用的小条型窗口。

2. Chart 的使用

（1）将硬件 4ST 与计算机主机相连，打开其电源开关。

（2）点击 Chart 的图标即可进入 Chart 窗口，用"Setup"菜单命令中"Channel Settings"设定所需要的信号通道，准备开始工作。

（3）连接好所需要的换能器（或传感器）到 4ST 相应的接口，调整好适当的幅度参数、时值参数后，就可以开始采集信号。

（4）压力与张力信号必须首先采集标准的定标信号，进行测量单位的转换设定（Units Conversion）后再进行实际信号的采集、处理。

3. Scope 的窗口内容及其功能

与 Chart 窗口不同的是，Scope 是一个具有双通道记忆示波器功能窗口，主要应用于神经细胞电生理实验。根据其窗口内容和功能大致分为四个主要的区域：操作命令区、信号显示窗口、信号参数调节区和其他功能区。

（1）操作命令区：位于屏幕上端，含有 8 个菜单式命令——File、Edit、Preferences、Setup、Display、Windows、Macro、Help，下拉后可选择其中的命令工作。

（2）信号显示窗口：为屏幕中最大部分，是双通道信号显示、处理的区域。其右侧为双通道信号参数调节区，可以为通道 A 和 B 设定幅值参数、通道功能参数、时基参数等。信号采集开始/停止按钮也在此处。

（3）其他功能区：位于屏幕最下端，有标记工具（Marker）存放处、添加注解按钮、显示方式选择按钮和屏幕分页按钮。

4. Scope 的使用

（1）开机并开启 4ST 电源，点击 Scope 图标即可进入 Scope 窗口。用"Setup"菜单命令设定所需要的信号参数，准备开始工作。

（2）连接好相应的电极（或传感器）到 4ST 相应的接口，选择适当的幅度和时间参数后，就可以开始采集信号。

（3）进行电生理实验时，应该在采集信号之前设定好刺激器的参数。

（二）BL-410 生物机能实验系统

BL-410 生物机能实验系统为成都泰盟电子有限公司生产的生物信号显示与处理系统，主要用于生理、病理生理和药理等学科的各种机能实验、电生理实验以及药理的一些实验。可以进行实时的信号显示与处理，也可在实验结束后对存储的实验数据进行处理。系统硬件的四个连接接口分别为全导联心电接口，1、2、3其他信号接口，可提供心电、压力、张力等换能器以及电生理实验的各种连接。

1. BL－410 窗口的内容及其功能

BL－410窗口主要分为四个区域：菜单命令区、工具条命令区、信号显示区和信息区（信号的数据化处理显示）。

（1）菜单命令区：位于屏幕最上端，提供了12组菜单式命令选择，每一组又包含若干个菜单式命令，可根据需要选定。

（2）工具条命令区：位于菜单命令选择区之下，提供了多个快捷命令，其功能主要是对当前的屏幕信号进行各种快捷处理，如调零、暂停、记录、显示、背景调节等。

（3）信号显示区：为屏幕中最大区域，用于显示最多四个同步信号（一般为前三个实时采集信号，第四个为对前三个信号中任一信号进行处理后的同步显示信号）。一开机时为三个标准显示窗口，实验者可用菜单命令区中显示方式命令选定所需要的通道显示，还可双击任一显示窗口即可放大为单一信号显示窗口。

（4）信息区：其作用是对各信号通道实时采集的信号进行数据化处理并显示出来。通过点击信号显示窗口的标号（使其变绿），即可有不同通的道信号数据化处理显示。

2. BL－410 的使用

（1）连接所需要的换能器到相应的接口后开机，双击图标进入通道窗口。

（2）用菜单命令区中系统命令进行系统复位（或者参数回零）。用定标命令对所选通道的基线进行调零（定标一般由技术人员进行）。

（3）选定输入信号：有两种方法。①用菜单命令选择区中输入信号命令选定信号输入方式（自由组合）。例如，一通道选动物心电，二通道选血压，三通道选心室内压。②用菜单命令选择区中实验项目命令选定已确定好的实验模块，如循环实验中的血流动力学模块等。一旦选定后，可能有相应的参数设定对话框出现。根据实验要求设定所需参数后，即可进行信号的采集、记录。

（4）打印图形：可以通过菜单命令区中打印命令选择所需要的通道图形实时打印，也可以实验后进行数据回放（反演）、图形剪辑处理后送到打印版上，编辑打印出来，详见回放数据（反演）的处理。

（5）数据化处理：菜单命令选择区中的数据处理命令提供了12个常用的数

据处理选择，比如微分、积分、频率直方图等，选定所需要的一个内容时，又有相应的参数设置对话框出现，可根据具体的要求设定。

（6）区间测量：在数据处理命令中选定区间测量，当前通道（显示窗口的标号为绿色）波形显示暂停，并在当前通道窗口内出现一垂直白线，用鼠标移动白线到所需位置，按下鼠标左键即可固定白线（为测量区的一端）；此时，另一垂直白线会出现，再用鼠标移动白线到所需位置并固定之（为测量区的另一端）；这时，会在区间出现一水平白线，用鼠标移动白线到所需位置并固定之，区间所测量的参数均计算并显示在信息区内，按下鼠标右键，结束测量，继续数据采集与波形显示。

（7）两点测量：在数据处理命令中选定两点测量，即可对任一通道某段波形的时间值或者幅度值进行测量，并显示在信息区中。①用鼠标左键单击一波形峰值，其峰值大小即可显示在信息区中，即单点测量。②用鼠标左键点击波形确定第一点的位置后开始移动鼠标，会有一红色直线出现，一头固定在第一点上，另一头随鼠标移动，用以确定第二点。一旦确定后，单击鼠标左键，该红色直线固定，所测量的参数均计算并显示在信息区内。按下鼠标右键，结束测量。

（8）回放数据（反演）的处理：从菜单命令选择区的反演命令中选择反演数据，在对话框中找到所需要的数据回放，用出现在屏幕左侧的反演控制按钮进行数据或者图形的剪辑与处理。图形剪辑功能可以方便地将几个不同的图形剪辑在一个画面上，并可添加文字说明。

（9）心电信号的输入：有两种方法。一是通过专用的 ECG 接口输入，为全导联心电图，平面左侧可出现导联选择框，提供各导联的选择。二是经过任一通用信号输入接口 CH1、CH2、CH3 输入，为动物心电图，其导联选择由调节电极安放部位来确定。在心电信号设置的对话框中，自动分析时由于动物心电的漂移，采样及计算有误，在信息区中的数据显示常常会出错，所以可选用手工分析；如果心电信号不好时，也可调节高、低频选择，可能会得以改善。

（刘　健）

三、换能器

换能器又称传感器，是将非电生理信号转换为电学量的实验装置。各种非电生理信号的测量，一般须先将其转换成电信号的形式，才便于系统的测量与处理。因此，换能器在各种生理信号的测量中有着重要的作用。换能器的种类很多，原理、性能各不相同，生物医学实验中最常用的换能器是把机械能转换成电

能的机 - 电换能器。在实际工作中常根据实验的目的和用途的不同，选用适合的换能器。在生物医学实验教学和科研实验中常用的换能器有以下几种。

（一）压力换能器

压力换能器是机能实验中最常用的一种换能器，主要用于测量动物的动脉血压和静脉血压，还可用于胸膜腔负压的测量等（图 1 - 25）。

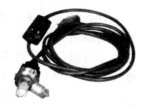

图 1 - 25　压力换能器

1. 使用方法

（1）将换能器与放大器相连，并固定在铁支架上。

（2）将动脉插管与换能器相连，并用盛满肝素生理盐水的注射器（容量不少于 10ml）通过三通将换能器腔内和动脉插管内的空气完全排出。

（3）定标。打开计算机，显示多通道生理信号采集与处理系统的窗口。

压力换能器定标：在定标子菜单中，点击定标，出现定标对话框，按照提示进行压力信号的定标。为两步：一是零定标，如果不到零位，调节换能器的微调；二是标准压力（100mmHg）定标，二者完成后点击确定。

2. 注意事项

（1）确保换能器腔内和动脉插管内没有气泡。

（2）当换能器不用的时候，确保换能器腔内与大气相通。

（3）固定动脉插管时，结扎要适度，以免将动脉插管压瘪而影响实验结果。

（4）避免撞击换能器，以免损坏换能器。

（二）肌肉张力换能器

肌肉张力换能器也是一种实验经常使用的换能器，主要用于测量肌肉张力、呼吸等生理信号。根据量程不同又分为 0 ~ 10g、0 ~ 30g、0 ~ 50g、0 ~ 100g 等几种型号（图 1 - 26）。

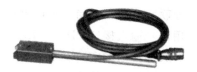

图 1 - 26　肌肉张力换能器

1. 使用方法

（1）将换能器与放大器相连，并固定在铁支架台上。

（2）将换能器与被测对象相连，并使连接线保持适当的张力。

（3）定标：打开计算机，显示多通道生理信号采集与处理系统的窗口。

张力换能器定标：在定标子菜单中，点击定标，出现定标对话框，按照提示进行张力信号的定标。为两步：一是零定标，如果不到零位，调节换能器的微调；二是标准张力（5g）定标，二者完成后点击确定。

2. 注意事项

（1）换能器与被测对象相连接时禁用暴力，前负荷要适度，以免损坏换能器。

（2）防止液体进入换能器内和避免碰撞。

（3）根据实验要求选用适当量程的换能器，以免过负荷而损坏换能器。

（三）呼吸流量换能器

呼吸流量换能器主要用于测量动物的呼吸、呼吸流量。本换能器由呼吸流量头和差压换能器组成。量程有 0 ~ ±5kPa 和 0 ~ ±10kPa 两种（图 1 - 27）。应根据实验动物的不同选用不同量程的换能器。

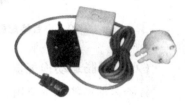

图 1 - 27　呼吸流量换能器

（四）呼吸换能器

呼吸换能器是基于压电装置的呼吸换能器，不要求激励或前置设备。该换能器产生与长度变化呈线性的电压适合动物和人体呼吸波的测量（图 1 - 28）。

（五）脉搏换能器

脉搏换能器是一种小型带压脉带的压电式脉搏换能器，可测量脉搏率、科罗特夫氏音或小动物的呼吸活动。该换能器是无源换能器，使用时将换能器绕在手指上即可，安全、方便、无创伤，特别适合在教室使用（图 1 - 29）。

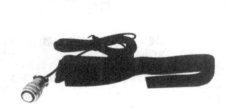

图 1 - 28　呼吸换能器

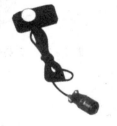

图 1 - 29　脉搏换能器

（六）心音换能器

心音换能器主要用于测量心音、心尖后搏动等生物信号（图 1 - 30）。

（七）体温传感器

体温传感器属换能器的一种类型，是热敏电阻型的温度传感器，主要用于测量动物的体内和体表温度（图 1 - 31）。

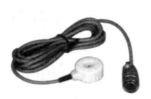

图 1 - 30　心音换能器

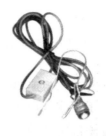

图 1 - 31　体温传感器

（八）胃肠运动换能器

胃肠运动换能器主要用于测量胃肠蠕动收缩活动。测量环行肌活动时，将换能器平放在胃的环行肌上，与纵行肌垂直。测量十二指肠等与测量胃的方法相同（图 1 - 32）。

（九）握力换能器

握力换能器主要用于康复测试以及运动员训练测试等。按测量范围分为 0 ~ 600N、0 ~ 800N、0 ~ 1000N 三种类型（图 1 - 33）。

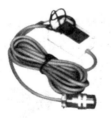

图 1 - 32　胃肠运动换能器

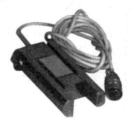

图 1 - 33　握力换能器

（王兴会　杜克莘）

第六节　常用实验技术及方法

一、组织病理标本制作

（一）制片方法及分类

1. 分离标本

整体或小块组织浸入不同配方的分离液中一段时间，溶去组织的间质成分，然后充分震荡，分离出单个细胞。单个细胞悬液滴在切片上自然干燥，染色。如脊髓运动神经元分离标本。

2. 涂片标本

骨髓、血液或脱落细胞直接涂于载玻片上，固定、染色制作成标本。如血液以及骨髓涂片。

3. 压片标本

整体或小块组织经过染色，然后软化处理，用盖玻片压平于载玻片上制成标本。如用乳兔或者壁虎的尾巴显示运动终板。

4. 铺片标本

薄片状组织（如肠系膜）铺于载玻片上，经过固定以及染色制成标本。如用肠系膜显示疏松结缔组织铺片。

5. 磨片标本

坚硬的组织（如骨和牙齿）不经过脱钙，直接用锯子锯成薄片或用专门的设备切成薄片，再用磨刀石磨，经染色或不染色制成标本。

6. 血管注射标本

将染色剂（如卡红明胶、墨汁单色或双色）注入血管，以观察脏器的血管分布。如肾脏血管灌注标本。

7. 切片

切片分为石蜡切片、火棉胶切片、冰冻切片等。

（二）石蜡标本制作流程

1. 取材

取材应在动物死后立即进行，否则细胞死后将发生变化，如蛋白质分解出现自溶及腐败现象。因此必须迅速取材，立即固定。特别是消化道的取材，组织要求新鲜，动物死后 2h 上皮就溶解，细胞也产生变性。

有些标本，由于种种原因，其材料需要用动物取代（有些是必需的）。例如，猪的肝脏小叶境界清晰；豚鼠胰尾部胰岛较多；运动终板取壁虎的尾肌、小兔或猫鼠的肋间肌较好；甲状腺以狗或者猫的较典型；耳蜗以豚鼠的内耳容易定位和剥离；毛细血管铺片以兔子的大网膜较好；雏鸽小脑的蓝状细胞尤为清晰；猫肠系膜环层小体较多。但有些材料，如唾液腺、眼球、皮肤、子宫等，则必须取人的材料为好。另外，取材必须注意材料的部位也非常重要。

2. 固定

固定就是将取材的组织用各种固定液浸泡，使其细胞内的物质尽量接近其生活状态时的形态结构和位置的过程。固定的目的是为了防止组织细胞自溶与腐败，防止细胞内的酶对蛋白质的分解作用，使细胞内的各种成分如蛋白质、脂肪、碳水化合物或酶类转变为不溶性物质，以保持原有的结构。固定能够使组织硬化，增加韧性，方便后续的处理。所以固定一定要及时。

固定剂的作用对象主要是蛋白质，至于其他成分如脂肪和糖，在一般制作时不加考虑。如要观察这些物质，可用特殊的方法将其固定下来。

固定剂的作用表现在对材料体积的改变、硬化的程度、穿透的速度以及对染色的影响等方面。这些作用的好坏、大小，都依所固定的材料性质而定。同样一种固定液对某一材料来说是良好的，但对另外一些组织可能就不很适用。良好的固定剂必须具备的特征是：穿透组织的速度快，能将细胞中的内含物凝固成不溶解物质，不使组织膨胀或收缩以保持原形，硬化组织的程度适中，增加细胞内含物的折光度，增加媒染和染色能力，具有保存剂作用。

固定剂有简单固定剂和混合固定剂的划分。简单固定剂即单一的固定剂，常用的有 10% 福尔马林、高浓度酒精、丙酮、冰醋酸、升汞、苦味酸、铬酸、重铬酸钾和锇酸等。其中，苦味酸、升汞、铬酸既能凝固细胞清蛋白，又能凝固核蛋白；乙醇只能凝固清蛋白，而醋酸只能凝固核蛋白；甲醛、锇酸和重铬酸钾对这两种蛋白质都不凝固。简单固定剂的局限性较大，如将其适当混合制成复合固定剂可以取得更好的效果。

固定液的量应为组织的 5 倍。固定的关键在于固定及时性、固定液的选择、固定液的浓度、固定的温度和时间。固定时间为：大标本（2cm 厚）一般需要 6～12h，小标本一般需要 3～6h。

混合固定剂主要有 Bouin 氏固定液和 Zenker 氏固定液。

（1）Bouin 氏固定液

苦味酸饱和水溶液	75ml
福尔马林（40% 甲醛）	25ml
冰醋酸	5ml

Bouin 氏固定液穿透速度快，收缩较小，固定均匀，对组织可产生适当的硬度，可保持细胞的微细结构，组织容易染色。其中冰醋酸可以固定染色质，苦味酸可保持适当硬度，甲醛可防止冰醋酸对染色质及苦味酸对细胞质所产生的粗大沉淀。一般固定时间为 12～24h。

（2）Zenker 氏固定液

升汞　　　　　　　　　50g

重铬酸钾　　　　　　　25g

冰醋酸　　　　　　　　50ml

蒸馏水　　　　　　　　950ml

先将重铬酸钾和升汞溶于水中。尤其是重铬酸钾，应用热水或加温的方法将其溶解。然后过滤贮存于带盖的玻璃瓶中。如暴露于空气中，该溶液将会被慢慢氧化而使颜色加深，导致失效。临用时，取贮存液 950ml，加入 50ml 的冰醋酸，即可使用。

应用该固定液固定的组织一般不要超过 24h，取出组织后流水冲洗 12h 以上，然后保存于 75% ~ 80% 的酒精中。在切片染色前，必须用碘除去汞盐的沉着。应用该固定液固定的组织，细胞核及细胞浆染色十分清晰，特别是要显示骨骼肌的横纹时，应用本固定液可获得满意的结果。但由于其含有醋酸，故不能用于保存细胞颗粒、红细胞及含铁血黄素。

3. 水洗

固定后水洗（10 ~ 20min）主要是为了将组织中的固定剂尽量替换出来。并注意将组织根据具体情况进行修块，特别是切面的修整。水洗通常被很多人所忽视，而水洗不彻底容易造成脱片和染色不鲜艳。对需做免疫组织化学的组织，更不应当忽视。

4. 脱水和透明

（1）脱水：就是利用脱水剂将组织内的水分置换出来，以便下一步骤的有机溶剂（二甲苯）的渗入。脱水是否彻底直接关系到组织是否能充分透明，但是脱水过度（主要指在纯酒精内时间过久）也会使组织变脆，切片出现碎屑甚至不成片。值得注意的是，在低浓度的酒精中脱水如果时间过长也足以引起组织发脆。

（2）透明：由于组织最终要包埋于石蜡中，但是脱水后的组织中水分已经被纯酒精取代，此时石蜡也无法浸入组织中。为了使石蜡能够浸入组织中，需要通过一种既能与脱水剂酒精混合，又能与包埋剂石蜡相溶的媒介物质来实现，这个过程称透明。目前最常用透明剂是二甲苯。

1）二甲苯透明需要注意的几点问题：①在常温下，二甲苯并不会在短期内（一般不超过 24h）引起组织过分发脆。②二甲苯透明时温度不能过高（室温即可），否则容易导致组织发脆。③由于标本大小不同，以及不同质的组织透明时间差异较大，因此不同质、不同大小的组织最好从开始脱水就分开进行。以 5mm × 5mm × 2mm 大小的标本为例，在室温下脱水透明时间以 80% 酒精 12h、95% 酒精过夜、纯酒精（2 次）共 4 ~ 5h、二甲苯（2 次）各 20 ~ 30min 为宜；小标本脱水时间应相应缩短，而大的标本应相应延长时间。

2）更换透明剂的标准：需要密切观察组织在二甲苯的透明度。如果发现透明的组织中心跟四周的透明度在应该透明的时间内不一致，或者发现到了透明时间的组织跟较新的试剂透明后的透明差异很大时，就应该更换试剂。

5. 浸蜡及包埋

组织透明后，在熔化的石蜡内浸渍的过程称为浸蜡。用其他浸透剂（如火棉胶、明胶等）渗入组织内部的过程可称为浸透或透入。一般浸蜡的石蜡分为三道，每道 1h。应该注意的问题：①温度不宜超过 60℃，最好在 58℃ ~ 60℃。②石蜡内加入二甲苯蜡或由于透明时带进的二甲苯不宜过多，否则将导致组织发硬。去掉第一道石蜡的盖子，可以让二甲苯挥发。③每隔一段时间所有的蜡一定要过滤。所谓包埋就是在最后一道蜡浸渍到时间后，将组织块取出温箱，置于室温或者冰台上使之冷却的过程。包埋的要点如下：一是平整，二是方位，一定注意切面的方向（一般是朝下）。在包埋时应采用镊子轻压组织块拱起部分，使之切面的组织面平贴于底部。

常规组织脱水、透明、浸蜡建议时间表（以 5mm × 5mm × 2mm 大小的标本为例）：

（1）固定，12 ~ 24h；

（2）水洗，30min ~ 1h；

（3）80% 酒精，12h；

（4）95% 酒精，过夜；

（5）100% 酒精，2h；

（6）100% 酒精，2h；

（7）二甲苯透明，30min；

（8）二甲苯透明，30min；

（9）浸蜡，30min；

（10）浸蜡，1.5h；

（11）浸蜡，1.5h。

6. 石蜡切片

石蜡切片的第一步必须粗切。粗切操作方法一般是转动进刀螺旋，进刀的厚度大约为 50 ~ 100μm。用粗切使所切的的组织全部暴露后才进行细切。操作切片机时应用力均匀，避免用力过重、过猛。切片厚度一般为 4 ~ 6μm。

切片时碰到问题可能有以下几种：①组织发脆。产生原因为脱水、透明、浸蜡时间过长或温度过高，并与组织本身质地也有关。在切片时，边切边用冰块湿敷组织，或者将组织在冰箱冷凝盒中冻 30min，也可以嘴向蜡片吹气，可以切除质量较高的切片。②切片卷起。可能是刀不锋利，或刀锋在另一面，或刀角度过大，切片太厚等。预防措施为换刀口，调整刀角度。③蜡片弯曲。可能是刀锋不均，切片刀未磨直，切片刀与蜡块不平行。④厚薄不均。可能是刀、刀座及蜡块未夹紧，或组织太硬，或切片机主轴太向前，或切片机已磨损。⑤切片出现裂痕。可能是刀有缺口，或石蜡内有杂质，或组织内有钙化、骨片、线结，也可能会有棉纸纤维等。⑥切片不连片，切不下片，切片很厚，或者切片后蜡块发白、内陷，组织脱水不佳。补救办法：可先将蜡块溶解后取出组织，放入加热水浴的丙酮内（80℃）30 ~ 60min，再进行透明、浸蜡、包埋、切片。

7. 展片与捞片

展片水温应在42℃ ~ 45℃之间。操作方法为：用眼科镊子轻夹切片一边，慢慢平缓放入水中，待切片展平后一手用拿载玻片置入水中，另一手用镊子轻轻拨动组织切片到载玻片适当位置，然后提起载玻片，粘贴于玻片中1/3和下1/3的位置。有些切片不容易展平而出现打褶，应该先将切片在凉水中展开，待组织切片的贴水面全部接触水以后，用载玻片捞起，再放入热水中展片。

8. 烤片

一般在60℃的温箱内烤片0.5 ~ 1h左右。需要注意的是，温度过高会引起切片细胞收缩，时间太短（少于20min）容易造成脱片。烤片后，对于一些容易掉片的组织（如眼角膜）切片应该在45℃温箱中继续烤2 ~ 3d。

9. 脱蜡和复水

一般的脱蜡试剂为二甲苯，最好用两道以上的二甲苯。如果脱蜡不干净，切片会不易着色或着色不匀。注意根据脱蜡效果及时更换二甲苯，更换的方法是倒掉第一道二甲苯，将后一道的二甲苯依次提前。注意室温低于18℃时，必须将切片从温箱拿出后立即放入二甲苯中脱蜡，或将二甲苯放入温箱内预热（37℃左右）脱蜡。然后经高浓度的酒精到低浓度的酒精洗去二甲苯，复水。

10. 染色

组织切片是无色透明的，必须进行染色后才能观察到各种微细结构。染色方法很多，但是染色剂往往是水溶液，因此切片必须经过脱蜡而再度复水。这方法即为脱水、透明的逆过程。由于切片十分菲薄，处理的时间大大减少，一般每级停留约 2~5min。

染色是一个复杂的过程，兼有物理和化学作用，对其中的机制目前了解得不很清楚。研究细胞器和细胞内的重要组分都有很多现成的方法，如显示 DNA 的 Feulgen 反应，显示 RNA 的 Brachet 反应，显示多糖的 PAS 反应，显示蛋白质的 Millon 反应和显示某些酶的钙-钴法等，可以根据不同的要求来选用。

苏木素-伊红（hematoxylin-eosin staining，HE）染色法是组织学、胚胎学、病理学教学与科研中最基本、使用最广泛的技术方法。苏木素染液为碱性，主要使细胞核内的染色质与胞质内的核糖体着紫蓝色；伊红为酸性染料，主要使细胞质和细胞外基质中的成分着红色。

苏木素染色时间的长短受到一些因素的影响，这些因素包括染料配置的时间、室温、组织的类型等，一般参考时间为 5~15min。染色结束后用自来水略洗后，用 1% 盐酸酒精分色，分化程度在镜下控制。判断分色的标准以疏松结缔组织无色，但是以保持细胞核染色良好为度。分色的时间一般为 30s~5min。分化后用自来水流水蓝化，时间至少 15min。如果蓝色很难着色的话，可以用释氨水复蓝，但是不提倡。因为碱性溶液促蓝的切片不能长期保存，容易褪色。最后用 0.5%~2% 的 80% 酒精伊红复染 5~15min。

HE 染色的关键步骤是苏木素染好后的分化及蓝化过程。在蓝化结束后，应在显微镜下观察细胞核着色是否合适，核结构是否清晰，胞浆内是否有残留的苏木素等。理想的染色标准为：细胞核的蓝与细胞浆的红没有互相遮盖，鲜艳美丽，对比明显；染色质颗粒清晰可见。

附：常用 HE 染液配制

（1）Harris 苏木素染液配方

苏木素	1g	无水乙醇	10ml
蒸馏水	200ml	钾明矾	20g
氧化汞	0.5g		

先将苏木素溶于无水乙醇中。把钾明矾放入蒸馏水，加热溶解。待钾明矾完全溶解后，加入已经溶于无水乙醇苏木素液，煮沸 2min，一点一点地加入氧化汞，并用玻棒搅拌，边加边搅，以防溶液外溢。加完后，立即将烧杯移至冰水中，静置一夜后过滤。用前加入冰醋酸至终浓度为 5%。冰醋酸的量可直接影响苏木素的着色能力和清晰度。加少了，会造成核浆共染，背景不干净；加多了，核着色能力下降。此液可放置 3 月至一年，但最终还是以染色效果来定。

（2）伊红染液配方

伊红（醇溶性）　　　　　　10g

95% 酒精　　　　　　　　　500ml

11. 脱水和封片

为了使切片能够用二甲苯透明，切片需经过从低浓度到高浓度的逐级酒精。之所以选用逐级酒精，是为防止直接进入高浓度酒精引发细胞和组织的剧烈收缩而导致变形。一般的程序为：80% 和 95% 的酒精各一道，纯酒精 2 道，二甲苯 2 道，每道酒精的时间控制在 3～5min，二甲苯 5～10min。浓度低的酒精容易使伊红腿色（主要是 80% 的酒精），所以脱水时间要控制好，原则是既要保证脱水效果又不能使伊红掉色太多，一般为 3～5min。切片经二甲苯透明后，用中性树胶封固。切片必须湿封，具体是在滴树胶前必须用二甲苯将组织湿润，否则会产生气泡，另外放置盖玻片时必须特别注意角度和力道，以防气泡产生。脱水剂的更换也应有一定的时间规定，一般是每 500ml 液体处理 500 张切片后更换一次为宜。封片树胶不能过稀，封片时树胶要均匀充满盖玻片且树胶不外溢为佳。

（三）组织学常用的特殊标本制作及染色

1. 分离标本

主要是神经细胞分离卡红染色，用于大脑与脊髓的神经细胞染色。

（1）取材：取新鲜牛大脑或脊髓颈、腰膨大处，剥去硬脊膜，横切成 0.5cm 左右。

（2）固定：组织块入 0.5% 铬酸或 30% 酒精内，固定约 4h 后将灰质与白质完全分离开，最好只留灰质前角部分，然后继续固定 2～3d。

（3）水洗：蒸馏水冲洗组织块数次。

（4）分离：取 2～3 块灰质于小试管中，加入适量蒸馏水振荡分离，或用搅棒轻轻搅拌，协助分离。

（5）涂片：先将载玻片擦净放平摆于标本台上，然后用吸管吸取振荡液滴于载玻片上，直径约 0.5～1cm，最后在室温下干燥。注意防尘。

（6）染色：①将涂片入 0.1% 焦油紫水溶液染色 20～40min。②蒸馏水水洗。③95% 酒精分色，此时应控制好时间，显微镜检查，视神经细胞胞体中的尼氏体清晰为止。蒸馏水水洗。④入 0.5% 伊红水溶液做对比染色。⑤入 100% 酒精脱水Ⅰ、Ⅱ。⑥二甲苯透明，中性树胶封片。

分离过程中注意：①摇动用力应该均匀，混浊液体收集应及时。②涂片均匀，不堆积。

2. 涂片标本

主要用于外周血液和骨髓涂片。

推片应注意的事项：①推片时角度愈大，涂片愈厚。②速度愈快，涂片愈厚。③血滴愈大，涂片愈厚。

（1）瑞氏染色法

染色剂配制

Wright 氏染色粉　　　　　0.1g

甲醇　　　　　　　　　　60ml

将染色粉放在乳钵内，加入少量甲醇碾磨成糊状，再增加甲醇的量，使之充分溶解，倒入棕色瓶内，将留下的部分甲醇全部倒入乳钵内碾磨，清洗乳钵一并倒入瓶内，放置室温几周或几月后即可使用。我们发现，新鲜配制的染液完全可以直接使用。

1）染色步骤：①在已经涂好的切片上，用玻璃蜡笔画好边界，以防染液外溢。②将血涂片平放于染色架上。③滴染液于涂片上，以覆盖血膜为度。1～2min（固定血涂片）。④滴加适量的蒸馏水与染液（一般1:1），摇动或用橡皮球吹气混合均匀，静置3～4min（染色）。⑤用蒸馏水冲洗使其自然溢出，继续冲洗至血膜淡红色（染液不要倒掉，否则在血片会出现片状或点滴装的蓝色染料沉积）。⑥将血涂片上的水摔掉，血膜面向下凉干。⑦彻底晾干后，中性树胶封片（滴加树胶前滴少许二甲苯弄湿血片）。

2）注意事项：①染液 pH6.8～7.0 为最好。②血涂片应该及时染色，效果最好。③染色时染液外溢、干涸或冲洗前先倾倒染液，均会导致染料沉淀于血膜表面，应该加以注意。④染色若出现少数沉淀，或者红细胞颜色偏蓝，可以用80%的酒精将血涂片洗一遍后用蒸馏水即可纠正。

3. 压片标本

用于运动终板显示。

（1）材料：幼兔肋间肌。

（2）制作方法

1）取材时沿肌纤维走向除去肋间肌的肌外膜以及脂肪，将肌肉剪成火柴杆大小。

2）于25%甲酸（分析纯）固定15～30min，避光存放，直到肌肉透明为止。然后吸掉多余的甲酸。

3）材料移入1%氯化金水溶液镀金20～30min左右，至标本染成金黄色为止。应严格避光。

4）移入 25% 甲酸还原 16～24h，避光保存（<48h）。

5）肌肉从甲酸取出，经蒸馏水洗后进入 5% 甘油数小时。

6）继续浸入纯甘油 1d，并换新的纯甘油保存或封片。

7）从纯甘油取出一小块肌肉，放在滤纸上将肌肉周围的甘油吸掉，移至载玻片上，滴甘油明胶，并加盖玻片轻轻压紧，使肌肉散开。

附：甘油－明胶配方

明胶　　　　　　　5～6g

甘油　　　　　　　1～2ml

蒸馏水　　　　　　28ml

置 45℃ 温箱自然溶解。

4. 铺片（疏松结缔组织铺片）

（1）试剂等准备：0.5% 台盼蓝生理盐水溶液（溶液煮沸灭菌），注射器具及动物均应常规消毒。

（2）用法：小鼠体重 20g，每次腹腔注射 0.5ml 0.5% 台盼蓝生理盐水溶液，隔日一次，共两次，第四天下午杀死动物。大鼠体重 200g 左右，隔日腹腔注射 0.5% 台盼蓝生理盐水溶液，每次 4ml。

（3）取材：断头致死动物，打开胸腔，剪破右心房，挤压腹腔，尽量使血液排出（最好经左心室灌注固定），用湿棉球弄湿腹腔剪口处动物毛，暴露腹腔，将大网膜贴于投影书写薄膜上。

（4）固定：将贴好大网膜的书写纸放入固定剂 3min 后，剪掉除大网膜以外的组织，再固定 2～4h 或者更长。

（5）染色

1）用 1:9 的甲醛－90% 酒精混合液固定 1～2min。

2）固定后依次经 90%、80%、70% 酒精各 15～30min。

3）网膜从 70% 酒精取出，用地衣红染色 2～6h。

4）用 70% 酒精分色约 10～20min。

5）经 50% 酒精浸 3～5min，蒸馏水洗。

6）用 0.5% 沙黄溶液浸染 5～10min。

7）蒸馏水洗 2～3min，用 0.5% 伊红水溶液染色 2～3min。

8）蒸馏水洗（迅速）。

9）快速脱水透明。

10）剪片、贴片、封片。

附：地衣红染液配制

地衣红	0.5g
70% 酒精	98ml
硝酸	2ml

5. 骨磨片大理紫染色

（1）材料：人的密质骨（长骨）。

（2）染液：1% 大理紫酒精（95%）溶液。

（3）步骤

1）取一骨环，用粗磨石将骨环磨薄。

2）水洗，经 80% 和 95% 酒精，在 95% 酒精内煮沸 3～5min 脱脂。

3）速入大理紫染液煮沸，使溶液蒸发一半。

4）将烧杯盖上纸片，置于室温下，使溶液全部挥发。

5）将骨环取出再用水磨，使表面无色，而骨陷窝为紫蓝色。

6）水洗，凉干，稠树胶封片。

（4）注意：①新鲜骨必须用酒精脱脂。②磨片用力应均匀，厚薄要一致。③骨磨片必须用稠树胶封片。

（成少利）

二、急性动物实验常用的手术方法

在机能学急性动物实验教学中，最经常用的手术方法是神经、血管和气管的分离，最经常用的手术部位是颈部、股部和腹部。

颈部手术主要有：①分离颈外静脉并插管，测量中心静脉压力或者静脉给药、输液。②分离颈总动脉，测量动脉血压或者进行左心室的插管，获得左心室收缩、舒张功能的指标。③分离迷走神经、交感神经和减压神经，进行血压和心率（律）的刺激调节。④分离气管，进行呼吸机通气或者呼吸信号的记录。

股部手术主要是分离股动脉、股静脉和股神经。①股动脉在实验中主要用于血压测量、采集血样本进行血气分析，或者经过股动脉放血复制失血性休克的模型。②股静脉主要用于输液和静脉给药等。③股神经用于神经肌肉的刺激与收缩实验。

腹部手术分为下腹部手术和上腹部手术。前者多用于膀胱插管术，进行尿生成实验、尿量的收集与测量；后者多用于胃肠及肝胆相关的实验模型。

（一）动物固定与手术部位的备皮

在急性动物实验的教学中，固定动物的方法因实验内容和实验动物的不同而有所不同。大多数情况下都采用仰卧位、固定四肢和头部，将大鼠、家兔、犬分别固定在各自的手术台上。如果进行犬的血流动力学实验、采用开胸手术时，则以右侧位固定最好。如果进行大鼠尾动脉测量血压，或者大鼠、小鼠尾动脉采血时，必须用专门制作的固定盒固定。手术部位的备皮最常用的方法是剪刀剪毛，有时候也采用脱毛剂脱毛的方法，如大鼠腹部的手术等。剪刀剪毛时将剪刀紧贴皮肤即可。

（二）颈部血管、神经的分离

颈部的血管和神经主要有颈外静脉、颈总动脉、迷走神经、交感神经和减压神经，分离时应该依次从外向内进行。皮肤剪开后先分离位于右侧皮下的颈外静脉约2cm左右，穿两条线备用。颈总动脉和迷走神经、交感神经、减压神经位于气管旁两侧的动脉鞘内，如果进行减压神经刺激对血压调节实验时，最好是先分离一侧动脉鞘内的减压神经、交感神经、迷走神经用于刺激，然后分离另外一侧的颈动脉用于插管测量血压。因为减压神经、迷走神经很细，分离同一侧颈总动脉鞘内的神经和血管难度较大。

（三）股部血管、神经的分离

股部的血管和神经主要有股动脉、股静脉和股神经。股部手术部位在腹股沟处，用手指摸着股动脉搏动最明显处用组织剪刀剪开皮肤，用止血钳钝性分离筋膜、肌肉，就可以看到股动脉、股静脉和股神经，然后小心翼翼地将三者分离开且长约2cm即可。

（四）气管的分离与气管插管

颈部正中切开皮肤约4~6cm，用手指摸着气管软骨环后，用止血钳钝性分离筋膜、结缔组织、肌肉，即可看到气管，然后用止血钳钝性分离出一段（约2cm），穿一条线备用。在两个气管软骨环之间剪一倒"T"形剪口，将"Y"型气管插管插入，用线结扎固定，就可以进行人工通气或者呼吸信号的记录。

（五）颈总动脉、颈外静脉、股动脉、股静脉插管

（1）动物麻醉后，仰卧固定于手术台上，颈部剪毛，用1%普鲁卡因溶液2ml沿颈部正中线做局部皮下浸润麻醉。

（2）颈部正中纵向剪开皮肤约4~6cm，在右侧皮下可以看到颜色较深、管

径较粗的颈外静脉，用止血钳小心地钝性分离出一段（约2cm），然后在近心端和远心端各穿一条线。用远心端的线结扎血管，在远心端结扎处的静脉壁上用眼科剪刀以45°角度剪口，因为静脉压力较小，如果有少量出血用近心端的线轻轻牵拉即可，然后将准备好的颈外静脉插管插入约4cm左右。用近心端的线结扎血管和插管，用远心端结扎线固定插管。打开输液开关开始输液，或者打开三通开关测量中心静脉压力。颈总动脉的插管方法和颈外静脉插管的方法相同。先将颈总动脉分离出4cm左右，穿好近心端、远心端的两条线，用远心端的线结扎血管远端，在近心端与远心端之间用动脉夹夹住血管，在远心端结扎处的血管壁上用眼科剪刀以45°角度剪口，将准备好的动脉插管插入，用近心端的线轻轻扎住血管和插管，然后松开动脉夹，再将插管插入约2~4cm左右，用近心端的线扎实血管和插管，并将结扎线固定在插管上，用远心端结扎线再固定插管一次，即可进行血压的记录了。

（3）腹股沟部剪毛，用1%普鲁卡因溶液2ml作局部皮下浸润麻醉。用手术剪刀剪开皮肤约4cm，用血管钳钝性分离筋膜和肌肉，即可看到股动脉、股静脉和股神经。将股动脉和股静脉轻轻分离开约2cm左右，分别穿两根线备用，远心端结扎，近心端用动脉夹夹住，在紧靠远心端结扎线处的动脉壁上用眼科剪剪一个45°的斜口，插入动脉插管约2cm，松开动脉夹，再插入约2cm，用近心端的线结扎血管和插管，将结扎线用胶布固定在动脉插管上，用远心端结扎线再固定插管一次，即可进行血压的记录或者其他的实验内容。股静脉的插管方法同股动脉的插管方法相同。需要特别提醒的是，在进行分离血管、神经、气管等手术时不要使用肝素，等到在进行动脉、静脉插管时，经耳缘静脉注射0.3%肝素溶液（2ml/kg）后再进行插管，否则插管内会发生凝血。

（刘　健）

三、常用生理溶液及试剂的配制

生物医学实验中为了使在体和离体动物组织、器官维持正常的生命活动，常常需要配置近似体内环境的生理溶液。除此之外，在生物医学实验中还需配制各种试剂和药品。

（一）常用生理溶液的成分和配制

生物医学教学实验中常用的生理溶液有生理盐水、任氏液、台氏液和任洛氏液等。

这些溶液必须满足以下条件：①渗透压与组织液相同；②有维持组织器官正常机能所需的比例适当的各种离子；③酸碱度与血浆相同并具有缓冲能力；④营养物质及温度与组织液相同。

1. 几种常用生理溶液主要成分含量（表1-2）

表1-2　几种常用生理溶液主要成分含量

成分（g）	生理盐水 Norma Saline	任氏液 inger's	台氏液 Tyrode's	克氏液 Kreb's
Nacl	9.0	6.5	8.0	6.9
KCl		0.14	0.20	0.35
$MgSO_2 \cdot 7H_2O$			0.26	0.29
NaH_2PO_4			0.065	0.065
KH_2PO_4				0.16
$NaHCO_3$		0.20	1.00	2.10
$CaCl_2$		0.12	0.20	0.28
葡萄糖		2.00	1.00	2.00
加蒸馏水至1000ml				

2. 用途

生理盐水主要用于哺乳动物静脉注射；任氏液主要用于两栖类动物，如蛙；台氏液主要用于哺乳类动物肠、肌肉等；克氏液主要用于哺乳类、鸟类等。

3. 配制注意事项

（1）因生理盐溶液中的磷酸根和碳酸根负离子易与钙离子发生反应，生成不溶性的白色磷酸钙或碳酸钙沉淀。所以，在配制生理盐溶液时，先将其他离子原液混合并加入蒸馏水，最后再将溶解的氯化钙溶液一边搅拌一边缓缓加入，以防钙盐沉淀生成。

（2）葡萄糖应在临用时加入。加入葡萄糖的生理盐溶液不能久置，以免发生细菌污染出现混浊。

（3）配制好的生理溶液不宜放置过久，一般应实验前配制。

（二）常用试剂的配制

1. 肝素（Heparin）的配制

肝素的抗凝血作用很强，常用作全身抗凝剂，特别是在进行微循环方面动物实验时的肝素应用更有重要意义。

纯的肝素 10mg 能抗凝 100ml 血液（按 1mg 等于 100 个国际单位，10 个国际单位能抗凝 1ml 血液计）。如果肝素的纯度不高或过期，所用的剂量应增大 2~3 倍。用于试管内抗凝时，一般可配成 1% 肝素生理盐水溶液，取 0.1ml 加入试管内，加热 80℃烘干，每管能使 5~10ml 血液不凝固。

作全身抗凝时，一般剂量为：大鼠 2.5~3mg/（200~300g 体重），兔或猫 10mg/kg，狗 5~10mg/kg。如果肝素的纯度不高或过期，所用的剂量应增大 2~3 倍。

2. 氯化乙酰胆碱配制

本试剂在一般水溶液中易水解失效，但在 pH 值为 4 的溶液中则比较稳定。如以 5%（4.2mol/L）的 NaH_2PO_2 溶液配成 0.1%（6.1mol/L）左右的氯化乙酰胆碱溶液贮存，用瓶子分装，密封后存放在冰箱中，可保持药效约 1 年。临用前用生理盐水稀释至所需浓度。

3. 盐酸肾上腺素

肾上腺素为白色或类白色结晶性粉末，具有强烈的还原性，尤其在碱性液体中，极易氧化失效，只能以生理盐水稀释，不能以任氏液或台氏液稀释。盐酸肾上腺素的稀溶液一般只能存放数小时。如在溶液中添加微量（10mmol/L）抗坏血酸，则其稳定性可显著提高。肾上腺素与空气接触或受日光照射，易氧化变质，应贮藏在遮光、阴凉、减压环境中。

（杜克莘　赵峰）

第二章

人体生物学绪论

实验一 人体解剖学概论
The Generality of Human Anatomy

【实验目的】

1. 掌握：人体的标准解剖学姿势；人体解剖学的轴、面及方位术语；人体各大系统的组成。

2. 了解：人体解剖学的定义、发展概况和分科；人体结构的基本构造；人体器官的变异、异常与畸形；内脏器官的结构特点；人体各系统的基本功能。

【实验仪器与材料】

1. 人体解剖学挂图。

2. 陈列室装缸标本：人体骨架，骨连接标本，全身肌标本，消化系统标本，呼吸系统标本，泌尿生殖系统标本，循环系统标本，感觉器官标本，神经系统标本，内分泌器官标本。

【实验内容与方法】

（一）复习人体各系统组成

借助陈列室人体各系统展板，复习人体各系统的组成。

（二）示教运动系统标本

运动系统由骨、骨连接及骨骼肌组成。

1. 人体骨骼

在人体骨架上观察。人体 206 块骨按形态可有长骨（如臂和前臂、大腿和小腿骨）、短骨（如腕骨）、扁骨（如胸骨）及不规则骨（如椎骨）；根据骨的位置和功能可分为中轴骨（颅骨和躯干骨）和四肢骨；在骨的断面上观察，骨质有骨密质（骨的表面、长骨的干、颅骨的内外板）和骨松质（短骨的内部、长骨的髌、颅骨的板障）；通过新鲜骨断面观察骨的基本构造（骨质、骨膜、骨髓）。

2. 骨连接

骨连接是骨与骨之间的连接装置，即两块或两块以上骨的对接部通过结缔组织连接在一起。骨连接分为直接骨连接和间接骨连接两类。通过观察游离的肩关节、髋关节装缸标本，理解构成间接骨连接（关节或滑膜关节）的基本构造——关节面、关节囊和关节腔。通过观察游离的脊柱骨连接装缸标本，理解构成直接骨连接的结构——结缔组织、软骨和骨组织。

3. 骨骼肌

人体的肌根据结构和功能有骨骼肌、平滑肌（形成血管壁和空腔性内脏器官壁）和心肌（构成心壁）之分。骨骼肌至少一端附着于骨骼上，根据所在部位可分为头颈肌、躯干肌（胸肌、腹肌、背肌等）和四肢肌。根据形态可将骨骼肌分为长肌（主要分布于四肢）、短肌（躯干深部）、阔肌（在躯干部构成体腔的壁）和轮匝肌（口、眼周围，环形）四种。观察骨骼肌标本时，注意每块肌都有两种不同颜色的部分，分别为中部深色的肌腹和两端白色的肌腱。肌腹主要由肌纤维组成，有收缩能力；肌腱主要由平行致密的胶原纤维束肌构成，无收缩能力。肌借肌腱附着于骨骼。

（三）示教内脏学标本

内脏包括消化、呼吸、泌尿和生殖四个系统。内脏学是研究内脏各器官形态结构、位置及其毗邻关系的科学。内脏系统各器官按照构造可有空腔性脏器和实质性脏器。在打开胸、腹部前壁的标本上，可观察到内脏器官绝大多数位于胸、腹、盆腔内，另有部分位于体腔外（头颈部）。在连有头颈部正中矢状切的内脏标本上，可观察到内脏器官直接或间接开口于外界。

1. 消化系统

在游离的消化系统整体标本上观察消化系统。消化系统由消化管和消化腺两部分组成。

消化管包括口、咽、食管、胃、小肠（十二指肠、空肠、回肠）、大肠（盲肠、阑尾、结肠、直肠、肛管）和肛门。临床上通常把从口腔到十二指肠的这部分管道称上消化道，空肠以下的部分称下消化道。

消化腺有大、小之分，小消化腺位于各段消化道的管壁内；大消化腺居消化管壁外，为一独立的器官，包括大唾液腺（如腮腺）、肝、胰。

在胃、空肠、直肠的剖面上观察空腔性脏器及其壁的结构。在唾液腺连口腔、肝连十二指肠的标本上，可观察到大消化腺有导管开口于消化管。

2. 呼吸系统

呼吸系统由呼吸道和肺组成。

呼吸道包括鼻、咽、喉、气管、支气管及其分支。通常将鼻、咽、喉称为上呼吸道，气管及各级支气管称为下呼吸道。在头颈部正中矢状切面及胸部结构的标本上，可以观察到鼻和咽主要以骨性结构为支架保持其开放畅通，而喉、气管及支气管的支架则为软骨，在断面上呈白色，其中喉的环状软骨为整个呼吸道中唯一完整的环形软骨。

肺位于胸腔两侧，呈半圆锥型，其两肺的相对面，即内侧面中部凹陷为肺门，是肺的功能性管道和血管神经出入的地方。肺的表面有裂隙将肺分为肺叶（左二右三）。在观察不同的肺标本时，可见肺的颜色各有不同，为什么？

衬覆于胸壁内面、膈上面、纵隔两侧面和贴于肺表面等处的一层浆膜为胸膜。被覆于胸壁内面、纵隔两侧面和膈上面及突至颈根部等处的胸膜部分称壁胸膜，覆盖于肺表面的称脏胸膜，两层胸膜之间密闭、狭窄、呈负压的腔隙称胸膜腔。位于左、右纵隔胸膜之间的结构为纵隔（心、胸主动脉、食管、气管及支气管等位于其内）。

3. 泌尿系统

在去除部分腹、盆腔脏器而暴露腹后壁的标本上，可以观察到泌尿系统是由肾、输尿管、膀胱和尿道组成。肾成对，位于腹膜后（紧贴腹后壁）脊柱的两侧，呈红褐色的蚕豆形，从其内侧缘的凹陷处连有下行于脊柱两侧的白色的输尿管。膀胱位于盆腔内。在男、女盆腔正中矢状切面标本上，可观察到膀胱位于耻骨联合的后方，空虚时其尖不超过耻骨联合上缘。在膀胱的下部（膀胱颈）有尿道相连，男性尿道长而弯曲，女性尿道短而直行。

4. 生殖系统

于生殖系统的游离标本观察其组成。

（1）男性生殖系统：内生殖器部分包括生殖腺（睾丸）、生殖管道（附睾、输精管、射精管、尿道）和附属腺（前列腺、精囊和尿道球腺），外生殖器有阴囊及阴茎。睾丸、附睾及部分输精管位于阴囊内。在男性盆腔正中矢状切面标本上，前列腺位于膀胱颈的下方，从底到尖有尿道穿过。膀胱底的后方有精囊及输精管末端（输精管壶腹），精囊的排泄管与输精管壶腹末端汇合成射精管斜穿前列腺开口于尿道。

（2）女性生殖系统：内生殖器有生殖腺（卵巢）、生殖管道（输卵管、子宫、阴道）和附属腺（前庭大腺），外生殖器是女阴。前庭大腺位于女阴部，排泄管开口于阴道口旁。于女性盆腔正中矢状切面标本上，膀胱的后方为子宫，子宫上部两侧连有输卵管，阴道连于子宫的下部。卵巢位于盆腔侧壁的卵巢窝内。

（四）示教脉管系统标本

通过观察脉管系统标本，可见脉管系统是由一系列密闭的管道组成。按照其内流动液体成分的差异分为心血管系统和淋巴系统。从功能上来讲，淋巴系统属于心血管系统的辅助回流管道。

1. 心血管系统

心血管系统由心、动脉、静脉及毛细血管组成。心为循环系统的泵器官；动脉为血液流出心的血管；静脉为血液回流入心的血管；毛细血管连接于小动脉和小静脉之间，是进行物质交换的地方。心血管系统按循环途径及功能有体循环（大循环）和肺循环（小循环）之分。

心位于胸腔下纵隔的中纵隔内，呈尖朝左前下方的圆锥形。在心冠状切面的标本上，可见心分为左、右两半，每半心再分为上方的心房及下方的心室。左、右两半被心间隔分开，而心房和心室之间有房室口相通，并在房室口上可见防止血液逆流的瓣膜装置。在游离的心整体标本上，可见心底部连有数条大血管，分别为发自于左心室的主动脉、右心室的肺动脉干以及终止于右心房的上腔静脉、下腔静脉、冠状窦和左心房的 4 条肺静脉。此外还需要观察营养心的动脉（左、右冠状动脉的分支分布）。

观察带骨全身血管铸型标本和身体不同部位的血管铸型。一般红色代表动脉（肺动脉为蓝色，为什么？），蓝色代表静脉（肺静脉为红色）。体循环的主动脉分为升主动脉、主动脉弓、降主动脉（胸主动脉和腹主动脉），各部均有大的分支供养身体的不同部位。在头颈部深层结构侧面观标本上，观察颈总动脉及颈外动脉的分支；在上肢深层结构的标本上，观察锁骨下动脉及其各部的分支分布；在暴露胸、腹腔后壁结构的标本上，观察胸主动脉和腹主动脉的分支分布；在盆部上面观及正中矢状切面观察髂内动脉的分支情况；在游离下肢深层结构的整体标本上，观察下肢动脉的分支分布情况。

全身的静脉分为肺循环的静脉和体循环的静脉。肺循环的静脉为肺静脉，每侧两条，分别为左上、左下肺静脉和右上、右下肺静脉，出左、右肺门后向内行穿过纤维心包，注入左心房后部。体循环的静脉包括上腔静脉系、下腔静脉系和心静脉系三部分，且有深、浅静脉之分。身体各部的深静脉几乎与同名动脉伴行，收集相应部位的血液。浅静脉位于浅筋膜内，多无动脉伴行，吻合丰富，并与深静脉之间有交通支相连，最终汇入深静脉。在身体不同部位的浅层标本上，观察主要的浅静脉［头面颈部浅层标本（颈外静脉）、上肢浅层标本（头静脉、贵要静脉、肘正中静脉）、下肢浅层标本（大隐静脉、小隐静脉）］。在胸后壁标本观察奇静脉。在暴露腹腔部分脏器及血管的标本上，观察肝门静脉的组成。

2. 淋巴系统

淋巴系统有各级淋巴管、淋巴结和淋巴器官。在身体各部不同的标本上，可见多位于血管旁群居的、人为的染成绿色的组织块，即是淋巴结。在去除胸、腹部脏器的童尸躯干后壁，可见排列密集的淋巴结和最大的淋巴导管（胸导管）。在童尸上、下肢的浅层标本上，仔细观察如发丝状的深色结构，为经过有色灌注的浅淋巴管。

（五）示教感觉器官标本

1. 视器

视器俗称眼，包括眼球和眼副器。眼球有眼球壁和内容物。眼副器包括眼睑（俗称眼皮）、泪器（与眼泪的分泌和排泄有关的结构）、结膜、眼外肌（可使眼球灵活运动）和眼的血管神经等。在头部不同的切面上，观察眼球的位置和构造；在眼球和眼外肌的游离标本上，可见视神经连于眼球后极的内侧，其周围有眼外肌，附着于眼球壁的不同部位；活体观察眼睑、结膜和泪点（位于睑缘内侧部，呈乳头状结构）。

2. 前庭蜗器或位听器

前庭蜗器或位听器俗称耳。前庭蜗器根据结构命名，而位听器则依据其功能所称。耳包括外耳、中耳及内耳。在显示耳的整体标本上观察耳的构造及分部，其大部分结构均位于颞骨内。观察内耳铸型标本。活体观察耳廓及外耳道。

（六）示教神经系统标本

神经系统根据其位置分为中枢神经系统和周围神经系统，依据其功能和分布分为躯体神经系统和内脏神经系统。

1. 中枢神经系统

中枢神经系统包括位于颅腔内的脑和椎管内的脊髓，可通过离体的脑和脊髓的整体标本进行观察。在颅脑部不同断面上观察位于颅腔内的脑，会发现脑组织的颜色有所不同，有灰、白两色，分别代表脑组织的两种主要结构——灰质和白质；在部分脑切面标本可有呈蓝色的结构，为经过特殊染色的灰质。脑分为大脑、小脑、间脑、中脑、脑桥和延髓，后三者合称脑干。在脑的游离标本和脑的正中矢状切面标本上，大脑位于最上端，发育最好，体积最大，表面有类似于核桃表面的沟与回，两个半球主要靠胼胝体相连，每个半球内部有空腔——侧脑室（可在脑的水平和冠状切面上观察）；小脑位于大脑的后下方，脑干的后上方，在颅后窝内，表面如摺叠的纸扇；间脑表面几乎被大脑所覆盖；脑干位于颅底斜坡后面，小脑的前下方，从上向下依次为中脑、脑桥、延髓，其腹侧面有诸多脑神经相连。

脊髓呈前后略扁的长圆柱体，在颈部和腰骶部有两个膨大，分别与上、下肢的发生有关，末端为逐渐缩细的脊髓圆锥，并以终丝固定于尾骨的背面。在脊柱正中矢状切面标本上可观察到椎管内的脊髓，同时也可通过椎管后壁打开的标本进行观察。脊髓的两侧连有31对脊神经。腰骶尾部的神经根围绕在终丝的周围，形成马尾状结构。在离体的脊髓及其被膜的标本上，可见到脊神经后根有相对膨大的部位，为脊神经节。

2. 周围神经系统

依据与中枢神经系统的关系，周围神经有连于脑的脑神经和连于脊髓的脊神经。

（1）脑神经：在有脑神经相连的整脑标本底面，可见到依次从前上向后下连于不同脑区的脑神经——连于大脑的嗅神经（CN I），间脑的视神经（CN II），中脑的动眼神经（CN III）和滑车神经（CN IV），脑桥的三叉神经（CN V），在延髓脑桥沟内的展神经（CN VI）、面神经（CN VII）和前庭蜗神经（CN VIII），延髓侧面的舌咽神经（CN IX）、迷走神经（CN X）、副神经（CN XI）及腹侧面的舌下神经（CN XII）。在去除脑及其他组织的颅底标本上，可观察脑神经纤维穿经颅底的不同孔、裂分布到头面颈部（但迷走神经可分布于胸腔脏器和部分腹腔脏器）。通过面侧区浅层标本观察面神经的分支分布。打开颅腔、眼眶及面侧深区的标本，观察三叉神经的分支及进入眼眶的神经。

（2）脊神经：共31对，有颈、胸、腰、骶、尾5部分。通过离体脊髓的横断面观察，脊神经由前根和后根组成，其后根有膨大的脊神经节。脊神经出椎间孔后即可分为前支、后支、脊膜支和交通支。脊神经前支除大多数胸神经以外，其余均经反复分支吻合形成神经丛（颈丛、臂丛、腰丛和骶丛）分布于颈部、上肢和下肢等。在离体脊髓连有较长脊神经根的标本上，可见到编织在一起的臂丛、腰丛和骶丛神经。在头颈部侧面浅层观察颈丛的分支分布，通过显示上肢深层血管神经的标本观察臂丛及其分支分布（如正中神经、尺神经、桡神经等）（神经表面涂以黄色）。在去除腹盆腔脏器的标本上，观察腰、骶丛的位置，通过下肢深层结构标本观察腰、骶丛神经的分支分布（如股神经、坐骨神经等）。

（3）内脏神经：指分布于内脏器官、心血管系统及腺体的神经。其中枢部位于脑和脊髓内，周围部包含在脑神经和脊神经内，有感觉和运动两种纤维。内脏运动神经又有交感和副交感神经两部分。在脊柱区的标本上可观察到位于脊柱前方两侧的交感神经部分——交感干，其间膨大的部分为交感性神经节（即椎旁节）。在解剖出腹、盆腔脏器及其血管神经的标本上，可见内脏神经纤维成丛状攀附于血管表面，到达相应的脏器。

（七）示教内分泌系统标本

内分泌系统由内分泌器官与内分泌组织构成，其分泌物称为激素。内分泌器官为无导管腺体，其分泌的激素直接进入血液循环。在打开颅腔、暴露胸腹盆部内分泌器官的标本上，观察位于颅底中央的脑垂体（或游离整脑的下面中央）和大脑枕叶下方的松果体，在颈部前面可见"H"型的甲状腺，腹后壁肾上方的肾上腺。内分泌组织包括胰腺内的胰岛、睾丸内的间质细胞、卵巢内的黄体等。

（八）学生自行观察标本

学生自行观察标本，教师指导答疑。

（九）小结

结合人体的新陈代谢，小结内脏各系统的组成。

【注意事项】

此次实习在标本陈列室进行，标本比较多，要注意进行整体观察，重点是各大系统的组成及大脏器的位置和大体形态。对于那些细小的结构，将在不同系统再进行更为详细的观察学习。

【思考题】

1. 如何描述人体的解剖学姿势？
2. 在四肢体表可扪及哪些大的骨性标志？
3. 当一次连续食用坚果的时间较长时，为什么"腮帮子"会感到不舒服？
4. 当血液经左心室流出后，可经哪些结构回到右心房？
5. 每当兴奋或悲伤过度时，为什么会出现"一把鼻涕，一把泪"的现象？

（李月英）

实验二　上皮组织
The Epithelium Tissue

【实验目的】

1. 掌握：复层扁平上皮、单层柱状上皮和假复层柱状纤毛上皮等主要被覆上皮的形态结构特点。

2. 了解：变移上皮的形态结构特点。

【实验仪器与材料】

1. 多媒体电脑，绪论和上皮组织组织学录像。

2. Motic 显微互动系统。

3. 切片：食道，小肠，气管，膀胱。

3. 透射电镜照片：微绒毛和细胞衣，连接复合体，杯状细胞，纤毛，基体。

【实验内容与方法】

（一）观看录像

观看多媒体教学录像"上皮组织"。

（二）复习理论知识

复习内皮、间皮、单立上皮、单柱上皮、假复层柱状纤毛上皮、复扁上皮、变移上皮的主要形态结构，并提问大课所讲重要内容。

（三）标本观察

观察复层扁平上皮、单层柱状上皮、假复层柱状纤毛上皮和变移上皮切片。

1. 食管（示复层扁平上皮；人 HE 53 号）

（1）肉眼：标本一侧的蓝绿色线条为上皮组织。

（2）低倍：上层细胞多层排列，与结缔组织邻接面凹凸不平。

（3）高倍：表层为多层扁平细胞，核扁平，染色深；中间层为多层多边形细胞，胞体较大，核圆形或卵圆形，染色浅；基底面为一层柱状细胞，核卵圆形，着色深；基膜不明显。

2. 小肠（示单层柱状上皮；猫 HE 59 号）

（1）肉眼：标本一侧有紫色锯齿状结构，即为小肠黏膜。

（2）低倍：黏膜面见许多指状突起，为绒毛。绒毛表面有一层细胞，其胞核单层紧密排列，即为单层柱状上皮。柱状细胞间有空泡状结构，为杯状细胞。

（3）高倍：细胞呈高柱状，单层排列，境界不清。核呈长卵圆形，长轴与细胞长轴一致，染色浅，胞质染成红色。杯状细胞胞质呈空泡状或淡蓝色，核位于胞质下方，多为三角形，染色深。柱状细胞游离缘有一深红色细带，称为纹状缘（电镜结构？）。对侧与深部结构组织邻接为基底面，基膜不清楚。

3. 气管（示假复层柱状纤毛上皮；人 HE 72 号）

（1）肉眼：半环形结构，凹面表面为上皮细胞。

（2）低倍：细胞密相邻接，胞核密集，所在高度不平，上皮基底较平直。

（3）高倍：表层细胞呈柱状，其游离面有纤毛，核位于细胞上部；基部细胞呈锥形，中间细胞呈梭形，核位于中部，夹有杯状细胞（同上）。基膜较厚而明显，呈粉红色。

4. 膀胱（示变移上皮；猫 HE 77 号）

（1）肉眼：标本一侧可见蓝紫色线条，即为上皮组织。

（2）低倍：本片为收缩状态的膀胱壁。上皮细胞排成复层，密相邻接。基底面平直（与复扁上皮比较）。

（3）高倍：表层细胞大，呈立方形或梨形，核圆，细胞游离面着色深红（为什么？意义？）。中间为多层多边形细胞。基底面为一层低柱状细胞。基膜不明显。

（四）电镜照片

1. 微绒毛和细胞衣

此为小肠上皮游离面透射电镜照片。仔细观察小肠上皮细胞游离面有若干平行排列的指状突起，即微绒毛的纵断面。微绒毛内部纵向排列的细丝状结构为微丝。微丝向下延伸，与终末网相连。微绒毛表面的一层大分子结构为细胞衣。

2. 连接复合体

此为小肠上皮吸收细胞透射电镜照片。细胞顶部若干突起为微绒毛。仔细观察细胞侧面的特殊结构，由游离面至基底面方向，依次可见紧密连接、中间连接和两个桥粒（该照片未见缝隙连接）。在两侧的胞质中，清晰可见终末网和中间丝。比较这三种连接的细胞间隙大小，细胞间隙中有无电子密度高的中间线，以及连接处胞质内侧面有无电子密度高的致密斑。

3. 杯状细胞

此为小肠上皮游离面透射电镜照片。该细胞顶部电子密度很低，充满有许多紧密排列的分泌颗粒，顶部颗粒凸向游离面。细胞核位于基底部，电子密度高。核周有大量粗面内质网。杯状细胞的两侧为吸收细胞，可见其顶部的微绒毛。

4. 纤毛和基体

此为假复层纤毛柱状上皮游离面透射电镜照片。仔细观察照片左下侧放大的纤毛横断面，可清晰看到"9＋2"结构，但部分动力臂、连接蛋白和放射辐不清晰。纵断面可看到纵向排列的微管。基体结构似中心体，位于游离面细胞膜下方，与纤毛连接，是细胞长出纤毛的部位。纤毛深入基体后，中央的两根微管消失。

【注意事项】

未角化的复层扁平上皮与变异上皮结构类似，需注意表层细胞形态加以区分。

【思考题】

1. 石蜡切片制作过程，对显微镜下观察的微细结构有什么影响？

2. 上皮组织有何共同结构特点？分类依据是什么？镜下如何识别？

3. 上皮细胞各面都有哪些特化结构？其结构特点和功能意义如何？

（周劲松）

实验三　固有结缔组织、软骨和骨
The Connective Tissue Proper, Cartilage and Bone

【实验目的】

1. 掌握：疏松结缔组织的构成特点及细胞和纤维的形态结构特点；软骨和骨的主要结构特点。

2. 了解：网状组织、致密结缔组织和脂肪组织的构成特点；软骨性骨发生的基本过程。

【实验仪器与材料】

1. 多媒体电脑，固有结缔组织，软骨和骨组织学录像。

2. Motic 显微互动系统。

3. 切片、铺片和磨片：附睾切片，皮下组织铺片，肠系膜铺片，鼻息肉切片，指皮切片，肋软骨切片，耳廓切片，骨磨片和胎儿指骨切片。

4. 软骨性骨发生模型。

5. 透射电镜照片：成纤维细胞，巨噬细胞，浆细胞，肥大细胞，胶原纤维和胶原原纤维，软骨细胞。

【实验内容与方法】

（一）**观看录像**

观看多媒体教学录像"固有结缔组织"、"软骨和骨"和"软骨性骨发生"（胎儿指骨）。

（二）**复习理论知识**

复习结缔组织、软骨和骨的主要形态结构，并提问大课所讲重要内容。

（三）**标本观察**

观察疏松结缔组织切片和铺片、肠系膜铺片、鼻息肉切片、指皮切片、肋软骨切片、耳廓切片、骨磨片和胎儿指骨切片。

1. 附睾切片（示疏松结缔组织；人 HE 80 号）

（1）肉眼：标本外观呈圆形（或长条），内有许多紫红色团块，为附睾横断面，其间淡红色部分为疏松结缔组织。

（2）低倍：管状断面之间结构疏松，细胞数量少，纤维亦少，是为疏松结缔组织。胶原纤维粗细不一，呈粉红色。纤维之间散在的蓝紫色小点为细胞核。

（3）高倍

1）成纤维细胞：数量最多，核呈圆或卵圆形，染色质颗粒小，分布均匀，核内有一较大的蓝色颗粒为核仁。核周部分为胞质，轮廓不清。另有部分细胞，核小，呈梭形，染色深，为纤维细胞。

2）巨噬细胞：呈圆或不规则形，轮郭清楚，胞质色红，核圆较小，染色深，核仁不清。其他细胞不易找见。

3）纤维：淡红色带状为胶原纤维，呈波纹状走行。

2. 疏松结缔组织铺片（大鼠 地衣红－伊红染色 7 号）

（1）肉眼：本片为大白鼠皮下结缔组织铺片，较厚，染为紫红色。

（2）低倍：一种纤维为红色，较粗，呈波纹状且交织成网，为胶原纤维；另一种较细，着色深，呈棕褐色，行走刚直，有分枝，为弹性纤维。

3. 肠系膜铺片（示肥大细胞；大鼠 甲苯胺蓝 8 号）

（1）低倍：可见三五成群的蓝色小点，即为肥大细胞。

（2）高倍：细胞呈卵圆形，胞核着色浅淡，胞质内充满蓝紫色颗粒（有何特性?）。

4. 鼻息肉切片（示浆细胞；人 HE 9 号）

（1）低倍：可见染成蓝紫色的小点，即为成纤维细胞核和浆细胞。

（2）高倍：浆细胞散在或成群，胞核呈圆形，偏在，染色质结块呈车辐状排列，胞质嗜碱，染成蓝色，有时可见核旁浅染区。

5. 指皮切片（示脂肪组织与不规则致密结缔组织；人 HE 45 号）

（1）肉眼：外观呈半月形，凸面红紫色，为上皮组织，深面为致密结缔组织，再向下为皮下组织。

（2）低倍：在复层扁平上皮深面，可见胶原纤维多，粗大，行走方向杂乱，且相互交织，细胞成分较少，此为丛状致密结缔组织。其深层见许多空泡状结构，紧密相靠，为脂肪组织。脂肪细胞呈大空泡状（此为制片过程中脂滴被溶解掉所留下的空间），胞核及少量胞质被挤于细胞一侧，为扁平形。细胞群间有少量疏松结缔组织。

6. 肋软骨（示透明软骨；兔 HE 10 号）

（1）肉眼：标本中染色较红的致密结缔组织即为软骨膜，其深面逐渐移行为软骨组织。

（2）镜下：软骨基质为浅粉红色，向中间．基质染为蓝色，有许多软骨细胞分散在基质中，看不见纤维。浅层软骨细胞小而扁，单个散在，渐向深部移行，细胞增大变圆，呈三角形、豆瓣形等。2～3 个或更多细胞聚集成群，称为"同源细胞群"。软骨细胞周围的基质呈强嗜碱性，即为软骨囊，由浅表向中央，软骨囊变得愈加明显。软骨细胞无突出，核圆，胞质弱嗜碱性，多呈皱缩状态。软骨细胞所占的空间称为软骨陷窝。

7. 耳廓（示弹性软骨；人 弹性染色 11 号）

（1）肉眼：切片中染色深蓝的带状部分为弹性软骨。

（2）低倍：软骨基质内有大量染为紫黑色的弹性纤维，粗细不等，交织成网，在软骨细胞周围特别密集。在软骨周边，纤维逐渐变细，数量减少。软骨两边为皮肤。

（3）高倍：观察软骨细胞、基质和纤维的结构特点，并与透明软骨比较。

8. 骨磨片（人 大理紫 13 号）

（1）肉眼：标本呈深紫色，弧形，其凹面为骨髓腔面，凸面为骨外表面。

（2）低倍：凸面浅层平行排列的数层骨，稍厚，为外环骨板。对应凹面浅层亦有平行排列的几层骨板，薄且凹凸不平，为内环骨板。内、外环骨板之间有许多呈同心圆状排列的骨板，此为骨单位骨板，其中心部位有中央管。骨单位骨板和中央管构成了骨单位。骨单位外周浅染部分为黏合线。骨单位之间的不规则扇形骨板为间骨板。横行粗管道为穿通管。三种骨板中均可见骨陷窝和纤细的骨小管。

（3）高倍：观察一个骨单位，可见骨小管呈放射状排列，连通中央管和相邻骨陷窝，后者为梭形，其中的骨细胞已完全消失。

9. 指骨（示软骨性骨发生；胎儿 HE 16 号）

（1）肉眼：本片为胎儿指骨切片，一端钝圆为手指尖端。切片上可见三节指骨（或二节）染色紫，其中可见骨髓腔，腔两边染为深红色的线条即为骨领。相邻指骨间隔以关节囊。

（2）低倍：本片仅有初级骨化中心。从骨骺向骨干方向推移。观察软骨细胞的增殖、生长，基质钙化的动态过程。依次可看到以下内容。

1）静止软骨区：为透明软骨，软骨细胞较小，均匀散在，基质呈淡蓝色或淡红色。

2）软骨增生区：软骨细胞渐增大，并呈纵行排列，基质仍为淡蓝色或淡红色。

3）软骨基质钙化区：软骨细胞进一步肥大，并呈纵行排列，有些软骨细胞退化消失。基质因有钙盐沉着而染为深蓝色。靠近骨髓腔的凹陷中可见大的破骨细胞。

4）骨化区：此区有许多小通道，软骨细胞已退化消失，残留的基质表面有染为红色的骨组织，其表面可见有成骨细胞成层排列。

5）骨髓腔和骨领：长骨中部大空腔内有大量幼稚的血细胞，即骨髓腔，腔中可见骨小梁。骨髓腔周围骨干中部有较厚的骨组织，染为红色，其中可见骨陷窝和骨细胞，此即骨领。骨领周围的致密结缔组织为骨膜。骨膜内层细胞分化为成骨细胞，单层排列于骨领外面。

（3）高倍：主要观察成骨细胞、破骨细胞和骨细胞。

1）成骨细胞：立方形或不规则圆形，核圆或卵圆形，胞质嗜碱性（原因？意义？）。

2）破骨细胞：多在骨片的凹陷内，体大，形态不定，多核，胞质多为嗜酸性。

3）骨细胞：为成骨细胞包埋在骨质中形成，位于骨陷窝内。骨细胞和细胞核较扁，胞质嗜酸性。

（四）软骨性骨发生模型示教

1. 模型 1

软骨雏形中段，细胞较大，基质减少，中段周围软骨膜以膜性成骨方式形成薄层骨组织，环绕中段，称为骨领。骨领外围的软骨膜此时改称骨外膜。

2. 模型 2

中段变大的软骨细胞成行排列，基质钙化呈嗜碱性染色，以后肥大的软骨细胞相继退化并在此区域成骨，此即为初级骨化中心。

3. 模型 3

血管携带间充质，成骨细胞和破骨细胞穿过骨领，进入初级骨化中心，变大的软骨细胞消失，基质溶解，形成许多不规则的腔隙，称初级骨髓腔。继之，成骨细胞贴于残留的软骨基质表面，形成骨质，构成了原始骨小梁。以后，原始骨小梁又被破骨细胞溶解而消失，初级骨髓腔逐渐融合成一个大腔（即骨髓腔），内含骨髓组织。与此同时，骨领外面的骨膜细胞不断以膜性成骨方式使骨干向两端推移并增粗。

4. 模型 4

出生前后，软骨两端出现次级骨化中心，其发生过程与初级骨化中心相似，在初级与次级骨化中心之间的软骨称为骺软骨。

5. 模型 5

骨已完全形成，骨骺软骨消失，在骨端残留的透明软骨为关节软骨。

（五）电镜照片

1. 成纤维细胞

此为透射电镜照片。照片右下侧为成纤维细胞的细胞核，核内电子密度低的常染色质比较多。细胞质内有丰富的粗面内质网、游离核糖体和高尔基复合体，这些结构在细胞突起中仍可见。细胞外丝状和点状结构分别为胶原原纤维的纵断、斜断和横断面。

2. 巨噬细胞

此为透射电镜照片。巨噬细胞的细胞核电子密度比较高。仔细观察该细胞细胞质内的许多大小不等的溶酶体和吞饮小泡。溶酶体呈现电子密度低的空泡状（初级）或电子密度较高的颗粒状（次级）。细胞表面轮廓极不规则，并有许多胞质突起。细胞外丝状和点状结构分别为胶原原纤维的纵断、斜断和横断面。

3. 浆细胞

此为透射电镜照片。浆细胞的细胞核染色质呈团块分布，造成电镜下电子密度高低相间出现。注意观察其细胞质内非常丰富的粗面内质网。细胞核右下侧胞质内电子密度低的区域中有高尔基复合体和中心体。

4. 肥大细胞

此为透射电镜照片。照片中央为电子密度高的细胞核。细胞质内有许多电子密度高低不一的分泌颗粒，颗粒大小不等，分布不均。细胞表面有一些细丝状胞质突起。

5. 胶原纤维和胶原原纤维

此为透射电镜照片。照片左侧中纵断面成束存在的为胶原纤维，其横断面中的其中每一根细丝状的结构即胶原原纤维。照片右侧为进一步放大的胶原原纤维纵断面，其 64nm 的周期性横纹清晰可见。

6. 软骨细胞

此为透射电镜照片。与成纤维细胞相比，软骨细胞的细胞质中粗面内质网较少，细胞突起也少而短。

【注意事项】

1. 巨噬细胞溶酶体丰富，可能过早自溶，导致在切片上难以找到。

2. 因疏松结缔组织铺片、肠系膜铺片和骨磨片厚薄不均，焦距不能统一，观察时多用细螺旋调焦。

3. 软骨切片因固定剂难以渗透，造成中央部位软骨细胞自溶严重，需注意区分。

【思考题】

1. 结缔组织有何共同的结构特点？

2. 疏松结缔组织的细胞有何结构特点和功能？

3. 三种纤维各有何结构特点？各需什么染色易于识别？为什么？

4. 软骨组织有何一般结构特点？如何识别透明软骨？

5. 骨组织有何结构特点？密质骨和松质骨在结构上有何异同？

6. 膜性成骨和软骨性成骨对骨的发生和骨的增长变粗有何意义？

（周劲松）

实验四　肌组织和神经组织
The Muscular and Nervous Tissue

【实验目的】

1. 掌握：三种肌组织的光镜结构特点；骨骼肌与心肌闰盘的超微结构；神经元和有髓神经纤维的结构特点并能在镜下识别。

2. 了解：平滑肌纤维结构特点；中枢神经系统胶质细胞结构特点。

【实验仪器与材料】

1. 多媒体电脑，肌组织和神经组织录像。

2. Motic 显微互动系统。

3. 切片、铺片和压片：舌切片，心脏切片，小肠切片，肠壁撕片，脊髓切片，坐骨神经切片，脊神经节切片和兔骨骼肌压片。

4. 透射电镜照片：骨骼肌，心肌，闰盘，尼氏体，化学性突触，神经纤维。

【实验内容与方法】

（一）观看录像

观看多媒体教学录像"肌组织"和"神经组织"。

（二）复习理论知识

复习骨骼肌、心肌、闰盘、神经元、神经胶质细胞、周围神经系统有髓神经纤维的主要形态结构，并提问大课所讲重要内容。

（三）标本观察

观察舌切片，心脏切片，小肠切片，肠壁撕片，脊髓切片，坐骨神经切片，脊神经节切片和兔骨骼肌压片。

1. 舌切片（示骨骼肌；猫 HE 19 号）

（1）肉眼：载玻片上有两块标本，长方形为纵断面，圆形为横断面。

（2）低倍：纵断面上肌纤维平行排列，呈长柱状；横断面呈不规则形或圆形。注意观察肌内膜和肌束膜。

（3）高倍：纵断面可见纤维较粗，胞质红染，核多，位于肌纤维周边，卵圆形。降低聚光器使视野变暗可更清楚地看出肌纤维上的横纹，色深者为暗带，浅者为明带。横断面骨骼肌圆形或不规则形，染成红色。其周边部有一至数个细胞核，注意与纤维细胞核区别（形状、染色、位置），胞浆中有许多红色小点，即肌原纤维横断面。

2. **心壁切片（示心肌；羊 HE 21 号）**

（1）肉眼：标本呈长形，染红色。

（2）低倍：纵断面上心肌纤维平行排列并分枝互连成网，网眼中有疏松结缔组织。

（3）高倍：纵断面见心肌纤维为短柱状并分支吻合。有横纹，但不如骨骼肌明显。细胞核呈卵圆形，位于纤维中央，可见双核。横断面纤维呈圆形或不规则形，胞核居中，核周胞质中有许多红色小点，为肌丝束断面。切片中偶见一些大细胞，为束细胞（蒲肯野纤维）。

3. **心壁切片（示闰盘；羊 铁苏木 22 号）**

（1）肉眼：标本呈长方形，染色紫红。

（2）低倍：找到纵切的心肌纤维。

（3）高倍：心肌纤维上有明暗相同的横纹。可见与横纹平行，但较粗，染色较深的线条即为闰盘。

4. **小肠切片（示平滑肌；猫 HE 20 号）**

（1）肉眼：不规则，染红色。

（2）低倍：可见肌纤维呈纵、横、斜断面，纤维间和层间有结缔组织。

（3）高倍：纵断面肌纤维长梭形，中央膨大，核呈卵圆形，居中，无横纹，无分枝。横断面肌纤维呈圆形或不规则形，大小不一，较粗的断面上有核。

5. **肠壁神经丛（猫 撕片 银染 52 号）**

（1）肉眼：黑色条纹为神经纤维与胞体，棕黄色背景为平滑肌与结缔组织。

（2）低倍：神经元胞体染为黑色，中央淡染区为核，多数有两个以上突起，亦可见双极及假单极神经元，胞体间有成束的无髓神经纤维。

6. **脊髓切片（猫 HE 28 号）**

（1）肉眼：卵圆形，中央染色深，呈"H"形，为灰质，其宽而短者为前角，细长者为后角。周围为白质，着色较浅。

（2）低倍：先找见中央管及其周围的灰质，然后区别前后角。前角中有许多较大的细胞即前角运动神经元。白质由密集的小圆环构成，为有髓神经纤维的横断面。

（3）高倍：前角运动神经元胞体大，圆形或突起，核大染色浅呈泡状，核仁大而明显。胞质中有许多大小不一的蓝紫色块状或粒状物质，即嗜染质（尼氏体），后者也见于有些突起的起始部（树突）。试找寻轴丘。神经元间有许多胶质细胞及红色条索状无髓神经纤维。胶质细胞仅核可见，有以下三种。

1）星形胶质细胞核：呈卵圆形，染色质细粒状，染色浅，可见核仁。

2）少突胶质细胞核：较小，呈圆形，染色质粗，色深。

3）小胶质细胞核：最小，呈三角形或不规则形，染色最深。中央管由单层柱状的室管膜细胞围成。白质中含有髓神经纤维和胶质细胞，前者为横断面，空泡状，中央紫色点为轴突，周围空泡为髓鞘所在部位。

7. 坐骨神经切片（猫 HE 23 号）

（1）肉眼：标本分两块，长形者为纵断面，卵圆形者为横断面。

（2）低倍：纵断面上见有许多纵行条索，两边细而红者为神经膜，中间粗而色紫者为轴突，有些地方两侧神经膜向轴突方向内陷，形成郎氏结。横断面上有数个较大的圆形结构，为神经束；其外围以薄层致密结缔组织，为神经束膜；束与束之间及整个神经外周的疏松结缔组织为神经外膜。束内有密集的小圆环为神经纤维横断面，中央紫色小点为轴突。

（3）高倍：纵断面上，轴突为一紫红色条索，其两边淡红色网状结构为髓鞘，髓鞘表面的红色细线即神经膜，仔细找神经膜细胞核（根据与神经膜的位置关系）和郎氏结。横断面上，神经纤维中心的紫红色小点或灰蓝色区域为轴突，其外的空区或网状区为髓鞘部位，髓鞘外层的细圈为神经膜，神经膜之外有少量结缔组织为神经内膜。注意区分神经细胞核和神经内膜中的成纤维细胞核。

8. 脊神经节切片（人 HE 25 号）

（1）肉眼：标本呈椭圆形。

（2）低倍：脊神经节的外面包裹这一层染色深的致密（纤维性）结缔组织组成的被膜。被膜的结缔组织伸入节内，构成支架。同时被膜向后延续成为后根的外膜。神经节的结缔组织支架内有许多大小不等、圆形的脊神经节细胞聚集。节细胞为假单极神经元，依神经节的长轴成行排列，行间有红染的神经纤维（由这些节细胞的突起所组成）。

（3）高倍

1）节细胞：圆形或椭圆形的细胞，大小不一。选择形态结构完整的节细胞观察，可见到节细胞呈圆形，较大，染色浅，核仁明显。胞质内含有许多嗜碱性的尼氏体，呈细小颗粒状，弥散分布。有的节细胞胞质内还含有脂褐素。

2）卫星细胞：紧靠节细胞的外面有一层扁平细胞围绕，构成一层被囊，故又称被囊细胞。其细胞核呈圆形，较小，着色较深。在被囊细胞外面，有薄层的结缔组织包绕。

3）神经纤维：节内的神经纤维大部分为有髓神经纤维，注意寻找施万细胞、髓鞘及轴突等结构。

9. 肌肉压片（示运动终板；兔 氯化金 27 号）

（1）肉眼：标本染为紫蓝色，外观不整齐。

（2）低倍：见有染为紫蓝或紫红色的骨骼肌纤维，横纹明显。染为黑色的为神经纤维，其末端分支、膨大，附着于肌纤维表面，构成运动终板。

（3）高倍：爪状分支的末端常见多数钮扣状膨大。

（四）电镜照片

1. 骨骼肌

此为骨骼肌纤维纵断面透射电镜照片。仔细观察明带、暗带、H 带、M 线和 Z 线的位置，以及肌节的结构。在明暗带交界处有深入的横小管横断面以及两侧的终池构成的三联体。大量的线粒体和丰富的糖原颗粒清晰可见。

2. 心肌

此为心肌纤维纵断面透射电镜照片。仔细观察明带、暗带和 H 带以及 M 线和 Z 线的位置，可见其与骨骼肌纤维比较时并不明显，但线粒体丰富。心肌纤维之间由左上到右下电子密度稍高的丝状结构为闰盘。

3. 闰盘

此为透射电镜照片。照片中由右上到左下电子密度高的丝状结构为闰盘。可见闰盘位于相邻心肌纤维之间，呈明显的阶梯状，横面上有明显的桥粒和中间连接，但该照片纵面上的缝隙连接不明显。仔细观察心肌纤维的肌浆，可见大量线粒体。

4. 尼氏体

此为神经元透射电镜照片。照片右上侧是电子密度低的细胞核，细胞核中电子密度高的圆形结构为核仁。仔细观察尼氏体，可见尼氏体中有大量的粗面内质网，并夹杂高尔基复合体和若干溶酶体。

5. 化学性突触

此为透射电镜照片。照片中央汇集的大量的电子密度高低不一的小泡即突触小泡，是突触前成分的特征性结构，注意辨认。在突触前成分中还可发现许多线粒体，但微管不清楚。突触前成分下缘有两处电子密度高的部位，此为增厚的突触前膜和相对应的突触厚膜，两者之间为突触间隙。突触后成分的线粒体也比较丰富。

6. 神经纤维

此为周围神经系统有髓和无髓神经纤维透射电镜照片。

（1）有髓神经纤维：在左侧的有髓神经纤维中，可见电子密度低的轴突。轴突内散在分布的点状结构是微管横断面。轴突周边是雪旺细胞反复缠绕轴突形成的髓鞘，呈若干层同心圆排列的"年轮"状。髓鞘右下侧可见电子密度低的雪旺细胞部分胞质以及和最外层基膜一起构成的神经膜。

（2）无髓神经纤维：在无髓神经纤维中，照片中央为巨大的雪旺细胞胞核。外围若干电子密度低的轴突陷入雪旺细胞表面的纵向凹陷内。雪旺细胞的细胞膜并不会反复缠绕轴突形成髓鞘，但神经膜仍可见。

【注意事项】

1. 并非所有的骨骼肌纵断面可清晰看到横纹。降低光亮度有利于观察。

2. 肠壁神经丛撕片厚度不均匀，焦距不能统一，观察时多用细螺旋调焦。

3. 因为是切片，在辨认脊髓神经胶质细胞时，以其细胞核颜色深浅为第一标准，大小和外形为第二标准，并注意区分小胶质细胞和血管内皮细胞。

4. 观察坐骨神经横断面时，雪旺细胞核和神经内膜结缔组织的细胞核不易区分。

【思考题】

1. 三种肌组织形态结构上有何异同？如何识别？

2. 与骨骼肌收缩功能相关的超微结构包括哪些？其功能意义如何？

3. 心肌纤维有哪些超微结构特点？

4. 神经组织有何结构特点与机能意义？镜下如何识别？

5. 神经元的分类和形态结构特点如何？如何区分树突和轴突？

6. 突触的结构和机能意义如何？

（周劲松）

实验五　人胚早期发育
The Early Development of Human Embryo

【实验目的】

1. 掌握：受精；植入；胚泡；二、三胚层的演变；三个胚层的分化。

2. 了解：羊膜腔；卵黄囊；尿囊和胎盘的演变。

【实验仪器与材料】

1. 多媒体电脑及人体发生 PPT 课件。

2. 装缸标本：50d、72d、四月、五月、六月和足月胎儿。

3. 模型：受精卵，卵裂，桑椹胚，滋养层，内细胞群，胚泡腔和极端滋养层，胚盘、羊膜腔、卵黄囊、体蒂、胚外体壁中胚层、胚外脏壁中胚层和胚外体腔。

【实验内容与方法】

（一）观看录像

观看英文多媒体教学录像"神秘的九个月"。

（二）复习理论知识

复习提问大课所讲重要内容。

（三）讲解发育过程

结合 PPT 课件和模型，重点讲解受精至第八周发育过程。

（四）观察标本及模型

1. 受精至胚泡形成（第一周）

观察受精卵、卵裂、桑椹胚和胚泡模型，在模型上指出滋养层、内细胞群、胚泡腔和极端滋养层。

2. 二胚层期（第二周）（观察模型）

重点观察内细胞群的演变，掌握上胚层（初级外胚层）、下胚层（初级内胚层）、卵黄囊及羊膜腔等结构的来源及演变过程。在模型上指出胚盘、羊膜腔、卵黄囊、体蒂、胚外体壁中胚层、胚外脏壁中胚层和胚外体腔。此时胚盘什么形状？由哪几个胚层组成？注意体蒂与胚盘的位置关系。

3. 三胚层期（第三周）（观察模型）

（1）三周初人胚：从外形可见羊膜、卵黄囊、体蒂及突入其内的尿囊。拿掉部分羊膜和卵黄囊后露出胚盘，观察胚盘背面观可见神经板、原结、原凹和原条，腹面观可见内胚层，胚体正中矢状断面可见外胚层的神经板、原结、原条、中胚层和脊索、内胚层。脊索的头端可见口咽膜。原条的尾侧可见泄殖腔膜。

（2）三周末人胚：此模型显示胚盘及体蒂。胚盘边缘保留部分羊膜和卵黄囊的壁。胚盘背面观可见神经褶、神经沟和尾端的原条。胚盘腹面观可见原肠。前肠和后肠都很短。胚体中部横断外胚层可见体表的外胚层、神经沟、神经褶；中胚层可见脊索两侧的体节、间介中胚层、体壁中胚层和脏壁中胚层；内胚层可见原始消化道上皮。

4. 体节期（第四周）（观察模型）

（1）四周初人胚：胚体呈圆柱状，神经沟两侧的神经褶已愈合形成神经管。此时，前、后神经孔未闭；可见体节，腹侧出现心膨大，中肠缩小。胚体正中矢状断面可见神经管、脊索、原始消化管、口咽膜、泄殖腔膜、尿囊及心脏。

（2）四周末人胚：前、后神经孔均闭合，卵黄囊变细，口凹周围出现三对鳃弓，体节明显（约 25 对），心膨大明显。

5. 胚胎完成期（第五至八周）（观察模型）

此期主要特征：胚体呈"C"字形，躯干变直，头部逐渐抬起，眼、耳、鼻、颜面逐渐形成，出现上、下肢芽，尾突渐不明显直至消失；脐带明显；心、肝隆起明显；头颈部渐分明；外生殖器已发生，但不能分辨性别。

6. 胎儿期（第九周至出生）（观察实体标本）

观察各月正常胎儿浸渍标本，注意胎儿外形、大小及所见器官的演变。观察多胎、联体、无脑儿、脊髓脊柱裂等常见畸形的浸渍标本。

7. 胎膜与胎盘（观察模型）

在模型上找出胎膜：羊膜、卵黄囊、尿囊、脐带、绒毛膜。观察足月胎盘的形态大小及构造。注意浸渍标本的羊膜、胎盘、脐带及胎儿之间的关系。

【注意事项】

1. 装缸标本来源有限，非常珍贵，需轻拿轻放，注意保护。

2. 72d 以前的人胚基本结构因体积小而不清晰。

【思考题】

1. 受精的基本条件和避孕的基本方法有哪些？

2. 试管婴儿的基本方法有哪些?

（周劲松）

实验六　蟾蜍坐骨神经－腓肠肌和坐骨神经－腓神经标本的制备

The Preparation of the Toad Sciatic Nerve – gastrocnemius Muscle and the Sciatic Nerve – peroneal Nerve Specimens

【实验目的】

1. 掌握：蟾蜍坐骨神经－腓肠肌和坐骨神经－腓神经标本的制备方法。

2. 了解：常用器械的使用方法以及 BL－420 生物信号采集与处理系统的基本功能。

【实验对象】

蟾蜍。

【实验仪器与材料】

1. 试剂：任氏液。

2. 器材：蛙类手术器械、培养皿等。

【实验内容与方法】

（一）坐骨神经－腓肠肌标本制备

1. 破坏脑和脊髓

取蟾蜍一只，用水冲净。左手握住蟾蜍，用食指压住其头部前端使头部前俯；右手持探针从枕骨大孔垂直刺入，有落空感时表明探针已进入枕骨大孔。然后向前刺入颅腔，左右搅动以捣毁脑组织；再将探针抽出至枕骨大孔位置，向后刺入椎管以捣毁脊髓。此时，如果蟾蜍的呼吸消失、四肢松软、形体对称，表明脑和脊髓已被完全破坏，否则应按上法再行捣毁。

2. 剪除躯干前部及内脏

在骶髂关节水平以上 0.5～1.0cm 处剪断脊柱。左手握住蟾蜍后肢，用大拇指压住尾骨，使蟾蜍的头、胸和腹部内脏自然下垂。右手持粗剪刀沿骶尾骨两侧剪开背部皮肤，再在耻骨联合前剪断腹侧软组织（注意勿损伤坐骨神经），留下两后肢、脊柱及由其发出的坐骨神经。

3. 剥皮

用左手大拇指和食指捏住脊柱断端（注意不要捏住神经或压迫神经），右手捏住其上的皮肤边缘，剥掉全部后肢皮肤。然后将标本浸泡于任氏液中备用。将双手及用过的剪子、镊子等全部手术器械清洗干净，再进行后续步骤。

4. 分离两腿

左手捏住脊柱并将标本提起，将背面向上，使尾骨上翘。然后从尾骨尖开始，用粗剪刀紧靠尾骨两侧游离尾骨并将其剪断（注意勿损伤坐骨神经）。用剪刀沿中线将脊柱分为两半，再从耻骨联合中央剪开，如此两后肢就完全分离。最后将两后肢浸泡于任氏液中备用。

5. 游离坐骨神经

取一条蟾蜍后肢，将其小腿背面向上、脊柱腹面向上，用剖钉从两端将标本固定于蛙板上。蛙腿下垫浸有任氏液的玻璃板。用玻璃针游离脊柱旁的坐骨神经主干，并于近中枢端穿线结扎。辨认坐骨神经沟（股二头肌与半膜肌之间的裂隙）的位置，并牵拉使其尽量成一条直线；剪断位于坐骨神经沟上的梨状肌及其附近的结缔组织，再循坐骨神经沟找出坐骨神经之大腿部分，用玻璃针小心分离，然后从脊柱根部将坐骨神经剪断；手持神经结扎线将神经轻轻提起，剪断坐骨神经主干以外的所有分支，并将神经主干一直游离至膝关节为止。

6. 制备坐骨神经－小腿标本

将游离的坐骨神经搭于腓肠肌上，在膝关节周围剪断并剥离全部大腿肌肉，用粗剪刀将股骨刮干净，然后在股骨中部剪断，保留的部分就是坐骨神经－小腿标本。

7. 制备坐骨神经－腓肠肌标本

在上述坐骨神经－小腿标本的腓肠肌的跟腱端穿线结扎，然后从结扎线的外侧剪断该肌腱。游离腓肠肌至膝关节处，然后沿膝关节将小腿其余部分剪掉。这样就制成一个带有股骨残端的坐骨神经－腓肠肌标本。随即将标本置于盛有洁净任氏液的培养皿中备用。用锌铜弓检查标本的兴奋性，用沾有任氏液的锌铜弓快速接触坐骨神经，如腓肠肌发生明显而快速的收缩，说明标本的兴奋性良好。将标本在任氏液中浸泡 5～10min，使标本的兴奋性稳定后再用于实验。

（二）坐骨神经－腓神经标本制备

标本制作前五步同坐骨神经－腓肠肌标本的制备。然后当把坐骨神经游离至膝关节后，在腓肠肌一侧继续分离腓神经至足趾，用线结扎，并在结扎线远端剪断。将制备好的坐骨神经－腓神经标本浸入盛有任氏液的培养皿内备用。

【注意事项】

1. 在整个实验过程中，避免用手或金属器械触碰坐骨神经、腓肠肌和腓神经，也避免用力牵拉。

2. 经常给标本上滴加任氏液，使标本始终保持湿润。

【思考题】

1. 机能实验研究的主要内容是什么？

2. 实验动物保护和处理的基本原则是什么？

（胡　浩）

实验七　乙酰胆碱的剂量和效应关系
The Dose – response Relationship of Acetylcholine

【实验目的】

1. 掌握：胆碱受体激动药（ACh）亲和指数（pD_2）和内在活性（E_{max}）的测定和计算方法；两栖类动物离体器官实验的方法及条件。

2. 了解：药物量效关系的理论与 pD_2 值的实际意义。

【实验原理】

激动剂（药物或递质）与相应的受体结合后可引起一系列的生理或药理效应（如收缩）。剂量越大，效应越强。剂量和效应之间存在着一定的数学关系。

乙酰胆碱激动蟾蜍腹直肌上的 N_2 受体，引起收缩，并表现出一定的量效关系。乙酰胆碱用克分子浓度（摩尔浓度）表示，按质量作用定律，量效关系呈直方双曲线，符合 Clark 方程式线形关系。用 Scott 比值法可将 Clark 方程式推导为直线公式，再通过直线回归运算可得到解离常数（K_D）和最大效应（E_{max}）。

pD_2 是衡量激动剂亲和力的参数，用产生 50% 的最大效应或 50% 受体被结合时游离激动剂克分子浓度的负对数来表示（$pD_2 = -\log K_D$）。受体阻断剂与激动剂竞争结合受体，使激动剂的剂量－效应曲线右移，这种竞争性拮抗现象仍然符合 Clark 受体占领学说，可以用 Scott 比值法的直线回归运算。

pA_2 是衡量阻断剂亲和力的指标，是指能使激动剂的浓度提高到二倍时产生原来的效应所需阻断剂的克分子浓度的负对数，可定量比较不同阻断剂对同一受体的亲和力大小或与激动剂的竞争性拮抗能力。

【实验对象】

蟾蜍。

【实验仪器与材料】

1. 试剂和药品：$3 \times 10^{-7} \sim 3 \times 10^{-2}$ mol/L ACh，任氏液。

2. 器材：恒温平滑肌标本槽，张力换能器，手术器械，注射器，量筒，BL-420 生理信号采集与处理系统。

【实验内容与方法】

1. 标本制作

取蟾蜍一只，用探针破坏其脑和脊髓后，背位固定于蛙板上，剪开腹部皮肤，暴露腹直肌。在耻骨端及胸骨端各以丝线结扎，并自腹白线将两片腹直肌分离。将剪下的肌条标本一端固定于"L"型钩上浸入含 60ml 任氏液的标本槽中，并向营养液中通入空气（每秒 3~5 个气泡）；另一端连于张力换能器上与 BL-420 生理信号采集与处理系统连接。启动软件后开始记录腹直肌收缩张力曲线。实验前调整肌肉前负荷张力为 2~3g，稳定 10min 后记录正常收缩活动。

2. 给药方案

（1）用微量注射器或微量进样器向组织浴槽内按浓度从小到大加入 ACh 溶液，ACh 以累加浓度（mol/L）递增。当每个浓度引起的腹直肌收缩反应达到最大时（3~5min），立即累加下一个浓度，直到出现最大反应（即浓度增加，收缩反应不再增加）。最后测量收缩幅度。

（2）同一标本可进行重复试验。可在前一次试验结束后用任氏液冲洗标本 3~5 次，使肌肉张力恢复到实验前水平，再次稳定 10min 后，再向浴槽内累加上述浓度的 ACh 溶液，直到达到最大反应（表 2-1）。

3. 受体激动药（ACh）亲和指数（pD_2）和内在活性（E_{max}）的计算方法

根据浴槽内一系列累加 ACh 克分子浓度及其相应的效应（腹直肌收缩力），用 Scott 比值法进行激动剂 K_D 值和 E_{max} 的计算。进一步计算出 pD_2。

表 2-1 给药方案、药物在浴槽内克分子浓度及效应的记录

ACh (mol/L)	3×10^{-7}		3×10^{-6}		3×10^{-5}		3×10^{-4}		3×10^{-3}		3×10^{-2}	
加药容量 (ml)	0.2	0.4	0.14	0.4	0.14	0.4	0.14	0.4	0.14	0.4	0.14	0.4
浴槽内 浓度 (mol/L)	10^{-9}	3×10^{-9}	10^{-8}	3×10^{-8}	10^{-7}	3×10^{-7}	10^{-6}	3×10^{-6}	10^{-5}	3×10^{-5}	10^{-4}	3×10^{-4}
收缩力 (g)												

【注意事项】

1. 组织标本制备应轻巧，避免牵拉、压迫。

2. 实验中注意浴槽内不断给予气体，以免组织缺氧；有条件者可给予 95% 的 O_2 和 5% 的 CO_2。

3. 待组织收缩反应平衡后再开始实验。

4. 实验中以累加方式给药，每次给药后不冲洗标本。

【思考题】

1. 何谓量效曲线？绘制药物的量效曲线有何意义？

2. 何谓 pD_2、pA_2？测定 pD_2、pA_2 有何意义？

3. 离体器官实验条件有哪些？

附：pD_2 计算方法

药物与受体的亲和力符合 Clark 的受体占领学说，其测定可采取各种量效关系的直线化方法。

pD_2 值的计算：pD_2 值表示激动剂产生 50% 最大效应（50%）时的受体被占领所需激动剂的克分子浓度的负对数。是衡量激动药亲和力的参数。

受体只有与药物结合才能被激活并产生效应，而效应的强度与被占领受体的数量成正比，药物与受体的相互作用是可逆的；被占领的受体数目增多时，药物效应增强，当全部受体被占领时，出现最大效应（E_{max}）。

$$[D] + [R] \underset{k_2}{\overset{k_1}{\rightleftharpoons}} [DR] \longrightarrow E, \qquad K_D = k_2/k_1 = [D][R] / [DR]$$

K_D：解离常数；由于 $[RT] = [R] + [DR]$（RT：代表受体总数）

$[DR] / [RT] = [D] / (K_D + [D])$；因为只有 DR 是有效的，

$$E/E_{max} = [DR] / [RT] = [D] / (K_D + [D])$$

$$E_{max}/E = (K_D + [D]) / [D]$$

除以 E_{max}：$1/E = K_D/E_{max} [D] + 1/E_{max}$

乘以 $[D]$：$[D]/E = K_D/E_{max} + 1/E_{max} \cdot [D]$

以 $[D]$ 为 X，$[D]/E$ 为 Y，上式可视为直线方程 $Y = a + bX$ 的形式，在计算器上进行直线回归，求出回归线的截距 a 和斜率 b，进而求出 K_D 和 E_{max}。

$$a = K_D/E_{max}, \quad b = 1/E_{max} \qquad E_{max} = 1/b \qquad K_D = a/b$$

$$pD_2 = -\log K_D$$

（胡 浩）

第三章

运动系统

实验一 躯干骨和四肢骨
The Bones of the Trunk and Limbs

【实验目的】

1. 掌握：骨的形态、分类和构造；脊柱的组成、分部和功能；椎骨的一般形态结构，各部椎骨的主要形态结构特征；胸骨的基本形态结构和分部，胸骨角的定义和意义；肋的形态和分部，肋弓和剑突的位置；躯干骨重要的骨性标志（第七颈椎棘突，胸骨角，剑突，骶岬，骶角）。上肢骨的位置及其邻接关系；肩胛骨、锁骨、肱骨、桡、尺骨的位置、形态及主要结构；腕骨的名称及排列顺序；上肢骨重要的骨性标志（肩峰，喙突，肩胛下角，肱骨内、外上髁，尺骨鹰嘴，桡骨头，桡骨茎突，尺骨茎突）；下肢骨的组成、名称和位置及其邻接关系；髋骨、股骨、髌骨、胫骨、腓骨的位置、形态、组成及各部的主要结构；跗骨的名称、排列及邻接关系；下肢骨重要的骨性标志（髂嵴，髂结节，髂前上棘，髂后上棘，耻骨结节，坐骨结节，股骨大转子，股骨内、外上髁，收肌结节，腓骨头，胫骨粗隆，内、外踝，跟骨结节，第五跖骨粗隆）。

2. 了解：骨的化学成分和物理性质；骨发育过程中如何增长和增粗；手骨的分部和各骨的形态、结构；足骨的分部、形态、结构和位置；人体骨骼的常见变异和畸形。

【实验仪器与材料】

1. 多媒体电脑及课件，挂图。

2. 人体整体骨架标本。

3. 骨总论骨板（包括四种形态的骨及其剖面）：示骨的形态和构造（骨松质、骨密质、骨髓腔和骺线等）。

4. 煅烧骨和脱钙骨标本：示骨的化学成分和物理性质。

5. 新鲜猪股骨带股骨头及颈冠状切面标本：示骨膜、关节软骨、骨密质、骨松质、骨髓与骨髓腔、骺软骨等。

6. 分离的躯干骨和附肢骨标本。

7. 骨 X 线光片：示骨密质、骨松质、骨髓腔、骺软骨（生长板）和骺线等。

【实验内容与方法】

（一）人体骨概述

利用多媒体课件及挂图概述人体骨的分类、基本形态和结构。

（二）举例引导

以"胸椎骨"标本为例，引导学生首先参照整体骨架正确手持椎骨，然后应用解剖学标准姿势和方位术语，观察辨识椎骨的形态结构。

（三）示教骨总论标本

（1）在人体整体骨架标本上辨认长骨、短骨、扁骨和不规则骨，注意这 4 类骨的基本形态、骨架中的位置及功能。

（2）应用骨总论骨板，在锯开的长骨上观察和辨识骨密质、骨松质、骨小梁和骺线等结构。骨密质为骨干处坚硬致密的骨质部分，多围成骨髓腔。在骨骺处的剖面上可见内部呈海绵状的骨松质及其周围覆盖的薄层骨密质。仔细观察可见骨松质往往按一定的方向排列成骨小梁。骨松质正是由相互交织（沿应力方向和张力方向）的骨小梁组成的。在骨干和骨骺交界处，辨识骺软骨骨化后遗留为骺线。

（3）在锯开的短骨、扁骨和不规则骨上，观察它们的基本构造，内部为大量的骨松质外围薄层的骨密质；在锯开的扁骨（颅盖骨的顶骨）上辨认外层和内层的骨密质，即外板和内板以及两层密质之间骨松质（板障）；上颌骨为不规则骨的含气骨，观察其内的腔（即上颌窦），并注意其开口。

（4）使用新鲜猪股骨标本观察骨的构造，用镊子剥开骨表面的部分骨膜，观察骨膜与骨面的关系。然后向骨的干骺端追踪，观察骨膜与关节面的关系。在锯开的骨髓腔处观察黄骨髓及贴于腔内表面的骨内膜。在锯开的近侧干骺端骨松质内观察骨松质及其网眼内的红骨髓。如有纵行剖开的幼年长骨，观察干骺端的骺软骨，理解骺软骨的生理意义以及与骺线的关系。

（5）观察锻烧骨和脱钙骨用手指触及锻烧骨和脱钙骨，可见锻烧骨脆而易碎，脱钙骨柔软有弹性，从而理解骨的化学成分（有机质、无机质）和物理性质。

（四）示教躯干骨标本（51 块）

躯干骨包括椎骨（24 块，其中颈椎 7 块，胸椎 12 块，腰椎 5 块）、骶骨（1 块）、尾骨（1 块）、胸骨（1 块）和肋骨（24 块）。

1. 椎骨

（1）椎骨的一般结构（取胸椎标本观察）

1）解剖方位确定：对人体及其器官形态结构的描叙通常依据解剖学标准姿势和方位术语。胸椎解剖学方位的确定依据是：大而短圆柱体的椎体居前，最后方的突起为棘突，其尖朝向后下。

2）一般结构观察：每一椎骨通常由椎体和椎弓两部分组成。椎体在前，呈短圆柱形，椎体的后面稍凹。椎弓连于在其后外，与椎体之间形成椎孔。椎弓与椎体相连接的部分短而细，为椎弓根。椎弓根上、下缘凹陷分别称为椎上切迹和椎下切迹，尤其是椎下切迹极为明显。椎弓后部分的板状结构称为椎弓板。左、右两侧的椎弓板在后正中线处融合向后下发出棘突。椎弓除单一的棘突外，椎弓根与椎弓板连接处发出成对的上、下关节突和横突。在整体脊柱标本上，或将几个连续的胸椎按正确位置关系依次相连，观察理解椎孔依次贯通形成的椎管，相邻椎管的上、下切迹共同围成的椎间孔，并观察上位椎骨的下关节突和下位椎骨的上关节突是如何接触的。

（2）各部椎骨的特点

1）颈椎：共 7 块，除第 1、2 及第 7 颈椎形态特殊外，其他颈椎具有共同特点：椎体较小；椎孔大且近似三角形；横突基部有一小孔名横突孔；棘突粗短而末端常有分叉。

2）特殊颈椎：①第 1 颈椎。又名寰椎，为一卵圆形的骨环，无椎体、棘突和关节突。由两侧块及两块之间的前、后弓构成。前弓短，后弓长。前弓后面的正中有齿突凹。后弓上面有横行的椎动脉沟。两侧块为两侧骨质肥厚的部分，上、下面各有一关节面。上关节面为凹的椭圆形，与枕骨枕髁相连结；下关节面为平的圆形，与第 2 颈椎上关节面相接。②第 2 颈椎。又名枢椎，椎体向上伸出齿突。其前有关节面，与寰椎齿突凹相关节。将寰椎和枢椎按照解剖学方位上下放置在一起，认真体会二者之间的连接。③第 7 颈椎。又名隆椎，棘突特长，末端不分叉。当向前屈颈时，可在活体上触摸到，常作为辨认椎骨序数及针灸取穴的骨性标志。

3）胸椎：共 12 块，其主要特点为椎体两侧的后上、下部有上、下肋凹，与肋头相关节，但第 1 胸椎和第 9 以下胸椎肋凹不典型。横突末端的前面也有肋凹，与肋结节相关节。棘突较长，斜向后下方。实习中将相邻的两块胸椎按照解剖学方位上下放置在一起，然后将一肋骨的后端与它们靠在一起，观察它们之间是如何进行连接的，并可见相邻棘突会互相掩盖，呈叠瓦状排列。

4）腰椎：共5块，椎体肥大，横断面为肾形。棘突为一宽短的板状，呈矢状位向后平伸。试比较腰椎与胸椎棘突间隙的区别。

5）骶骨：成人骶骨由5块骶椎融合而成。在观察过程中确定手中所持标本的解剖学方位：光滑略凹的面为其前面，较细的一端朝下。骶骨形似三角形，上宽下尖，前面光滑而凹陷，后面粗糙隆起。骶骨上端宽阔为骶骨底，其前缘中份向前突出为岬，是女性骨盆测量的重要标志。骶骨尖向下与尾骨相接。骶骨两侧缘的上部有耳状面与髂骨构成骶髂关节。骶骨前、后面可见4对骶前、后孔，向内通向骶管。骶管为骶骨内一纵贯管道，该管下端的三角形裂孔是骶管裂孔，孔下部两侧各有一向下的突起称为骶角，可在活体上触摸到，此为临床骶管麻醉的重要骨性标志。用镊子或探针认真体会骶前、后孔与骶管的关系。在湿体标本上，可见骶前、后孔有脊神经通过。

6）尾骨：呈三角形，上接骶骨尖。由3~4块尾椎融合而成。

2. 胸骨

通过整体骨架标本或触摸自体胸前正中部分观察或体会胸骨的位置。在实习过程中将胸骨放置于解剖学方位：即上宽下尖，前面略突。胸骨属于扁骨，自上而下分为胸骨柄、胸骨体和剑突三部分。胸骨柄的上缘正中的切迹为颈静脉切迹，在活体上可以触摸到。胸骨中部为胸骨体，呈长方形，其与胸骨柄相接处形成突向前方的横行隆起，称为胸骨角（能够在活体触摸到），其两侧接第2肋软骨，是确定肋序数的重要标志。剑突薄而狭长，形状不一，有的穿孔，有的末端分叉。在胸骨两侧缘自上而下可见与锁骨相连的锁切迹和与上7肋软骨相接的肋切迹。

3. 肋

共12对。每块肋由前部的肋软骨和后大部的肋骨组成，实验室见到游离的肋只是肋骨。除第1肋外，其余肋的结构大致相同。肋骨为细长呈弓形弯曲的扁骨，分前、后两端及中部的体三部分。前端扁平且较宽，借肋软骨与胸骨相连。体部扁平，有内侧、外侧两面及上、下两缘。在内侧面近下缘处有一浅沟称肋沟，肋间血管和神经沿此走行。后端为肋头，稍膨大，其上的肋头关节面与邻近两胸椎体肋凹及其间的椎间盘相接。肋头外侧稍细为肋颈。肋颈外侧的粗糙突起为肋结节，其上关节面与胸椎横突肋凹相接。

观察躯干骨形态结构后，引导同学们对照骨标本，在自己身上触摸躯干骨的主要骨性标志（颈静脉切迹，胸骨角，剑突，肋骨，隆椎棘突，腰椎棘突和骶角等），并理解它们的临床意义。

（五）示教上肢骨标本（32 块 ×2）

上肢骨包括：①上肢带骨。锁骨 1 块 ×2，肩胛骨 1 块 ×2。②自由上肢骨。肱骨 1 块 ×2，尺骨 1 块 ×2，桡骨 1 块 ×2，手骨（腕骨 8 块 ×2，掌骨 5 块 ×2，指骨 14 块 ×2）。

1. 上肢带骨

（1）锁骨：呈"～"形，有一体二端。内侧端粗大称胸骨端，外侧端扁平为肩峰端。体上面光滑，下面粗糙；体内侧 2/3 凸向前，外侧 1/3 凸向后。于整体骨架上观察锁骨内、外端分别与胸骨柄和肩峰的连接关系。在活体胸部与颈部交界处的前外侧部，通过皮肤可触摸到锁骨全长。

（2）肩胛骨：为呈三角形的扁骨。具有三角、三缘、二面。外侧角肥厚，其上朝向前外方的梨形浅窝为关节盂，与肱骨头相关节，并辨认其上、下的盂上结节和盂下结节；上、下角薄，均为锐角。在上缘近外侧角处辨认指状突起的喙突和肩胛切迹，内侧缘和外侧缘因毗邻关系分别又称脊柱缘和腋缘。肩胛骨的腹侧面（肋面，前面）与胸廓背面相对，为一大的浅窝，称肩胛下窝；背侧面（后面）有一横嵴，即肩胛冈，辨认背面的其他结构如冈上窝、冈下窝和肩峰。在完整骨架上可见上角平第 2 肋，下角平第 7 肋，它们都是计数肋骨重要的骨性标志。

2. 自由上肢骨

（1）肱骨：是较为典型的长骨，具有一体两端的基本结构。为了更好地学习和理解长骨各形态结构的解剖学方位，学习时首先要正确地手持肱骨，如上端的肱骨头为半球形朝向内上方，下端后面有较深的鹰嘴窝，此时也自然辨明了所持肱骨是哪一侧的。肱骨主要有二头（肱骨头、肱骨小头）、二颈（解剖颈、外科颈）、二结节（大结节、小结节）、二沟（桡神经沟、尺神经沟）、二髁（外上髁、内上髁）、二窝（冠状窝、鹰嘴窝）和一滑车（肱骨滑车）。重点查看上端肱骨头周缘的浅沟（即解剖颈），上端与体交界处稍细的外科颈，肱骨头外侧和前方的大、小结节；肱骨体中部外侧粗糙的三角肌粗隆，中部后面由内上斜向外下的浅沟（即桡神经沟）；下端外侧半球形的肱骨小头和内侧滑车状的肱骨滑车，下端两侧的突起（即内上髁和外上髁），内上髁后面有纵行尺神经沟，下端前面内侧较大的冠突窝和外侧较小的桡窝，下端后面有较大的鹰嘴窝。理解肱骨外科颈、桡神经沟和尺神经沟经过的结构及骨折后可能产生的临床症状。

（2）桡骨：上端细小，下端粗大。上端为桡骨头，观察其上面与肱骨小头相关节的关节凹和与尺骨桡骨切迹相关节的环状关节面，头下方缩细的部分为桡骨颈，颈下部的内下侧的突起呈为桡骨粗隆；桡骨体呈三菱柱形，内侧缘薄锐称为骨间缘，与尺骨同名结构相对。辨认桡骨下端下面与腕骨相接的腕关节面，下端外侧向下突出的桡骨茎突和内侧面与尺骨小头相接的尺切迹。

（3）尺骨：上端粗大，下端细小。在上端辨认鹰嘴、滑车切迹和冠突。观察滑车切迹与肱骨滑车的关系。在冠突的外侧面上寻认桡切迹，并观察其与桡骨头的关系。在下端，观察尺骨头和茎突。

（4）腕骨、掌骨和指骨：取人体骨架标本或手骨串连标本，查看8块腕骨的形态和排列顺序。腕骨8块排成两列，近侧列由桡侧向尺侧为手舟骨、月骨、三角骨和豌豆骨（舟月三角豆），远侧列是大多角骨、小多角骨、头状骨和钩骨（大小多角头状钩）；在掌面8块腕骨间连结形成腕骨沟。掌骨共5块，注意各骨的邻接关系与命名。指骨共14块，注意它们在每个指中的分布与命名。掌骨和指骨均为典型长骨，底朝向近侧，头或滑车伸向远侧。辨认掌骨头、体、底的形态特征和指骨底、体、滑车的形态特征。掌骨由桡侧至尺侧依次为第1～5掌骨。指骨除拇指只有两节外，其余4指均有三节，它们的命名由近端向远端依次称为近节指骨、中节指骨和远节指骨。

观察上肢骨结束后，对照整体人体骨架标本，在活体摸辨下述结构：①锁骨。沿胸锁关节向外侧触摸，可触及锁骨全长和肩胛骨的肩峰。②肩胛冈。在胸背上部，自肩峰向后内可触及肩胛冈的全长。③肱骨内、外上髁。屈肘时，肘部两侧的最突出点。④尺骨鹰嘴和茎突。屈肘时，肘部后面的突出部为鹰嘴，沿后者向下可依次触及尺骨体、尺骨头和茎突。⑤桡骨的茎突。位于"鼻烟窝"近侧部的深面，桡动脉经行其前面。

（六）示教下肢骨标本（32块×2）

下肢骨包括：①下肢带骨。髋骨1块×2（由髂骨、坐骨、耻骨组成）。②自由下肢骨。股骨1块×2，髌骨1块×2，胫骨1块×2，腓骨1块×2，足骨（跗骨7块×2，跖骨5块×2，趾骨14块×2）。

1. 下肢带骨（髋骨）

根据髋臼和闭孔的位置，判定髋骨的侧别和方位。髋骨有两个面，外侧面的中央有一深窝称为髋臼，在其内查看髂骨、坐骨和耻骨三部分融合后的痕迹，分清三部分的位置关系。髋骨的上部宽而扁平。

（1）髂骨：构成髋骨上部，分为下部肥厚的髂骨体和上部扁阔的髂骨翼。辨认髂骨翼上缘弓形肥厚的髂嵴及其前、后端突起的髂前上棘和髂后上棘。在髂前上棘后方 5~7cm 处，髂嵴外唇向外突起形成髂结节。髂前上棘和髂后上棘下方分别有髂前下棘和髂后下棘，髂后下棘下方有深陷的坐骨大切迹。髂骨翼内面的浅窝即为髂窝，其下界圆钝的骨嵴为弓状线；髂骨翼外面为臀面；髂骨翼后下方有粗糙的耳状面。

（2）坐骨：位居髋骨后下部，分一体一支。查看坐骨体后缘的棘状突起（即坐骨棘）及其上、下方的坐骨大切迹和坐骨小切迹，坐骨体与坐骨支移行处粗糙的坐骨结节。

（3）耻骨：构成髋骨前下部，分一体和上、下两支。辨认髂骨体与耻骨体结合处的髂耻隆起，耻骨上支的耻骨梳及其内侧的耻骨结节和耻骨嵴，耻骨下支和耻骨联合面，注意耻骨梳与弓状线的关系。

2. 自由下肢骨

（1）股骨：是典型的长骨，分一体两端。股骨头朝向上内后方，体微突向前，下端的髁间窝朝后，依此确定解剖学方位和左、右侧。在游离股骨上，辨认股骨头及头部中央稍下方的股骨头凹，头朝下外侧狭细的股骨颈，颈与体连接处外上方的大转子和内下方的小转子，大、小转子之间前面的转子间线和后面的转子间嵴；体后面的粗线，以及粗线上外延续的臀肌粗隆；下端向后突起的内侧髁和外侧髁及其间的髁间窝；下端两侧的最突出处即为内上髁和外上髁，内上髁上方有收肌结节。

（2）髌骨：为肌腱内的籽骨，上宽下尖；前面粗糙，后面光滑有关节面，且内侧关节面较大。

（3）胫骨：上端膨大，下端较小。在胫骨上端查看内、外侧髁，髁间隆起，胫骨粗隆，注意胫骨的内、外侧髁与股骨内、外侧髁的连接关系。体的前缘锐利，内侧面直接位于皮下，外侧缘为骨间嵴。寻认下端内侧的内踝（下端内侧向下的突起）、下面的关节面和外侧面的腓切迹。

（4）腓骨：位居胫骨外侧。观察上端的腓骨头、腓骨颈和腓骨头的关节面。体的内侧缘为骨间嵴。腓骨下端整体略呈三角形称外踝，其内侧面为外踝关节面。

（5）跗骨：7 块跗骨排成三列，后列上方是距骨，下方为跟骨；中列为足舟骨；前列由内向外依次为内侧楔骨、中间楔骨、外侧楔骨和骰骨。距骨的上面为距骨滑车，与胫、腓骨下端相关节。跟骨后部粗糙隆起称为跟结节。

（6）跗骨和趾骨：均属长骨，底朝向近侧，跖骨头和趾骨滑车伸向远侧。

观察完下肢骨的形态结构后，对照整体人体骨架标本，在活体上摸辨如下结构：①髂嵴。位于腹外侧壁下部。②髂前上棘。位于髂嵴的前端。③髂结节。位于髂前上棘后上方，从前方观察，是髂嵴的最外侧和最高骨点。④髂后上棘。距后正中线约4cm，平对第2腰椎棘突，其体表常有一浅凹所标志。⑤坐骨结节。屈髋时，在臀的下方易于触及。⑥耻骨结节。在耻骨联合上缘中点外侧约2.5cm触摸。⑦大转子。髋关节微屈，在髂前上棘与坐骨结节连线的中点附近触摸。⑧股骨内、外侧髁和胫骨内、外侧髁。屈膝90°时髌骨的尖端适对股、胫两骨之间，触摸膝关节两侧，可触上方的股骨内、外侧髁，下方的胫骨的内、外侧髁。⑨髌骨。膝关节前方的骨性突起。⑩胫骨粗隆。位于髌骨的下方，胫骨前缘上端。⑪胫骨前缘。沿胫骨粗隆向下触摸，可触及其全长。⑫腓骨头。位于髌骨外下方。⑬内踝和外踝。分别在距小腿关节的两侧。

（七）学生自行观察标本

学生自行观察标本，教师指导答疑。

（八）小结

小结椎孔、椎管和椎间孔构成和通过的结构。

【注意事项】

1. 此次实习标本较多，实习时间少，实习时要抓紧时间。观察时应结合整体骨架理解躯干骨和四肢骨的位置和接连，观察时结合自身理解全身的重要骨性标志。

2. 观察时应注意骨的正确位置，掌握方位术语。

【思考题】

1. 什么是解剖学姿势？

2. 简述躯干骨的组成和各部椎骨形态特点。

3. 上、下肢骨的形态特点有何异同？

（张建水　王唯析）

实验二　颅　骨
The Skull（Cranium）

【实验目的】

1. 掌握：颅的位置、组成、分部和功能；脑颅与面颅诸骨的名称和位置；额、枕、颞、蝶、筛、上颌和下颌骨的形态结构；颅底内面三个颅窝的境界及重要结构；颅底的外面观形态结构；翼腭窝的位置与通连；眶的构成、形态及其通连；骨性鼻腔的构成、形态及其通连；骨性口腔的构成和形态；鼻旁窦的位置和开口部位；颞窝、颞下窝位置和通连；颅的重要体表标志（枕外隆突、乳突、颧弓、外耳门、眶缘、眉弓、眉间、下颌角、下颌骨髁突、颏隆凸和舌骨等）。

2. 了解：新生儿颅的特征及生后的变化。

【实验仪器与材料】

1. 多媒体电脑及课件，挂图。

2. 人体骨架标本。

3. 完整颅骨标本，水平切的整颅盖骨和整颅底，手摸的各分离颅骨标本。

4. 陈列室装缸的整颅（彩颅骨），水平切的整颅盖骨和整颅底，矢状切整颅，冠状切整颅（通过第三磨牙，示鼻旁窦）以及陈列的分离颅骨标本。

【实验内容与方法】

（一）颅骨概述

利用多媒体课件及挂图概述人体颅骨的分部及各脑颅和面颅大致位置和基本形态结构。

（二）举例引导

以"颞骨"标本为例，引导学生正确观察颅骨标本，重点观察标本的解剖学方位、解剖学标志及每块骨的主要特点。

（三）示教颅骨标本

颅骨多为不规则骨，不仅形态结构复杂，而且某些部位骨质薄而易碎，因此拿取或放下时，均要动作轻柔，尤其是两眶内侧壁和鼻的外侧壁，不得用手指插入眶或鼻腔内，否则将弄碎菲薄的骨板。观察分离颅骨时，需随时对比整颅观察，以利了解分离颅骨及其重要结构在整体颅上的位置。因颅骨形态结构及位置关系极为复杂，在实习时一定要将实物标本与教科书、图谱插图结合观察，以帮助辨认各骨的解剖位置和寻找一些重要结构。学习中，既要辨认学习各颅骨的形态结构，还要注重颅骨的整体形态和多个颅骨形成的局部结构（如眶、骨性鼻腔，硬腭等），也需注意观察颅底上面和下面的孔裂道以及它们各自的通连和通过的结构。

颅骨共 23 块（不包括 6 块听小骨），分为脑颅骨和面颅骨两部分。①脑颅骨（8 块）：成对的有顶骨和颞骨。不成对的有额骨、枕骨、筛骨和蝶骨。②面颅骨（15 块）：成对的有鼻骨、泪骨、下颌骨、颧骨、额骨和下鼻甲。不成对的有犁骨、上颌骨和舌骨。

1. 分离颅骨

（1）观察各颅骨的位置：在完整的分离颅骨标本上，观察脑颅骨和面颅骨的位置关系，以及各颅骨在整颅中的大致位置。额骨位于颅的前上部；枕骨居后下方，呈瓢状，前下部为枕骨大孔；顶骨为四边形的扁骨，参与颅顶的组成；蝶骨位于颅底中前部，形似展翅飞翔的蝴蝶；筛骨居鼻腔、眼眶与颅前窝之间；颞骨为成对的不规则骨，参与构成颅腔侧壁和颅底中部；下颌骨居面部下部，可活动；颧骨位于眶的外下；舌骨位于颈部，喉的上方；犁骨构成骨性鼻中隔的后下份；上颌骨形成颜面的中央部；鼻骨为长条形小骨片，形成鼻背；泪骨居眼眶内侧壁前份，为呈方形的小骨片；下鼻甲居鼻腔外侧壁下份，为卷曲的骨片。

（2）分离颅骨上的主要结构

1）额骨：分三部。竖立部为额鳞，下部眉弓及眉间的深面有额窦；水平部两侧后伸构成眶上壁的薄骨板是眶部；两眶之间为鼻部。

2）枕骨：整体呈瓢状，借前下部的枕骨大孔分为四部。辨认其上的枕外隆凸、上项线、枕内隆凸、横窦沟、乙状窦沟、颈静脉切迹、斜坡、舌下神经管和枕髁等结构，并注意枕髁关节面形态及与寰椎的关联。

3）颞骨：以外耳门分为鳞部、岩部和鼓部三部。外耳门前上方呈鳞片状的为鳞部，其外面前下部有伸向前方的颧突；颧突根部下方的深窝即为下颌窝，其前方的突起为关节结节。在颅底呈三棱锥形伸向前内的是岩部，其前面近尖端处有三叉神经压迹，中央有弓状隆起及其外侧的鼓室盖；后面中央部有一小孔（即内耳门）向外通入内耳道；下面有颈动脉管外口，向上通颈动脉管，可用细铁丝探查颈动脉管的走行及开口于岩部尖端的颈动脉管内口；颈动脉管外口后方的深窝是颈静脉窝，下面后外侧的细长骨突为茎突；外耳门后方肥厚的突起是乳突，内有乳突小房；茎突根部外后方的孔为茎乳孔。从前、下、后面围绕外耳道的弯曲骨片为鼓部。

4）蝶骨：居颅底中央，形似展翅飞翔的蝴蝶，由大翼、小翼、体和翼突构成。中间立方形的骨块为体，内含蝶窦，上面呈马鞍状称蝶鞍，中央的凹陷为垂体窝；由体的两侧发出向外上扩展的是大翼，其根部由前内向后外依次有圆孔、卵圆孔和棘孔；由体的前上部发出小翼，小翼与体交界处有视神经管，小翼与大翼间的裂隙为眶上裂。翼突从体与大翼相连处向下伸出，由内、外侧板构成。辨认翼窝和翼管。

5）筛骨：呈"巾"字形，可分三部分。筛板为多孔的水平骨板，其前份正中有向上伸的鸡冠；自筛板中线下垂的是垂直板，构成鼻中隔上部；垂直板两侧为筛骨迷路，内有筛窦，内侧壁有两个卷曲的小骨片称为上、中鼻甲，外侧壁参与构成眶的内侧壁称眶板，骨质极薄。

6）顶骨：为外隆内凹的四边形扁骨。

7）下颌骨：单一，呈马蹄形，分一体二支。体上缘构成牙槽弓，体外侧正中有颏隆凸，前外侧面有颏孔，体内面正中有两对小棘称颏棘。下颌支为向后方上耸的方形骨板，内面有下颌孔，向前下通下颌管；支的上缘有两个突起，即前方的冠突和后方的髁突，辨认髁突的下颌头和下颌颈；下颌支后缘与下颌底相交处为下颌角，观察下颌角内、外面的翼肌粗隆和咬肌粗隆。

8）上颌骨：具有一体四突。体有前面、眶面、鼻面和颞下面四个面，内含上颌窦，其开口上颌窦裂孔开口于鼻面后份；额突伸向上方，颧突伸向外侧，牙槽突伸向下方且容纳牙根，腭突水平伸向内侧，组成骨腭前 2/3。

9）舌骨：分中间的体和向后延伸的大角，向上短突的小角。

10）犁骨：为斜方形小骨，构成骨性鼻中隔的后下份。

11）腭骨和颧骨：腭骨分水平板和垂直板两部；颧骨呈菱形，是面颊的骨性突起。

12）鼻骨、泪骨和下鼻甲：鼻骨为长条形小骨片，上窄下宽；泪骨为方形小骨片，位于眶内侧壁前份上颌骨与筛骨迷路之间；下鼻甲为薄而卷曲的小骨片。

2. 颅的整体观

（1）颅底内面观：重点观察学习颅底内面颅前、中、后窝的构成及其孔裂。

1）颅前窝：位置较高，由额骨眶板、筛骨筛板和蝶骨小翼构成。前部中线上可见鸡冠、盲孔和额嵴。筛板有许多筛孔，下通鼻腔。

2）颅中窝：中间部狭窄而高，两侧部宽阔而低洼，由蝶骨体上面、蝶骨大翼和锥形的颞骨岩部等构成。中间部（即蝶骨体上面）形如马鞍，名蝶鞍，其中央凹陷为垂体窝，窝前为交叉前沟，此沟两侧向前外侧连通蝶骨小翼根部的视神经管，该管通眶，通过视神经和眼动脉；蝶鞍两侧各有一浅沟，称颈动脉沟，沟的后端有破裂孔。蝶骨大、小翼之间是眶上裂，大翼根部从前内向后外依次为圆孔、卵圆孔和棘孔；颞骨岩部前面中部上有弓状隆起及骨质较薄的鼓室盖，尖端有三叉神经压迹。

3）颅后窝：大而低，主要由枕骨和颞骨岩部后面构成。中部是**枕骨大孔**，其前方的斜面称斜坡，孔前外侧缘有舌下神经管内口；枕骨与颞骨岩部之间的岩枕裂内不规则腔隙为颈静脉孔，经乙状窦沟与横窦沟相续。颞骨岩部后面的小孔即为内耳门。

（2）颅底外面观：颅底外面高低不平，孔裂甚多，相互间位置关系复杂，可通过两侧关节结节作连线将其分为前、后两区。在前区内可见上颌骨的牙槽弓和骨腭，于骨腭上寻认上颌骨腭突与腭骨水平板、腭中缝、切牙孔及其通连的切牙管；在骨腭后缘两侧辨认腭大孔；于骨腭后方查看长方形的左、右鼻后孔，查看翼突内、外侧板及其之间翼窝；在翼突外侧能见到卵圆孔和棘孔，但找不到圆孔，可用铁丝探查圆孔通向何处。在后区内辨认枕骨大孔及其两侧的枕髁、舌下神经管外口和髁管开口；于枕髁前、外侧辨认破裂孔、颈静脉孔、颈动脉管外口、茎突、乳突、茎乳孔和下颌窝。

（3）颅侧面观：以颧弓为界分为上方的颞窝和下方的颞下窝。在颧弓上方，查看翼点（额、顶、颞、蝶骨交界处的"H"形骨缝）的位置及此处骨质的厚度和内面的沟。翼点即人们常讲的"太阳穴"，此处受暴力打击易骨折，从而损伤血管导致硬膜外血肿。

1）颞下窝：从置有下颌骨的颅骨侧面观察，此窝为一不规则间隙，容纳咀嚼肌和血管神经等。前壁为上颌体和颧骨；内侧壁为翼突外侧板；外侧壁为下颌支；下壁与后壁空缺。此窝向上经颧弓深面与颞窝通连；向上借卵圆孔和棘孔与颅中窝相通；向前借眶下裂通眶；向内侧借上颌骨与蝶骨翼突之间的翼上颌裂通翼腭窝。

2）翼腭窝：为上颌体后面、蝶骨翼突和腭骨垂直板之间的狭窄间隙，深藏于颞下窝内侧，内有神经、血管经过。此窝向外通颞下窝；向前借眶下裂通眶；向内借腭骨与蝶骨围成的蝶腭孔通鼻腔；向后借圆孔通颅中窝，借翼管通颅底外面；向下经翼腭管、腭大、小孔通口腔。

（4）颅前面观

1）额区：查看额结节、眉弓和眉间。

2）眶：搞清参与构成眶的骨性结构，重点观察眶的上、下、内侧和外侧四壁及眶底、眶尖的结构。在眶底的眶上、下缘附近辨认眶上孔或眶上切迹及眶下孔；在眶尖处辨认伸向后内侧的视神经管，并用细铁丝探查其交通；在眶上壁前外侧份辨认泪腺窝；在内侧壁前下份辨认泪囊窝，探查其经鼻泪管向下与鼻腔的交通；在下壁，观察眶下沟、眶下管及其与眶下孔的交通；在眶外侧壁与眶上、下壁交界处辨认裂隙状的眶上、下裂，用细铁丝探查其交通。

3）骨性鼻腔：在整颅正中矢状切面上，观察骨性鼻腔的外侧壁；查看上、中、下鼻甲及相应下方的上、中、下鼻道；观察鼻旁窦的位置，即位于蝶骨体内的蝶窦、额骨内的额窦。在颅冠状切标本上，查看上颌骨内的上颌窦和筛骨迷路内的筛窦。辨认各鼻旁窦的开口位置，可借助软铁丝观察鼻旁窦与鼻道的开口关系。

4）骨性口腔：重点观察骨性口腔的上壁，即骨腭。

（5）颅顶面：在成人整颅标本上，观察额骨与顶骨间的冠状缝、两侧顶骨间的矢状缝和顶骨与枕骨间的人字缝。查看颅顶面突起的顶结节和颅后面外突的枕外隆凸，并结合新生儿颅进行对比观察。

（6）颅后面观：在成人整颅标本上，查看颅后面外突的枕外隆凸及向外伸延的上项线，并结合新生儿颅进行对比观察。

3. 新生儿颅

新生儿脑颅较大，面颅小，与成人形成鲜明对比；理解颅骨生后变化及临床意义。颅顶骨为膜化骨形成，新生儿颅顶各骨因未完全骨化，保留了前部膜性的前囟和后部的后囟，可用手触摸，体会囟的形成和理解其临床意义。在胎儿标本上还可观察到颅侧面前方的蝶囟和后方的乳突囟。

观察整颅完毕后，触摸颅骨的骨性体表标志：①颅后最突出部为枕外隆凸，此处骨质最厚，内有窦汇。②耳垂后方的乳突。内有蜂窝样的乳突小房。③眶上切迹。位于眶上缘内、中1/3交界处。④眶下孔。位于眶下缘中点下方约0.7cm处。⑤颏孔。位于下颌体的外面，下颌第二前磨牙根下方，下颌体上、下缘连线的中点，距正中线约2.5cm处。⑥颧弓。位于外耳门的前上方。⑦下颌角。在下颌支与体交界处。⑧髁突。将手指置于耳屏的前方，然后作张口、闭口动作，可触及其前、后滑动。⑨舌骨体。位于喉结的上方。

（四）学生自行观察标本

学生自行观察标本，教师指导答疑。

（五）小结

小结眶的组成及通连。

【注意事项】

1. 此次实习标本较多，实习时间少，实习时应抓紧时间。观察时应结合整副骨架理解颅骨的位置和接连。

2. 观察时应注意颅骨的正确位置，掌握颅的整体观。

【思考题】

1. 颅中窝和颅后窝各有哪些重要的孔、管、沟、裂？各通向何处？

2. 简述骨性鼻腔外侧壁的形态结构。

3. 四对鼻旁窦位于何处？开口何处？

（张建水　王唯析）

实验三　关节学
The Joints（Arthrology）

【实验目的】

1. 掌握：滑膜关节的基本结构和辅助结构；椎骨的连结；椎间盘的形态结构和功能意义；前、后纵韧带和黄韧带的位置、形态、附着与功能；椎骨关节突关节的基本结构及其在脊柱各部的特征；脊柱的整体观和运动；骨性胸廓的构成、形态和运动；颞下颌关节的构成和运动；胸锁关节、肩关节、肘关节、桡腕关节、拇指腕掌关节的构成、结构特点和运动；桡、尺骨连结；骶髂关节的形态结构；髋骨与骶骨之间的韧带连结；骨盆的构成，大、小骨盆的分界线，以及骨盆的性别差异；髋关节、膝关节和距小腿关节（踝关节）的构成、结构特点和功能。

2. 了解：骨连结的分类；直接连结的三种类型；滑膜关节的分类；滑膜关节的运动形式；横突间韧带、棘上韧带和棘间韧带的位置；寰枕关节和寰枢关节的构成和运动；肋与胸椎和胸骨的连结；各颅骨之间直接连结的概况；腕骨间关节、腕掌关节、掌指关节和指间关节的的构成和运动；耻骨联合的结构特点和功能意义；跗骨间关节、跗跖关节、距骨间关节、跖趾关节、趾间关节的形态、结构和功能；足弓的组成、功能和维持因素。

【实验仪器与材料】

1. 多媒体电脑及课件，挂图。

2. 整体骨架。

3. 骨连接标本：椎骨连结标本（经椎间盘水平切标本、切除椎体保留椎弓标本和部分椎体及椎间盘矢状切标本，示椎间盘、棘间韧带、棘上韧带，黄韧带、前纵韧带、后纵韧带）；寰枕关节和寰枢关节标本；整体胸廓标本，胸廓前壁的解剖标本（示胸锁关节和胸肋关节）；颞下颌、肩、肘、桡腕关节切开和未切开关节囊标本；完整骨盆带骨盆固有韧带标本，髋、膝、踝关节，以及小腿骨连接和足各连接切开和未切开关节囊标本。

【实验内容与方法】

（一）观看录像

观看多媒体教学录像"运动系统解剖（关节学）"。

（二）复习理论知识

以提问方式，复习有关理论课内容，重温关节学的定义、骨连接的分类、直接连接与间接连结的基本结构及区别，以及直接连接与间接连结在人体的分布及其临床意义。

（三）躯干骨连结概述

结合多媒体解剖图和模型系统介绍脊柱连接（包括直接连接与间接连结，直接连接又包括纤维连结、软骨连结和骨连结）和运动，加深理解直接连接与间接连结结构特点及其与功能的关系。

（四）示教躯干骨连结标本

1. 脊柱

（1）椎骨间的连结

1）椎体间连结：分别在脊柱矢状切标本和水平切上，观察相邻椎体间的纤维软骨盘即为椎间盘，其中央部胶状物质是髓核，周围部为呈同心圆排列的纤维软骨环。用手指触摸椎间盘的两部分，感受二者功能差异。仔细观察髓核和纤维软骨环形态结构及配部，理解脊柱向不同方向弯曲时椎间盘厚度的变化及临床意义。观察紧贴椎体及椎间盘前、后面坚韧的纵向行走的前、后纵韧带，并注意二者形态结构区别。理解椎间盘的髓核为什么易向后外侧突出而压迫椎间孔内的脊神经。

2）椎弓间的韧带连结：在脊柱切开的标本上，观察相邻椎弓板之间的由弹力纤维构成的黄韧带。注意黄韧带由黄色弹力纤维构成，但外观并不是黄色。棘突间的结缔组织膜为棘间韧带，其前缘与黄韧带相接。连接各棘突末端的纵行韧带为棘上韧带，其前方与棘间韧带融合，不易分离。观察棘上韧带在脊柱各段形态的异同点。注意观察经棘突间进针行椎骨穿刺时依次经过哪些韧带。

3）椎弓间的滑膜关节连结

关节突关节：由相邻椎骨的上、下关节突构成，属于平面微动关节，周围有韧带加强。

寰椎与枕骨及枢椎的连结：结合整体骨架观察寰枕关节。寰枕关节由寰椎两侧侧块的上关节凹与枕骨髁构成的椭圆关节。每侧寰枕关节在结构上是独立的，但两侧在机能上是联合运动的，使头部俯仰和侧屈。寰枢外侧关节由寰椎侧块的下关节面和枢椎上关节面构成，关节囊的后部及内侧均有韧带加强；寰枢正中关节由枢椎齿突与寰椎前弓后面的齿凹及寰椎横韧带构成，此关节为人类所特有的关节，使寰椎沿枢椎齿突作旋转运动。寰枢关节还有下列韧带加强：①齿突尖韧带。由齿突尖延到枕骨大孔前缘。②翼状韧带。由齿突尖向外上方延至枕髁内侧。③寰椎横韧带。连结寰椎左、右侧块，防止齿突后退。从韧带中部向上有纤维束附于枕骨大孔前缘，向下有纤维束连结枢椎体后面，因此寰椎横韧带与其上、下两纵行纤维索共同构成寰椎十字韧带。④覆膜。是坚韧的薄膜，从枕骨斜坡下降，覆盖于上述韧带的后面，向下移行于后纵韧带。通过观察进一步理解韧带与骨连接的稳定性和灵活性的关系。

骶椎间与尾椎间以及二者之间的连结：在幼儿标本上观察学习骶椎间与尾椎间软骨连结；在成年标本上观察骶椎间与尾椎间软骨连结的骨化形成的骨性连结，并理解其临床意义。

（2）脊柱整体观及运动：前面观可见椎体自上而下逐渐增大。后面观可见后正中部棘突形态各异。侧面观有四个生理性弯曲，胸曲和骶曲凸向后，先天形成；颈曲和腰曲凸向前，分别在婴幼儿抬头和走路时形成。理解脊柱生理性弯曲的作用。站立后，试运动自己的脊柱，分析不同形式的脊柱运动可能涉及的骨连接及其结构。

2. 胸廓

（1）胸廓的连结

1）肋椎关节：在肋椎关节整体和切开的标本上，手动肋骨，观察理解肋头、肋结节分别与胸椎体肋凹、横突肋凹间形成的肋头关节和肋横突关节结构及运动。

2）胸肋关节：于游离的胸廓前壁冠状切标本上，观察第1肋与胸骨柄之间形成软骨结合，第2~7肋软骨与胸骨相应肋切迹构成的胸肋关节。可摇晃肋软骨来观察关节腔。第 8~10 肋软骨前端与上位肋软骨借软骨间连结形成肋弓。肋弓是重要骨性标志,可在体表触及。

（2）胸廓整体观:在胸廓标本或骨架上,观察胸廓的构成及形态。胸廓呈前后稍扁的截顶圆锥形,形似鸟笼——上口小而倾斜,下口大而不规则。形成 11 对肋间隙,透过肋间隙可观察到胸腔脏器。

（五）示教颅骨的连结

1. 纤维连结和软骨连结

在新生儿整颅标本上,观察位于相邻顶骨间的少量结缔组织（矢状缝）、顶骨与额骨交界处的结缔组织（冠状缝）,以及颅顶盖之间的前囟和后囟等。在去颅顶盖的幼儿颅底标本上,观察蝶骨与枕骨间的透明软骨结合。在成人整颅标本上,查看上述相应的连结,理解缝及暂时性软骨结合与骨性连结的关系及临床意义。

2. 颞下颌关节

在湿整颅带颞下颌关节的标本上,观察颞下颌关节构成及关节囊和外侧韧带。注意下颌窝前方向下突起的关节结节也被包在关节囊内,参与关节的形成。在经颞下颌关节矢状切标本上,观察呈"～"形关节盘,此盘将关节腔分为上、下两部分。将下颌骨体作下降和上升运动,观察关节盘运动方向（下颌头的运动方向是否为前进和后退?）

（六）示教上肢骨的连结

1. 上肢带骨连结

（1）胸锁关节:在游离的冠状切胸前壁标本上,观察胸锁关节的构成及关节腔内的关节盘。

（2）肩锁关节:在肩关节整体标本上,用手摇晃锁骨,观察锁骨的肩峰端与肩峰间的连结以及肩锁韧带和喙锁韧带的位置。

（3）喙肩韧带:连于喙突与肩峰之间,防止肩关节向上脱位。观察理解喙肩弓组成及临床意义。

2. 自由上肢骨连结

（1）肩关节:在冠状切标本上,查看肩胛骨的关节盂和肱骨头构成的肩关节,注意关节头与关节窝接触的比例关系。运动肱骨头,体会关节囊松弛度,可见囊附于关节盂周缘和肱骨的解剖颈,内侧可达外科颈,且各部薄厚不一（哪部分最薄弱?）在游离关节窝周缘观察环行软骨为关节唇。牵拉肱二头肌长头腱,观察与关节囊内的关系。运动自己肩关节，体会其运动形式和幅度。

（2）肘关节：在整体骨架上，观察肘关节组成。在矢状切标本上，观察肱尺关节由肱骨下端的滑车和尺骨上端的滑车切迹对合而成。用力上推尺骨，观察体会尺骨的移动方向（向后上脱位）。在打开前、后部关节囊的标本上，仔细辨认桡骨头周缘的桡骨环状韧带。用手旋转桡骨，观察其与肱骨及尺骨间的肱桡关节和桡尺近侧关节。在整体标本上，观察肘关节的另外两条囊外韧带，即桡侧副韧带和尺侧副韧带。活动肘关节，解释为什么肘关节只能作屈、伸运动而不能作肱桡关节的三轴运动。

（3）尺、桡骨连结：在整体标本上观察桡尺近侧关节、前臂骨间膜和桡尺远侧关节组成和结构特点。前臂骨间膜附于尺、桡骨的骨间嵴，观察骨间膜在前臂旋前和旋后状态下的紧张及松弛情况。

（4）腕关节：在手部冠状切标本上，注意观察腕关节关节头和关节窝的形状及构成。尺骨头下方的关节盘和桡骨下端腕关节构成关节窝；手舟骨、月骨和三角骨形成突起的关节头；豌豆骨较小，位于三角骨表面，未参与形成关节头。在活体上体会腕关节的运动形式。

（5）拇指腕掌关节：在打开关节囊的标本上，观察其鞍状形的关节面。在活体上演示其屈、伸、收、展、环转运动。注意此关节对手运动的功能意义。

（6）其他关节：观察腕骨间关节、腕掌关节、掌指关节、指骨间关节的构成，关节面的形态和运动。

（七）示教下肢骨连结

1. 下肢带骨连结

（1）耻骨联合：在湿骨盆标本上，观察两侧耻骨联合面间的耻骨联合及耻骨间盘，以及其上、下方的耻骨上韧带和耻骨弓状韧带。观察耻骨间盘内是否出现一矢状位的裂隙。

（2）骶髂关节：在骨架上观察凸凹不平的关节面；在湿骨盆标本上观察周围的囊外韧带，理解其作用。

（3）骶棘韧带和骶结节韧带：在湿骨盆标本上，从骶、尾骨侧缘向外侧查看，呈三角形止于坐骨棘的骶棘韧带；呈扇形止于坐骨结节内侧缘的骶结节韧带。观察骶棘韧带与坐骨大切迹围成坐骨大孔，骶棘韧带、骶结节韧带与坐骨小切迹围成坐骨小孔。

（4）骨盆：观察骨架和骨盆标本时，首先要放好骨盆的正常姿势。骨盆整体向前倾斜，髂前上棘与耻骨结节处于同一冠状面，耻骨联合上缘与尾骨尖处于同一水平面。在骨盆内面，寻认骶岬、弓状线、耻骨梳、耻骨结节和耻骨嵴连成的一环行线（即界线），其上方是大（假）骨盆，下方是小（真）骨盆。注意观察骨盆在形态结构构成上的性别差异：男性骨盆长而窄，上口呈椭圆形，耻骨下角小；女性骨盆短而宽，上口呈圆形，耻骨下角大。观察小骨盆上、下口的围成及骨盆腔，注意骨盆腔为一弯曲的管道，是胎儿的娩出路径，理解分娩时测量骨盆上、下口径线的临床意义。骨盆不仅具有支持、保护盆腔脏器功能，且担负着传递重力的作用。观察直立位和坐位时重力的传导方向及其涉及的股骶弓、坐骶弓和约束弓构成和作用。至此，请辨认实验室提供你的骨盆属于男性还是女性的。

2. 自由下肢骨连结

（1）髋关节：在打开关节囊的标本上，观察髋臼和股骨头构成的髋关节，注意观察关节头与关节窝的比例关系（与肩关节比较有何不同？），髋臼切迹被髋臼横韧带封闭，髋臼窝内填有脂肪组织。外拉股骨头，观察股骨头与关节窝之间的股骨头韧带及其与髋臼横韧带的连接关系，并观察髋臼周缘的髋臼唇。在完整的髋关节标本上观察髋关节囊的包被情况，特别注意观察关节囊与股骨颈附着关系，前面达转子间线，后面仅包裹股骨颈的内上侧2/3。查看囊外韧带，以髂前下棘与转子间线间的髂股韧带最为强大。运动髋关节，比较髋关节与肩关节的构成特点及运动，理解髋关节不易脱位而易发生股骨颈骨折的解剖学基础。

（2）膝关节：①在整体标本上，观察膝关节的囊外韧带。前壁有由股四头肌腱延伸的髌韧带；外侧壁有连于股骨外上髁与腓骨头间的腓侧副韧带；内侧壁有宽扁的胫侧副韧带；后壁有腘斜韧带。②在打开关节囊的标本上，查看股骨下端内、外侧髁，胫骨上端内、外侧髁和髌骨关节面形态。注意腓骨未参与构成膝关节，髌骨与股骨的髌面相关节，股骨的内、外侧髁分别与胫骨的内、外侧髁相对合。③重点观察交叉韧带和半月板。前、后交叉韧带以起点命名，起于胫骨髁间隆起前方的是前交叉韧带，后方者为后交叉韧带，观察其走行及止点。于切断了前交叉韧带或后交叉韧带的膝关节标本上，用手前拉或后推胫骨，观察胫骨的移动状态，理解前、后交叉韧带的生理作用。在分离的膝关节标本上，观察半月板的形态、起止以及与周围关节囊的附着关系。半月板外侧缘肥厚，内侧缘锐薄。内侧半月板较大，呈"C"形。外侧半月板较小，近似"O"形。④在膝关节正中矢状切标本和打开髌骨标本上，观察关节囊的附着、关节腔的围成、滑膜襞和滑膜囊的位置及连通，重点观察由滑膜延伸至髌骨上缘以上、股四头肌腱深面的髌上囊、髌韧带与胫骨上端之间的髌下深囊以及髌骨下方中线两侧翼状襞。

依据膝关节结构和运动，理解为什么膝关节不易脱位而常发生韧带撕裂和半月板损伤。

（3）胫腓骨连结：在整体标本上，观察由胫骨外侧髁的腓关节面与腓骨头构成的胫腓关节，连于胫、腓骨干间的小腿骨间膜以及借胫腓前、后韧带构成的胫腓下端韧带连结。与尺桡骨连结对比学习，寻找其异同点。

（4）踝关节：在经足斜切面标本上，观察由胫骨下端、腓骨下端和距骨上面构成的踝关节。在整体标本上观察踝关节的内、外侧韧带。内侧韧带（三角韧带）呈扇形，由内踝止于足舟骨、距骨和跟骨；外侧韧带由 3 条独立韧带组成，即距腓前韧带、跟腓韧带和距腓后韧带。在骨架上，观察距骨上关节面的形态及前宽后窄的特点，理解踝关节扭伤多发生在跖屈姿势状态。

（5）跗横关节：在经足斜切面标本上，观察跟骨与骰骨间的跟骰关节和距骨与足舟骨间的距跟舟关节，两者呈横位的 "～" 形，内侧凸向前，外侧凸向后，此两关节联合构成跗横关节（Chopart 关节）。认识此关节的临床意义。

（6）其他足关节：在经足斜切面标本上，观察跗骨间关节、跗跖关节、跖趾关节和趾骨间关节的构成及形态。

（7）足弓：在整体足骨标本或模型上，观察由跗骨和跖骨借其连结形成凸向上的足弓，包括纵弓和横弓。从内侧查看由跟骨、距骨、舟骨、3 块楔骨和内侧的 3 块跖骨连结形成的内侧纵弓，弓的最高点在距骨头；从外侧查看由跟骨、骰骨和外侧的 2 块跖骨连结形成的外侧纵弓，弓的最高点在骰骨；从下方查看由骰骨、3 块楔骨和跖骨形成的横弓，弓的最高点在中间楔骨。将整体足骨标本或模型置于桌面上，观察足弓的三个着地点，即第 1 跖骨头、第 5 跖骨头和跟骨结节，理解正常足弓的临床意义。在足骨连结标本上，辨认理解维持足弓的足底韧带、长短肌腱和作用。

（八）学生自行观察标本

学生自行观察标本，教师指导答疑。

（九）小结

小结脊柱连结及运动。

【注意事项】

1. 实习各类骨连结时，必须紧密配合骨标本进行观察，尤其是一些关节暴露不充分时，更要结合骨标本观察其相邻的关节面以确认其关节类型。在学习关节的形态结构时，密切联系关节的运动，最好是通过运动自己的关节，认真体会和加强记忆；通过观察关节的形态结构装置，认真思考其与该关节的机能联系。

2. 注意爱护标本，不得用力拉扯。标本看完后要用湿布盖好，或放入保护液中浸好。

【思考题】

1. 简述椎间盘的构造和功能。

2. 比较肩关节与髋关节在组成、结构和运动上有何异同。

3. 简述膝关节的基本结构、辅助结构及其相关功能。

（张建水　王唯析）

实验四　肌　学
The Myology

【实验目的】

1. 掌握：咀嚼肌的位置、起止概况和作用；颈肌的分群，胸锁乳突肌和前斜角肌的位置、起止和作用；斜方肌、背阔肌、竖脊肌的位置、起止和作用；胸大肌、胸小肌、前锯肌、肋间内、外肌的位置、起止和作用；膈的位置、外形、结构特点和功能；腹直肌、腹外斜肌、腹内斜肌和腹横肌的位置、形态特点、起止概况和基本作用；三角肌、大圆肌、肱二头肌和肱三头肌的位置、起止和作用；肱桡肌、旋前圆肌、桡侧腕屈肌、掌长肌、尺侧腕屈肌、指浅屈肌、拇长屈肌和指深屈肌的位置、起止概况与作用；臀大肌和髂腰肌的位置、起止和作用；股四头肌、缝匠肌、长收肌、大收肌、股二头肌、半腱肌和半膜肌的位置、起止和作用；各小腿肌的位置、起止概况与作用。

2. 了解：全身各部肌的分部、分群和分层概况；表情肌的分布和作用；全身主要的肌性标志。

【实验仪器与材料】

1. 多媒体电脑及课件，挂图。

2. 手摸标本：整尸肌肉标本、咀嚼肌、肩肌、手肌和髋肌。

3. 陈列室装缸标本：示肌腱及其腱鞘，全身各部肌肉。

【实验内容与方法】

（一）观看录像

观看多媒体教学录像"运动系统解剖（肌肉）"。

（二）复习理论知识

以提问方式，复习有关理论课内容，包括人体肌肉的分类及结构功能特点，骨骼肌的基本构造，骨骼肌的形态分类，肌肉的辅助装置，骨骼肌的配布、功能和命名法。

（三）全身骨骼肌各论概述

结合多媒体解剖图和模型介绍全身肌肉的分群，重点介绍主要肌肉的名称、起止点和作用。

（四）示教肌总论标本。

1. 骨骼肌的一般形态结构特点

（1）肌的形态及构造：在整尸上观察肌的形态。长肌呈细长形，见于四肢；短肌位居脊柱深部；扁肌围成胸腹腔；轮匝肌位于孔裂周围；骨骼肌由红色的肌腹和白色的肌腱构成。长肌肌腱细而长，扁肌肌腱薄而宽称腱膜。

（2）肌的起止、配布和作用：在整尸标本上，以肱二头肌为例观察其在骨的附着点，即肌的起止点。中间为肌腹，借助于两端的肌腱起止。肌需跨过一至多个关节通过牵拉骨而产生运动。肌在关节周围的配布与关节的运动轴有关。

2. 肌的辅助装置

在臂部横断面上观察浅筋膜和深筋膜。浅筋膜为疏松结缔组织构成，富含黄色脂肪；深筋膜是浅筋膜深方的白色膜性致密结缔组织。在陈列室装缸标本上，观察腕部和踝部的支持带和腱鞘，理解它们的形成和临床意义。

（五）示教全身各部肌标本

1. 头肌

头肌分为面肌和咀嚼肌两部分。

（1）面肌：在头面部浅层肌肉标本上，观察表情肌在眼裂、鼻两侧和口周围的分布。例如，枕额肌由额腹、帽状腱膜和枕腹构成；颊肌位于面颊深层，可使唇、颊紧贴牙齿，辅助咀嚼和吸吮；眼轮匝肌位于眼裂周围，其收缩可闭合眼裂。

（2）咀嚼肌：在面侧区标本上观察，颞肌位于颞窝内，向下经颧弓深面止于下颌骨冠突；表浅的咬肌和深方的翼内肌的肌纤维方向走行一致，分别止于下颌角外、内侧，收缩时拉下颌体向上；翼内肌和翼外肌位置均较深，起自翼突内、外侧板，翼外肌向后外止于下颌颈，收缩时拉下颌颈向前，使下颌体下降而张口。

2. 颈肌

（1）浅层：在颈肌浅层标本上，观察颈阔肌和胸锁乳突肌。颈阔肌属皮肌，薄而宽阔，查看其起止，理解颈部横行皮纹与此肌关系。胸锁乳突肌以起止点命名，斜向后外上方，此肌单侧收缩时颈部屈向同侧，脸转向对侧并上仰，两侧同时收缩时会使头后仰。

（2）舌骨上、下肌群：辨认舌骨上肌群的二腹肌、下颌舌骨肌、颏舌骨肌和茎突舌骨肌，舌骨下肌群的肩胛舌骨肌、胸骨舌骨肌、胸骨甲状肌和甲状舌骨肌。这些肌肉多以起止点命名。

（3）颈深肌群：在颈肌深层标本上，观察颈前肌和颈外侧肌，注意前、中、后斜角肌的起止点。三者起点相近，均为颈椎横突（前斜角肌起于第3~6颈椎横突前结节，中斜角肌起于第3~7颈椎横突后结节，后斜角肌起于第5~6颈椎横突后结节）；前、中斜角肌止于第1肋，后斜角肌止于第2肋。查看前、中斜角肌间围成的斜角肌间隙及通过结构。

3. 躯干肌

（1）背肌：分浅、深两层。

1）斜方肌：在整尸标本上，斜方肌位于背上部浅层，以形态命名，两侧合起几近呈菱形。该肌肉起于枕外隆凸、颈椎和胸椎棘突，止于锁骨外侧段、肩峰和肩胛冈。

2）背阔肌：位于背下部浅层，为一宽大的肌，肌纤维向外上止于肱骨。其作用是使肩关节后伸、内收和旋内。

3）菱形肌：位居斜方肌深面，肩胛骨与脊柱之间。

4）肩胛提肌：位于斜方肌深面，背上部外侧的细长肌。

5）竖脊肌：为背部深层肌，纵行于脊柱两侧的沟内，其自下向上止于椎骨、肋骨和枕骨处。此肌为背部的强大伸肌。

（2）胸肌：分胸上肢肌和胸固有肌。胸上肢肌起自胸廓止于肢带骨或肱骨，包括胸大、小肌和前锯肌。胸固有肌起止点均在胸廓，主要包括肋间内、外肌和肋间最内肌。

1）胸上肢肌：胸大肌位于胸上部浅层，呈扇形向外侧止于肱骨，其作用是使肩关节前屈、内收和旋内。胸小肌位于胸大肌的深面，较小。前锯肌位于胸侧壁，以锯齿形式起于肋骨，经肩胛骨前方止于肩胛骨内侧缘处。

2）胸固有肌：在游离肋间隙标本上，观察浅层的肋间外肌，肌纤维方向自外上斜向内下，注意肋间隙前部没有肌纤维，被肋间外膜取代；肋间内肌位于肋间外肌的深面，后部为肋间内膜，注意观察胸前壁肋间隙内的肌纤维方向，由外下斜向内上；肋间最内肌仅位于肋间隙中份，肌束方向和作用同肋间内肌。观察三层胸固有肌肌束方向和起止点，理解它们通过提肋或降肋而助吸气或呼气。

（3）膈：在胸腔与腹腔之间呈穹隆状。在游离膈标本上仔细辨认其周边的肌部和和中央的腱部（中心腱）。注意查看其起始（肌部）的三部分（胸骨部、肋部和腰部）及三个孔裂的位置高度。主动脉裂孔因与脊柱共同围成而不完整，其内有主动脉和胸导管通过；食管裂孔位于其他两孔之间，内有食管和迷走神经通过；腔静脉孔较规则，位于中心腱内，有下腔静脉通过。膈为主要呼吸肌，理解其运动与呼吸，增加腹压，协助排便、呕吐、咳嗽、喷嚏和分娩的功能关系。

（4）腹肌：分为前外侧群肌和后群肌。

1）前外侧群肌：由腹外斜肌、腹内斜肌、腹横肌和腹直肌组成。

腹外斜肌：在整尸标本上，腹外斜肌居浅层外侧，肌纤维由外上斜向内下，前下部在半月线（近腹直肌处）以内和脐与髂前上嵴连线以下移行为腱膜。髂前上嵴与耻骨结节之间的腹外斜肌腱膜增厚形成腹股沟韧带。在耻骨结节外上方，用镊子仔细分离腹股沟管浅环，此为腹外斜肌腱膜形成的三角形裂隙，内有精索（男性）或子宫圆韧带（女性）通过。

腹内斜肌：位于腹外斜肌深面，肌纤维由外下斜向内上，近腹直肌处延续为腱膜。其下部的腱膜与腹横肌的腱膜会合呈弓形跨越精索或子宫圆韧带，向内侧共同形成腹股沟镰（联合腱），在精索或子宫圆韧带的后方止于耻骨梳韧带。最下部的一些细散的肌纤维向下包绕精索和睾丸称为提睾肌。

腹横肌：位于腹内斜肌深面，肌纤维横行向内，于腹直肌外侧缘移行为腱膜。

腹直肌：切开腹直肌前面的腹直肌鞘前层观察，腹直肌为多腹肌，其上有3~4个横行腱划。

腹直肌鞘：在腹前壁横断标本上，腹直肌前、后的腱膜性结构即为腹直肌鞘。用镊子仔细分离，观察鞘的构成。鞘前层由腹外斜肌腱膜和腹内斜肌腱膜的前层形成，鞘后层由腹内斜肌腱膜的后层和腹横肌腱膜形成。在整尸标本上翻起腹前壁，注意观察3块扁肌的腱膜在脐以下4~5cm处全部行于腹直肌前面构成腹直肌鞘的前层，鞘后层游离的下缘在此形成弓状线（半环线）。注意辨认腹直肌后面在弓状线上、下毗邻的结构。

白线：在腹前壁横断标本上，腹直肌之间的白色腱性结构即为白线，由两侧腹直肌鞘融合而成。在整尸上查看白线的宽度，上宽下窄，中部有脐。

2）后群肌：位于腹腔后壁，包括腰方肌和腰大肌。在腹后壁肌肉标本上观察。腰大肌较粗大，位于腰椎体外侧、横突的前方；腰方肌向内连于腰椎横突，上、下缘止于第 12 肋和髂嵴后部，外侧缘移行为腹前外侧壁的三层阔肌。

4．上肢肌

上肢肌可分为上肢带肌、臂肌、前臂肌和手肌。

（1）上肢带肌：在离体肩肌标本上，观察上肢带肌的起止点和位置。

1）三角肌：包绕肩关节使肩部呈圆隆状。此肌呈三角形，起于锁骨外侧段、肩峰和肩胛冈，止于肱骨三角肌粗隆。其整体收缩使肩关节外展，前部肌纤维收缩使肩关节前屈，后部肌纤维收缩使肩关节后伸和旋外。

2）冈上肌、冈下肌、小圆肌、大圆肌和肩胛下肌：前四者位居肩胛骨后面，后者在前面。在冈上窝辨认冈上肌。在冈下窝内自上而下辨认冈下肌、小圆肌和大圆肌。冈上、下肌和小圆肌向外经肩关节后方止于肱骨大结节；大圆肌位于小圆肌下方，粗大，肌束向外经肱骨前面止于肱骨小结节嵴。肩胛下肌位于肩胛骨前面的肩胛下窝内，肌腱经肩关节前方止于肱骨小结节。

（2）臂肌：臂前部的肱二头肌位置表浅，肌腹呈梭形，向上追查长、短两头分别至盂上结节和喙突，向下以肌腱止于桡骨粗隆。在该肌的深面观察喙肱肌和肱肌。喙肱肌位于臂上部肱二头肌短头的后内方，肱肌位于臂下部肱二头肌下部的后方，向下止于尺骨粗隆。

肱三头肌位于臂后部，有三个起端，长头起于肩胛骨盂下结节，内、外侧头起于肱骨后面，止于尺骨鹰嘴。该肌的作用为伸肘关节和肩关节。

（3）前臂肌

1）前臂前群：浅层有 5 块肌，自桡侧向尺侧依次为肱桡肌、旋前圆肌、桡侧腕屈肌、掌长肌和尺侧腕屈肌。观察其在肱骨内上髁处的起点，可根据走行和牵拉其止点加于辨认；其中旋前圆肌由内上斜向外下，掌长肌连于掌腱膜。将浅层的 5 块肌翻起，观察其深部的指浅屈肌、指深屈肌和拇长屈肌。可根据方位及肌腱止点的部位辨认，指浅屈肌止于中节指骨，指深屈肌止于远节指骨。也可通过牵拉肌腱观察手指运动的方法加以区别。观察紧贴尺、桡骨远端前面的方形小肌（旋前方肌）。前群肌主要是屈腕、屈指及使前臂旋前。

2）前臂后群：浅层也有 5 块肌，自桡侧向尺侧依次为桡侧腕长伸肌、桡侧腕短伸肌、指伸肌、小指伸肌和尺侧腕伸肌，以伸肌总腱起于肱骨外上髁及附近深筋膜。注意不要将肱桡肌与桡侧腕长伸肌相混淆。指伸肌和小指伸肌的肌腹常相贴，可通过牵拉的方法观察其止点来辨别。将浅层肌向两侧分开，观察后群深层的旋后肌、拇长展肌、拇短伸肌、拇长伸肌和示指伸肌，可根据起止、肌腱所到达的部位、排列及作用来辨别，其中旋后肌的位置最高，其余 4 块肌由桡上到尺下排列。后群肌主要是伸腕、伸指及使前臂旋后。

（4）手肌：按部位分三群。①外侧群称鱼际，分浅、深两层（4 块）。浅层包括外侧的拇短展肌和内侧的拇短屈肌，深方有外侧的拇对掌肌和内侧较大的拇收肌。②中间群包括浅层位于肌腱之间细小的蚓状肌（4 块）和深面掌骨间的骨间肌（7 块）。③内侧群称小鱼际，也分浅、深两层（3 块），即浅层的小指展肌和小指短屈肌，深方的小指对掌肌，使小指展、屈和对掌运动。它们是手固有肌，均短小，其功能主要是协助手外肌牵拉手骨而做相应的运动。注意拇收肌位置、起止和作用。

5. 下肢肌

（1）髋肌：分为前、后两群。

1）髋肌前群：在整尸和离体髋肌标本上观察。髂腰肌由起自腰椎的腰大肌和起自髂窝的髂肌组成，经腹股沟韧带深面达股部，止于股骨小转子。阔筋膜张肌位于股上部的前外侧，起于髂前上棘，肌腹较小，肌腱向下参与形成髂胫束止于胫骨外侧髁。

2）髋肌后群：臀大肌位置表浅，呈四方形，形成臀部特有的隆起。臀中肌下半部被臀大肌覆盖，翻开臀中肌可见臀小肌。梨状肌和股方肌位于臀大肌深面。梨状肌从坐骨大孔穿出止于股骨大转子，此将坐骨大孔分为梨状肌上、下孔。并注意查看闭孔内、外肌和上、下孖肌等。

（2）大腿肌：分三群，为前群、内侧群和后群。

1）前群肌：包括股四头肌和缝匠肌。股四头肌位于股前部，粗大，较表浅，有 4 个头（即股直肌、股内侧肌、股外侧肌及其深面的股中间肌），向下以肌腱包绕髌骨会聚成髌韧带止于胫骨粗隆，是强有力的伸膝关节的肌肉。缝匠肌为全身最长的肌，起于髂前上棘，由外上斜向内下斜跨于大腿前内面，止于胫骨上端的内侧，可屈髋、屈膝。

2）内侧群肌：分浅、深两层。浅层肌自外侧向内侧依次为较短的耻骨肌、长收肌和细长的股薄肌。将长收肌翻起，其深面依次有短收肌和大收肌，其中大收肌的腱板连于股内侧肌，据此可对大收肌和短收肌进行辨别。查看大收肌止于收肌结节的肌腱与股骨之间的收肌腱裂孔。内侧群各肌均可内收髋关节。

3）后群肌：包括股二头肌、半腱肌和半膜肌。股二头肌位于股后部外侧，有两个头。半腱肌和半膜肌位于股后部内侧，前者下部为细长肌腱，后者上部为较宽的肌腱，据此可甄别两者。

（3）小腿肌：包括前群、外侧群和后群三群。

1）前群肌：在小腿前面上部，由外侧向内侧是胫骨前肌和趾长伸肌，两者之间的深方为姆长伸肌，可通过牵拉肌腱通过足趾的运动来辨认趾长伸肌与姆长伸肌。

2）外侧群肌：腓骨长肌位于浅层，腓骨短肌位于其深面，此两肌肉均经外踝后方下行至足骨。其中，腓骨短肌腱向前止于第 5 跖骨粗隆；腓骨长肌腱绕至足底，斜行向足内侧，止于内侧楔骨和第 1 跖骨底。二者作用为屈踝关节并使足外翻。

3）后群肌：分浅、深两层。浅层由表浅的腓肠肌和深方的比目鱼肌组成，合称小腿三头肌，向下形成粗大的跟腱止于跟骨结节。深层有 3 块肌，自外侧向内侧为姆长屈肌、胫骨后肌和趾长屈肌。

（4）足肌：主要位于足底，分三群，其中间群有较大的趾短屈肌和足底方肌。

（六）学生自行观察标本

学生自行观察标本，教师指导答疑。

（七）小结

结合尸体肌肉标本，小结运动肘关节肌肉的分布及主要作用。

【注意事项】

1. 本次实习需要用到骨学和关节学的相关知识，请同学们做好课前复习。

2. 此次实习标本量很大，同学们在观察时应结合教材，按顺序观察，以免遗漏。

【思考题】

1. 简述颈肌的分层及各层肌的名称和胸锁乳突肌的作用。

2. 运动肩关节的肌肉有哪些？各有什么作用？

3. 试述膈的形态结构和功能。

4. 简述大腿肌和小腿肌的分群和名称。

5. 试述髂腰肌、股四头肌、缝匠肌的起止和作用。

6. 简述小腿三头肌的组成和作用。

7. 腹前外侧壁肌有哪些？各肌肌纤维方向如何走行？

8. 弓状线上、下的腹直肌鞘各是如何构成的？

（陈新林）

实验五　脊神经
The Spinal Nerves

【实验目的】

1. 掌握：脊神经的构成、区分、纤维成分和分支分布概况；颈丛、臂丛、腰丛和骶丛的组成、位置以及主要神经的经行、分支分布；胸神经前支在胸腹壁的行径、分布概况及其皮支分布的节段性。

2. 了解：正中神经、尺神经、桡神经和腋神经损伤后运动及感觉障碍的主要表现；坐骨神经、胫神经、腓总神经损伤后运动及感觉障碍的主要表现。

【实验仪器与材料】

1. 多媒体电脑及课件，挂图。

2. 示全身脊神经的整尸标本。

3. 陈列室装缸标本：神经系统组成、头颈部神经血管、胸腹盆后壁（示腰丛和骶丛）。

【实验内容与方法】

（一）**观看录像**

观看多媒体教学录像"脊神经"。

（二）**复习理论知识**

以提问方式，复习脊神经总论及臂丛相关理论课内容。

（三）**脊神经丛概述**

结合多媒体解剖课件讲述颈丛、腰丛及骶丛的位置和组成，主要分支的经行及分支分布。

（四）**示教脊神经标本。**

1. **脊神经根、脊神经节、脊神经分支及分布的观察**

在脊髓及脊神经根原位标本上，观察分别与脊髓前、后外侧沟相连的脊神经前、后根，注意后根在椎间孔处有膨大的脊神经节相连。观察脊神经前、后根在椎间孔处形成脊神经；在椎间孔外查看脊神经的分支，与脊柱两侧呈串珠样交感干相连的是交通支，向脊柱后方走行较细的是后支，向前走行较粗的是前支。结合理论知识理解前根（运动）、后根（感觉）与前支（混合）、后支（混合）的性质。切记不要将前根与前支、后根与后支相混淆。

在神经系统组成标本上，查看脊神经的数量、分布。重点观察除大部分胸神经前支外，其余脊神经前支形成的颈丛、臂丛、腰丛和骶丛及其主要分支，注意12 对胸神经前支各自单独形成肋间神经行走于肋间隙内。

2. 颈丛

在神经血管整尸标本上，翻起胸锁乳突肌，观察其上部深面由 C_{1-4} 前支吻合而形成的颈丛。颈丛的分支可归纳为浅支（均为感觉性神经即皮支）和深支两类。浅支 4 条，在胸锁乳突肌后缘中点附近浅出进入颈部皮下组织，然后散开分布，故颈部浅表部位手术时即在胸锁乳突肌后缘中点麻醉。注意寻认并追踪颈丛皮支走行及分布，沿胸锁乳突肌后缘上行至耳后方的是枕小神经，沿胸锁乳突肌表面向前上至耳垂附近的是耳大神经，横行向前的是颈横神经，向下分支至锁骨及胸上壁的为锁骨上神经。在前斜角肌表面查看下行的深支膈神经（混合性），向下追踪可见其经锁骨下动、静脉间和肺根前方至膈。查看是否有副膈神经存在。

3. 臂丛

在整尸标本上，自前、中斜角肌之间的斜角肌间隙寻找臂丛，向下追踪其经锁骨深面至腋窝。臂丛由 5 个脊神经前支组成（C_{5-8} 和 T_1），然后分支组合依次形成 3 干（上、中、下干）、6 股（前、后股）和 3 束（内侧、外侧和后束）。辨认由三束发出的正中神经、尺神经、肌皮神经、腋神经、桡神经和胸背神经等锁骨下分支，以及臂丛发出的锁骨上分支（胸长神经、肩胛背神经和肩胛上神经）。

（1）正中神经：由内、外侧束各发一个头组成，在臂内侧伴肱动、静脉下行，经肘窝并穿旋前圆肌，在前臂位于指浅、深屈肌间，穿腕管至手掌。注意观察正中神经的分布和支配的肌肉。

（2）尺神经：发自内侧束，伴正中神经到臂上中部，然后穿内侧肌间隔至臂后内侧，经肱骨内上髁后方的尺神经沟，于肘关节内侧穿过尺侧腕屈肌的起点，在前臂行于尺侧腕屈肌与指深屈肌间，经腕尺侧至手掌。注意观察尺神经的分布和支配的肌肉。

（3）桡神经：发自后束，在臂部行于肱骨后方的桡神经管内，其主干于肱肌与肱桡肌间分为深、浅两支，分别追踪这两支的去向。注意观察浅支的分布和桡神经支配的肌肉。

（4）肌皮神经：发自外侧束，向外下斜穿喙肱肌，进入肱二头肌深面，支配前臂前群肌。其终支为前臂外侧皮神经，经肱二头肌腱外侧穿出，分布于前臂外侧的皮肤。

（5）腋神经：发自后束，经四边孔至三角肌和小圆肌。

（6）胸长神经：发自锁骨上方的臂丛，细小，向下沿胸外侧壁下行支配前锯肌。

（7）胸背神经：发自后束，较细小，向下进入背阔肌深面，支配该肌。

4. 胸神经前支

在胸、腹后壁标本上，于肋间隙内寻找与肋间后动、静脉伴行的肋间神经（即胸神经前支），观察其在肋间隙内的行程及其与血管、神经的排列关系。在整尸浅层标本上，于腋前线和前正中线两侧分别寻找胸神经外侧皮支和前皮支，观察这些皮神经的分布，查看胸骨角、乳头、剑突、肋弓、脐平面穿出的前皮支分别是哪一对胸神经。注意第 1 和第 12 肋间神经是同序数胸神经前支的一部分，那么另一部分参与构成何结构？

5. 腰丛

在胸、腹后壁标本上，于腰大肌深面查看腰椎横突前方的腰丛，观察腰丛的来源（T_{12}一部分、L_{1-3}前支全部和 L_4 前支一部分）。追踪腰丛的主要分支，包括股神经、闭孔神经、股外侧皮神经、髂腹下神经、髂腹股沟神经和生殖股神经。

（1）股神经：较粗，沿腰大肌外缘下行，经腹股沟韧带深面、股动脉的外侧行至股前部，向下查看其分支及分布，观察其发出的隐神经的行程和分布。

（2）闭孔神经：自腰大肌内侧缘穿出，下行进入骨盆，经闭膜管伴闭孔动、静脉进入股内侧区，分前、后支行于短收肌的前、后方。主要分布于股内侧肌群。

另外，在腰大肌外侧缘、腰方肌前面查找其他分支，如髂腹下神经、髂腹股沟神经和股外侧皮神经以及腰大肌下部前面的生殖股神经。

6. 骶丛

在腹、盆后壁标本上，观察骶骨及梨状肌表面粗大的神经丛（即骶丛），观察其来源。骶丛由 L_4 一部分、L_5、S_{1-5} 和 C_1 前支组成，其中 L_4 前支一部分和 L_5 前支在骶岬两侧组成腰骶干。注意第 1~4 骶神经前支由骶前孔穿出，第 5 骶神经前支和尾神经前支经骶管裂孔出骶管，于骨盆后壁的梨状肌前方与腰骶干共同形成骶丛。翻开臀大肌，查看骶丛的主要分支经梨状肌上、下孔穿出的情况：经梨状肌上孔穿出的有臀上神经，经梨状肌下孔穿出的有坐骨神经、股后皮神经、臀下神经和阴部神经。

坐骨神经是骶丛最粗大的神经，在梨状肌下孔处容易找到，向下可见其经坐骨结节与股骨大转子之间至股后部，发支分布于股后群肌。坐骨神经于腘窝上方分为胫神经和腓总神经。胫神经在腘窝中线上向下行，经小腿后群浅、深层肌间伴胫后动、静脉走行，经踝管进入足底，分布于小腿后群肌和足底。腓总神经沿股二头肌内侧缘向外下行，然后在腓骨颈处分为腓深神经和腓浅神经。腓深神经在小腿前群肌之间下行，腓浅神经行于小腿外侧肌群间，并在小腿下部外侧浅出至浅筋膜，分布于足背。复习小腿肌肉分群及各肌肉起止，查看胫神经、腓深神经和腓浅神经及腓总神经易发生损伤处，理解它们损伤后的临床表现。

寻认臀中、小肌之间的臀上神经，臀大肌深面的臀下神经，股后部肌肉表面的股后皮神经，穿经坐骨小孔进入坐骨直肠窝的阴部神经。观察它们的经行和分支分布。

（五）学生自行观察标本

学生自行观察标本，教师指导答疑。

（六）小结

小结脊神经前根与前支、后根与后支的区别。

【注意事项】

1. 在观察脊神经分支分布时，应结合相应部位的骨骼肌进行学习。

2. 为掌握神经的行程和主要毗邻关系，在观察神经主干行程时，必须把附近结构放回原来解剖位置。

【思考题】

1. 脊神经的前根、后根、前支、后支各有哪些纤维成分？
2. 简述颈丛、臂丛、腰丛和骶丛的组成和部位。
3. 正中神经、尺神经和桡神经损伤后有何感觉和运动障碍？
4. 简述胸神经前支分布规律。
5. 简述手的感觉神经来源和分布。
6. 试述坐骨神经的起始、经行和主要分支分布。

（陈新林）

实验六 脑神经
The Cranial Nerves

【实验目的】

1. 掌握：脑神经的名称、序数、连脑部位、进出颅部位、性质和分布概况；视神经的功能性质和行程；动眼神经的纤维成分、行径、支配眼球外肌的情况及副交感纤维的分布与功能。滑车神经的分布；三叉神经的纤维成分、三叉神经节的位置、性质、三大主支的分支及其在头面部皮肤的分布；展神经的行径和分布；面神经的纤维成分、行径、主要分支的分布概况；前庭蜗神经的行径和功能性质；舌咽神经的纤维成分、主要分支的分布概况；迷走神经的纤维成分、主干行径及其各种纤维成分的分布概况；副神经主干行径及分布概况；舌下神经的分布概况。

2. 了解：嗅神经的功能性质与分布区；睫状神经节、翼腭神经节、下颌下神经节和耳神经节的位置、性质、节前纤维来源和节后纤维分布；三叉神经损伤或受刺激后的主要表现。

【实验仪器与材料】

1. 多媒体电脑及课件，挂图。

2. 手摸标本：头颈部浅层和深层神经标本，面侧部浅层和深层神经标本，眶内的神经标本，迷走神经标本。

3. 陈列室装缸标本：脑神经连脑部位标本，十二对装缸脑神经标本。

【实验内容与方法】

（一）观看录像

观看多媒体录像"脑神经"。

（二）复习理论知识

以提问方式，复习有关理论课内容。

（三）混合性脑神经概述

利用多媒体教学图和课件概要讲解脑神经的纤维成分、名称、顺序、出入颅的位置、连脑部位及分布范围，重点是 4 对混合性脑神经。

（四）示教标本

1. 感觉性脑神经

（1）嗅神经：在头颈正中矢状切标本上，观察经筛孔连于嗅球的 15~20 条嗅丝。嗅丝来源于上鼻甲及其对应的鼻中隔黏膜处。

（2）视神经：在去除眼眶上壁和外侧壁的标本上，于眼眶内寻找连于眼球后极内侧的粗大神经（即视神经），查看其经视神经管进入颅内后，两侧视神经于蝶鞍前上方形成视交叉。复习视网膜结构，理解视神经的组成。

（3）前庭蜗神经：在内耳标本上观察前庭神经和蜗神经经由内耳门进入颅内的情况。在脑神经连脑部位标本上观察其连脑部位。

2. 运动性脑神经

（1）动眼神经：在去除眼眶上壁和外侧壁的标本上，首先辨认眼外肌，依据进入眼外肌的神经逆行追踪寻找。进入上直肌和上睑提肌的为动眼神经上支，较细小；进入下直肌、内直肌和下斜肌的为动眼神经下支，较粗大；逆行追踪上、下支的分支处，查看动眼神经穿眶上裂的情况。注意辨认动眼神经下支连于位于视神经和外直肌之间的睫状神经节，此神经节为副交感神经节（节后神经元），发出的节后纤维入眼球达眼球的瞳孔括约肌和睫状肌处。根据眼外肌和眼内肌的作用理解动眼神经损伤后对眼球运动及瞳孔大小的影响。

（2）滑车神经：首先辨认上斜肌，在其后部上缘处找到与之相连的滑车神经，逆行查看其经眶上裂进入眼眶的情况。

（3）展神经：在外直肌后部的内侧面寻找进入该肌的展神经，逆行查看其经眶上裂进入眼眶的情况。

（4）副神经：在胸锁乳突肌后缘上、中 1/3 交界处与斜方肌前缘中、下 1/3 交界处之间寻找斜向外下的副神经，逆行向上追踪可见副神经在颈上部行于颈内静脉的浅层，向外下至胸锁乳突肌深面并发分支入该肌。此分支实为副神经脊髓根，而脑根出颈静脉孔后与脊髓根分开，加入迷走神经内行走支配咽喉部肌。

（5）舌下神经：在颈上部深层神经标本上，可见舌下神经在颈内、静动脉之间弓形向前下行走，继而跨越颈内、外动脉浅层到达舌骨舌肌浅层，再向上穿颏舌肌入舌。

3. 混合性脑神经

（1）三叉神经：在面侧深区标本上，观察颞骨岩部尖端膨大的半月形神经节（即三叉神经节），向下查看其分为 3 支，即眼神经、上颌神经和下颌神经，此 3 支分别经眶上裂、圆孔、卵圆孔出入颅。注意观察展神经、动眼神经、滑车神经、眼神经和上颌神经穿行海绵窦内和外侧壁的位置关系。

1）眼神经：在去除眼眶上壁的标本上，于上睑提肌的上方寻找扁索状的眼神经，向后可发现其经眶上裂进入眼眶，向前追踪其延续为粗大额神经，并经眶上孔穿出，移行为眶上神经处，查看眶上神经的分布；并查看额神经在出眶以前向前内发出滑车上神经的经行和分布。在眶尖处，查找并追踪眼神经的另外两个分支——泪腺神经和鼻睫神经。泪腺神经细小，沿外直肌上缘向前外至泪腺，分布于泪腺以及上睑和外眦部皮肤。在上直肌后部与视神经间寻找斜跨视神经上方而斜向内下的鼻睫神经，查看其分布于鼻腔黏膜及鼻背皮肤处。

2）上颌神经：在面侧深区标本上，自三叉神经节经海绵窦、圆孔探查上颌神经的行程。其向前主干经翼腭窝、眶下裂移行为眶下神经，续经眶下沟、眶下管出眶下孔分布于眼裂与口裂间的皮肤。在翼腭窝处，辨认自上颌神经发出的经眶下裂入眶的颧神经、连于翼腭神经节的翼腭神经和参与形成上牙槽神经丛的上牙槽后神经，分析它们的纤维成分和分支分布。

3）下颌神经：自三叉神经节探查下颌神经自卵圆孔出入颞下窝处。下颌神经分为前、后两干。前干较细小，有数条分支至咀嚼肌（称咀嚼肌神经），向前下至颊肌的称为颊神经。注意在标本上咀嚼肌及其神经都已除去，不易观察到。后干粗大，发出 3 条分支，其中以两根夹持脑膜中动脉合成一干的为耳颞神经，其经下颌颈的内侧上行，伴颞浅血管穿腮腺至颞部皮肤；向下进入下颌孔、经下颌管至下颌骨内的神经为下牙槽神经，其续行并经颏孔穿出移行为颏神经，分布于口裂以下皮肤；向前下至舌的神经为舌神经，上端有鼓索加入，经翼外肌深面下行，达下颌下腺的上方，继沿舌骨舌肌的表面前行至舌尖。注意观察在下颌下腺上方与舌神经相连的下颌下神经节。注意理解下颌下神经节性质。

（2）面神经：在颅、面侧区深层标本上，辨认在颅后窝前外侧部由延髓脑桥沟外侧部发出进入颞骨岩部后面中部内耳门的面神经，与前庭蜗神经一起经行内耳道，穿内耳道底向前外于前庭与耳蜗之间到鼓室内侧壁，随即转折（形成面神经外膝并连有由假单极神经元胞体组成的膝神经节）水平向后经鼓室内侧壁的面神经管凸进入鼓室后壁内的面神经管，再垂直下行由茎乳孔出颅进入颞下窝，在此发出数小支，支配附近支配枕额肌枕腹、耳周围肌、二腹肌后腹和茎突舌骨肌。主干前行进入腮腺实质，在腺内分支组成腮腺内丛，由丛发分支至腮腺边缘，呈辐射状穿出，分布于面部诸表情肌。

1）面神经管内分支：①岩大神经。在面神经外膝处发出，经颞骨岩部前面的岩大神经裂孔穿出前行，穿破裂孔至颅底，与来自颈内动脉丛的岩深神经合成翼管神经，穿翼管前行至翼腭窝，进入翼腭神经节。副交感纤维在此节换神经元，节后纤维随神经节的一些分支及三叉神经的分支到达泪腺、腭及鼻黏膜的腺体，支配其分泌。②镫骨神经。于面神经管垂直部上部发出，向前支配鼓室的镫骨肌。③鼓索。于面神经出茎乳孔之前6mm处发出，向前上穿过骨质进入鼓室，向前穿岩鼓裂进入颞下窝，加入舌神经。鼓索含两种纤维：味觉纤维随舌神经分布于舌前2/3的味蕾，传导味觉冲动；副交感神经纤维进入舌神经下方的下颌下神经节，换元后节后纤维分布于下颌下腺和舌下腺，支配腺体分泌。

2）颅外分支：在面侧区浅层标本上，在腮腺前缘寻找细小的面神经分支——向上走行的颞支、前上走行的颧支、向前走行的颊支、前下走行的下颌缘支和向下走行的颈支。观察这些分支的分布。

（3）舌咽神经：在头颈深层标本上，先辨认出舌神经和舌下神经，于两者之间的茎突舌骨肌和舌骨舌肌深方寻找较细小的舌咽神经舌支，一般标本上不易看清其行程。在颈总动脉末端和颈内动脉起始处，寻找细小的颈动脉窦支，向上查看其自舌咽神经的分支处。自面侧深区标本上翻起下颌神经，在其深面寻找耳神经节。观察与耳神经节相连的岩小神经（来源于鼓室丛）和耳颞神经，由耳神经节发出的节后副交感纤维随耳颞神经分布于腮腺，控制腮腺的分泌。

（4）迷走神经：此神经为脑神经中走行最长的神经，可在颈总动脉与颈内静脉之间的后方、肺根后方及胃小弯等处寻找。

1）颈部分支：在头颈深层标本上，于颈总动脉与颈内静脉的后方寻找并向上、下追踪迷走神经主干，向上查看其膨大的下神经节，向下可见其经锁骨下动、静脉之间进入胸腔。喉上神经自下神经节处发出，沿咽侧壁与颈内动脉之间向前下行至舌骨大角处。在舌骨大角处辨认由喉上神经分出的喉内支和喉外支，查看喉内支向前穿甲状舌骨膜入喉，喉外支向前下达环甲肌。也可在甲状舌骨膜和环甲肌处寻找喉内支和喉外支，并向上逆行追踪观察。试着在喉和气管两侧辨认向下行细小的颈心支。

2）胸部分支：在主动脉弓（左）和右锁骨下动脉（右）前方观察下行的迷走神经，注意查看迷走神经在此发出的勾绕主动脉弓和右锁骨下动脉的喉返神经。在颈部的气管与食管沟内寻找上行细小的喉返神经，观察喉返神经的行程及分布。向下观察迷走神经攀附于食管周围下降及其发出的食管支和气管支，左迷走神经在肺门后方下行于食管前方形成食管前丛，右迷走神经下行于食管后方形成食管后丛。

3）腹部分支：在食管腹部和胃贲门处，寻找由食管前、后丛形成的迷走神经前、后干。前干分出沿胃小弯的胃前支和达肝门处的肝支，参与形成肝丛。后干分出沿胃小弯的胃后支和达腹腔干根部的腹腔支，参与形成腹腔丛。在胃小弯处的胃前、后支发分支至胃壁，于幽门部查看胃前、后支延续形成的"鸦爪支"。

（五）学生自行观察标本

学生自行观察标本，教师指导答疑。

（六）小结

结合尸体标本，小结脑神经的纤维成分、出入颅的位置、连脑部位及分布范围。

【注意事项】

1. 脑神经比较复杂，为了学好，上课前应复习颅骨部分的解剖结构。

2. 脑神经常常含有多种性质纤维，不同神经到同一个器官执行不同的功能，因此要注意脑神经的纤维成分，才能掌握该神经的性质与功能。

3. 每一对脑神经内容有时不能在同一标本上看到，须在不同标本上配合观察。另外，脑神经比较细小，观察时要特别细心，动作要轻巧，切勿用力牵拉。

【思考题】

1. 简述脑神经的 7 种纤维成分的分布和功能。

2. 支配眼外肌运动的神经有哪些？它们各支配何肌？

3. 与舌的感觉和运动功能有关的神经有哪些？它们各执行什么功能？

4. 叙述三叉神经的分支及其分布。

5. 头部的副交感神经节有哪些？简述它们的位置以及节前纤维来源和节后纤维的分布。

6. 试述迷走神经的纤维成分、主干的行程及其主要分支。

（陈新林）

实验七　骨骼肌收缩的总和、形式
The Summation and Pattern of Skeletal Muscle Contraction

【实验目的】

1. 掌握：最适刺激的寻找方法；骨骼肌收缩的总和、不同收缩形式的产生机制；刺激强度与肌肉收缩的关系及其实验方法；刺激频率与肌肉收缩形式之间的关系及其实验方法。

2. 了解：形成复合收缩与强直收缩条件。

【实验原理】

肌肉收缩是肌细胞兴奋的外在表现。在正常机体内，肌肉的收缩是由支配该肌肉的运动神经元传出的冲动引起的。在实验条件下，离体骨骼肌的收缩可通过电刺激神经－肌肉标本的神经部分或直接刺激肌肉而引起。

当给予肌肉的刺激强度过小时，不能引起肌肉兴奋收缩。当增加刺激强度达到某一数值时，将引起少数肌细胞发生兴奋收缩，这时的肌肉收缩刚能被观察和记录到，称为阈收缩。此后在一定范围内，随着刺激强度的增加，肌肉的收缩张力也随之增加，此一系列的收缩称为阈上收缩。当刺激强度增加到某一较大数值时，肌肉的收缩张力达到最大，此后再增加刺激强度，肌肉的收缩张力不再增加。将收缩张力刚达到最大时的肌肉收缩称为最大收缩，其所对应的刺激称为最适刺激。

在适宜的前负荷条件下，在一定范围内，骨骼肌的收缩形式与刺激频率有关。给离体骨骼肌一个有效刺激，肌肉将发生一次收缩，称为单收缩。使用相继的两个有效刺激作用于肌肉，如果相继的两个刺激的间隔时间大于该肌肉单收缩的全部时间，则出现波形互相分开的两个单收缩；逐渐缩短两个刺激的间隔时间，使第二个刺激落在前一个收缩的舒张期，从而引起两个单收缩的复合，即舒张期复合收缩；再缩短两个刺激的间隔时间，使第二个刺激落在前一个收缩的收缩期或缩短期，此时前后两个单收缩也会复合起来，形成一个收缩幅度比较高的收缩波形，称为收缩期复合收缩。如果将一串有效刺激加于肌肉，可因刺激频率不同而呈现不同的收缩波形。如果频率很低，即相邻两个刺激的间隔很大，则出现一连串单收缩；逐渐增大刺激频率，若每两个相邻刺激的间隔长于单收缩的收缩期而又短于其全部历时，则出现相邻两个波形不同程度的复合，但后一个收缩波形总是发生于前一个的舒张期，复合的结果使收缩曲线呈锯齿状，称之为不完全强直收缩；再继续加大刺激频率，则肌肉处于完全、持续的收缩状态，看不出像单收缩那样的舒张期的痕迹，此即完全强直收缩。

【实验对象】

蟾蜍。

【实验仪器与材料】

1. 试剂：任氏液。

2. 器材：蛙类手术器械，BL－420生物机能实验系统，培养皿。

【实验内容与方法】

（一）刺激强度与骨骼肌收缩张力的关系

1. 蛙坐骨神经－腓肠肌标本的制备

详见前文所述。

2. 标本的安放与实验装置的连接

将坐骨神经－腓肠肌标本的股骨干插入肌动器的固定孔中，扭紧螺丝固定标本。将腓肠肌跟腱上的牵拉线与张力换能器的悬梁臂连接，并使牵拉线与水平面垂直。调节张力换能器与肌动器之间的距离，通过施加适宜的前负荷使腓肠肌处于相当于自然位置的拉长状态。

对标本施加刺激的方法有两种：一是将坐骨神经干搭放于肌动器的刺激电极上，通过刺激神经干使肌肉兴奋收缩；二是将针形刺激电极刺入腓肠肌，直接刺激肌肉。

计算机中装配有 BL－420 生物信息采集处理系统。将该系统的刺激输出线与肌动器上连接刺激电极的接线柱相连接，或者与直接刺激肌肉的刺激电极相连接。将张力换能器的输出插头与生物信息采集处理系统的信号输入接口相连，通过计算机屏幕可以观察来自张力换能器的生物信号及其变化。

3. 实验方法一（手动方式）

（1）打开计算机，进入 BL－420 生物机能实验系统的主界面。单击"输入信号"菜单栏，并在"第一通道"子菜单中找到并单击"张力"项目，将第一通道的纵坐标的单位转换为克（g）。点击"开始记录"按钮，进入实验监视。

（2）将"增益"调整为恰当范围（因肌肉不同、负荷不同，故范围也不同。调整原则为：阈收缩能清楚看到，最大收缩不超出量程），"扫描速度"取默认值。打开刺激参数对话框，调整"刺激方式"为单刺激，"刺激时间"为 0.5ms，"刺激强度"为 0.01V，其他选项取默认值。

（3）点击"启动刺激"按钮，对肌肉施加强度为 0.01V 的电刺激，观察肌肉有无收缩反应。随后按 0.02V 的递增值逐渐增加刺激强度，反复刺激肌肉，观察肌肉的收缩反应，直至刚能观察到肌肉的收缩，此收缩即为肌肉的阈收缩。

（4）在上述刺激强度的基础上，按 0.3～0.5V 的强度值递增，反复刺激肌肉，观察肌肉的收缩反应，这一系列收缩为肌肉的阈上收缩。

（5）在连续递增刺激强度 3 次、肌肉的收缩张力曲线都没有发生变化时，即可确认肌肉的收缩已达到最大，此时的肌肉收缩张力曲线即表示肌肉的最大收缩。使肌肉单收缩张力或幅度刚达到最大时的刺激为最适刺激或最小刺激，其强度为最适刺激强度。

（6）点击"结束记录"按钮，保存实验记录，停止实验监视。点击"退出"按钮，退出实验系统。

4. 实验方法二（程控方式）

（1）运行 BL - 420 生物机能实验系统，单击菜单栏"实验项目"，并在"肌肉、神经实验"子菜单中选择并单击"刺激强度与反应的关系"项目。

（2）弹出"预设实验参数"对话框，观察预设的实验参数后，点击"确定"按钮，开始实验。

（3）观测肌肉的收缩强度随着刺激强度的变化而发生的改变。

（4）确认肌肉达到最大收缩后，点击"结束记录"按钮，保存实验记录，退出实验系统。

（二）刺激频率与骨骼肌收缩形式的关系

1. 坐骨神经 - 腓肠肌标本的制备方法

详见前文所述。

2. 标本的安放与实验装置的连接

详见前文所述。

3. 实验方法一（手动方式）

（1）骨骼肌单收缩的观察

1）仪器准备好后，单击"输入信号"菜单栏，并在"第一通道"子菜单中找到并单击"张力"项目，将第一通道纵坐标的单位转换为克（g）。点击"开始记录"按钮，进入实验监视。

2）将"增益"调整为合适范围，"扫描速度"取默认值。打开刺激参数对话框，调整"刺激方式"为单刺激，"刺激强度"为最适刺激强度，在整个实验过程中保持此强度不变。

3）点击"启动刺激"按钮，输出一个单刺激。可在屏幕上观察到一个单收缩曲线和与之对应的刺激信号。

（2）观察肌肉的复合收缩

1）打开刺激参数对话框，将"刺激方式"改为双刺激。调整"波间隔"为50ms，其他选项不变。点击"启动刺激器按钮"，屏幕上显示出在前次收缩的舒张期未结束前，发生了第二次收缩，即舒张期复合收缩。

2）调整"波间隔"为15ms，再对肌肉施加刺激，此时观察到一个幅度较高的收缩曲线，对刺激信号分析可知，第二个刺激所引起的收缩发生于前次收缩的缩短期，即收缩期复合收缩。

（3）观察骨骼肌的强直收缩

1）将"刺激方式"改为连续刺激，调整"刺激频率"为8Hz，刺激个数设为30个，点击"启动刺激器按钮"，开始施加刺激。如此反复2~3次，在屏幕上可观察到2~3个锯齿状的收缩波形，此即不完全强直收缩。

2）将刺激频率增加到15Hz，刺激个数设为45个，刺激肌肉。肌肉的收缩仍然呈现锯齿状的不完全强直收缩，但是收缩曲线的幅度增高了，锯齿变小了。

3）将刺激频率增加到25Hz，刺激个数设为60个，刺激肌肉。肌肉收缩曲线上升的幅度更高，并且锯齿消失，变成完全光滑的曲线，即看不出前次收缩的舒张期，此即为完全强直收缩。

4. 实验方法二（程控方式）

按下列操作步骤进行。

（1）单击菜单栏"实验项目"，并在"肌肉、神经实验"子菜单中选择并单击"刺激频率与反应的关系"项目。

（2）点击"预设实验参数"对话框，观察预设实验参数后，分别点击"经典实验"和"现代实验"。

（3）观察到肌肉的收缩形式随着刺激频率的变化而发生改变。

（4）上述系列实验完成后，停止记录，保存实验结果，退出实验系统。

【注意事项】

1. 标本制备应轻巧，避免牵拉、压迫。

2. 应适时给标本滴淋任氏液，以保持标本湿润。

3. 刺激强度应由小逐级增大，不可过强。

4. 两次刺激间隔时间不能太短，应让标本适当休息。

【思考题】

1. 为什么在一定范围内骨骼肌的收缩张力会随刺激强度的大小而变化？

2. 动作电位是肌肉收缩的前奏，为什么动作电位互不融合，而肌肉收缩却随着刺激频率的增加逐渐复合，以致出现完全强直收缩呢？

3. 正常机体内肌肉的收缩是哪种形式？有何生理意义？

（胡　浩）

第四章

感觉器官与中枢神经系统

实验一　感觉器官
The Sensory Organ

【实验目的】

1. 掌握：眼球壁的三层形态、结构和功能；眼球的内容物晶状体和玻璃体的形态、位置；眼房的概念及房水产生和循环；主要眼副器的形态结构；前庭蜗器的组成和各部的作用；外耳道的形态、分部、位置和特点；鼓膜的形态、分部和位置；鼓室的形态、位置和交通；咽鼓管的形态、特征、开口位置、作用和幼儿咽鼓管的特点；乳突小房和鼓窦的位置；内耳的分部和位置。

2. 了解：感受器与感觉器官的概念及两者的关系；感受器的分类及功能；眼球辅助装置的组成和功能；眼的血管（眼动脉和眼上、下静脉）；听小骨的名称、连结、位置和作用；鼓膜张肌和镫骨肌的作用；声波的传导途径。

【实验仪器与材料】

1. 多媒体电脑及课件，挂图。

2. 手摸和装缸标本：眼球（新鲜牛或猪眼），眼眶水平切，眼眶矢状切，眼球连眼副器，眼肌，外耳、中耳及内耳，听小骨板，矢状切颞骨，泪器。

3. 模型：眼球，眼外肌，位听器，内耳，螺旋器。

【实验内容与方法】

（一）观看录像

观看多媒体教学录像"眼、耳解剖"。

（二）复习理论知识

复习眶的形态及通连；复习颞骨的位置、区分及主要形态结构；复习提问大课所讲重要内容——感受器、感觉器官的概念、分类及功能。

（三）眼和前庭蜗器概述

结合多媒体解剖图和模型学习视器、前庭蜗器，重点讲解眼球壁的构造、中耳鼓室及内耳。

（四）示教眼标本及模型

1. 眼球

取眼球标本或模型，观察眼球的前极、后极，理解眼轴及中纬线；寻认视神经的附着部位。在眼球模型及标本上，理解眼球壁是由三层构成的。

（1）外层（纤维膜）：分为前方 1/6 的无色透明的角膜和后方 5/6 的乳白色的巩膜。在巩膜的前缘有一环形的巩膜静脉窦。

（2）中层（血管膜）：呈棕黑色，从前向后可分为虹膜、睫状体和脉络膜三部分。对照观察活体，在"黑眼仁"的中间有一个更黑的圆点，即为瞳孔。瞳孔周边部虹膜颜色因种族不同而异，中国人为"黑眼睛"，欧美人是"蓝眼睛"。观察白兔的眼睛，呈红色。仔细观察虹膜模型，瞳孔周边部有辐射状的瞳孔开大肌和环行的瞳孔括约肌，理解其作用。虹膜的后方是呈环形增厚的睫状体，在断面呈三角形。睫状体后部较平坦，为睫状环；前 1/3 较肥厚，有许多向内突出呈辐射状排列的皱襞，称为睫状突，睫状突发出的睫状小带与晶状体相连。睫状体内的平滑肌称睫状肌，由副交感神经支配，有调节晶状体曲度和产生房水的作用；脉络膜位居中膜后的大部分中膜区域，查看脉络膜分别与内、外膜结合的紧密程度（外与巩膜疏松结合，内面紧贴视网膜色素上皮层），理解脉络膜和睫状体的作用。

（3）内膜（视网膜）：按其衬贴部位分为虹膜部、睫状体部和脉络膜，前两者合称盲部，后者即视部。在视部的后内侧，查看与视神经相连的呈一圆盘状隆起的视神经盘（视神经乳头），在其中央有视网膜中央动脉、静脉通过，无感光细胞，故称生理性盲点。视神经盘颞侧稍下方是黄颜色的黄斑，其中央凹陷是中央凹，是视网膜感光最敏感处。理解视神经盘和黄斑的结构及功能。

在活体上辨认角膜、巩膜、虹膜、瞳孔和眼球前房等结构。

2. 眼副器

（1）在活体上：①观察上、下睑缘和睫毛，注意睫毛的方向。②观察内、外眦。③略翻起上、下睑，在上、下睑缘近内眦处辨认上、下泪点。④翻起上、下睑，观察结膜的性状，睑结膜和球结膜的分布，结膜上、下穹的形成。

（2）取泪器解剖标本观察：①在眼球的外上方检查泪腺的形态。②在泪囊窝内观察泪囊的形态及其与上、下泪小管和鼻泪管的关系。

（3）在眼球外肌的解剖标本及眼球模型上：观察上睑提肌，上、下、内、外直肌和上、下斜肌的位置和肌束的方向。

在 7 条眼外肌中，除下斜肌起于眶下壁的前内侧外，其余 6 条起于眶尖视神经周围的总腱环及附近骨面；除上睑提肌止于上睑皮肤和上睑板外，其余 6 条均止于眼球，其中 4 条直肌止于眼球赤道之前，2 条斜肌止于眼球赤道之后。结合各眼外肌的起止状况，分析各眼外肌对眼球运动作用。另外，观察 Müler 肌的位置、神经支配、作用及临床意义。

3. 解剖动物眼球及观察

①由前向后经视神经平面将新鲜动物眼球作水平切开，注意观察切开角膜时有液体流出（即房水）；继续向后切，可有胶状的玻璃体流出。②将动物眼球壁翻起观察，玻璃体呈胶状，似超市出售的果冻，与模型上装配的玻璃体的性状相差甚远。③观察由睫状突连于晶状体的睫状小带。用镊子将晶状体取出，触摸晶状体，弹性较好，周围部较软的是晶状体皮质；中央部的晶状体核，较硬。④观察视网膜的颜色及附着情况。部分视网膜已脱落、游离。理解脱落的视网膜是视网膜的哪一层，从而可以理解玻璃体对视网膜的支撑作用，如玻璃体破裂或体积变小将导致视网膜剥离。⑤观察虹膜的形状及颜色，将角膜、巩膜、睫状体与模型进行对比，理解它们的形态、构造和功能。

（五）示教耳标本及模型

1. 外耳

参照前庭蜗器放大模型，取前庭蜗器的解剖标本并结合活体，观察耳廓的形态，外耳道的分部和弯曲，鼓膜的位置、外形和分布。

2. 中耳

取颞骨的锯开标本和耳解剖标本。先观察中耳各部的位置和邻接关系，然后观察以下内容：①鼓室的位置和形态。鼓室上壁的构成及其与颅中窝的关系；下壁与颈内静脉的关系；前壁与咽鼓管和颈内动脉的关系；后壁与乳突窦及乳突的关系；外侧壁的构成；内侧壁的构成，前庭窗、蜗窗和面神经管的位置。②听小骨位置、组成和连接关系。③乳突窦与乳突小房的位置、形态和通连关系。④咽鼓管的位置与通连关系。

3. 内耳

在前庭蜗器的解剖标本和模型上观察内耳，明确内耳在颞骨中的位置，以及骨迷路和膜迷路的位置关系。骨迷路由后外向前内，辨认骨半规管、前庭和耳蜗位置形态。根据方位，辨认前、后、外三个骨半规管，观察每个半规管上膨大的骨壶腹；复查前庭外侧壁上的前庭窗和蜗窗；观察蜗轴的位置，以及环绕蜗轴的蜗螺旋管和骨螺旋板。在膜半规管内寻认壶腹嵴。在前庭内辨认椭圆囊和球囊以及分别位于两囊壁上的椭圆囊斑和球囊斑；注意两囊与膜半规管、蜗管的通连关系。在耳蜗内寻认蜗管，观察它的构成及其与骨螺旋板的位置关系，寻认位于基底膜上的螺旋器；观察前庭阶和鼓阶的位置和在蜗顶相通的部位，以及它们与前庭窗、蜗窗的关系。

（六）学生自行观察标本

学生自行观察标本，教师指导答疑。

（七）小结

结合气传导和骨传导，小结内耳的结构。

【注意事项】

1. 感觉器官标本形体小，结构复杂，实习时要配合标本和模型，能在活体上看到的尽量在活体上观察。

2. 注意眼外肌的位置、起止与作用。

【思考题】

1. 外界光线经过哪些结构投射到视网膜上？

2. 视网膜中央动脉有哪些分支？

3. 看远物和近物时，视器如何调节使物像正好落在视网膜上？

4. 简述眼球外肌的名称、位置、起止及作用。

5. 试述鼓室六壁的形态结构和毗邻。

6. 中耳炎可能向哪些部位蔓延？

7. 声波由外界传导到听觉感受器都经过哪些结构？

（王唯析）

实验二　脊髓、脑干的位置和外形
The Spinal Cord, the Location and External
Features of Brain Stem

【实验目的】

1. 掌握：脊髓的位置和外形；脊髓节段与椎骨的对应关系；脊髓灰、白质配布的形式、区分和名称；脊髓灰质细胞构筑分层（Rexed 分层）；灰质前、后、侧角的主要核团的位置；脊髓白质重要纤维束的位置、起止和功能；脑干的位置、分部及主要外部形态结构。

2. 了解：脊髓灰质前角 α、γ 细胞和 Renshaw 细胞概念；脊髓网状结构的位置；脊髓小脑前、后束的位置、起止和功能；顶盖脊髓束、网状脊髓束和内侧纵束的位置、起止和功能；脊髓固有束的位置和功能。

【实验仪器与材料】

1. 多媒体电脑及课件，挂图。

2. 标本：离体脊髓，去椎管后壁的原位脊髓，整脑，脊髓各段横切厚片标本和椎管横断（示脊神经）标本，脑干。

3. 模型：脊髓、脑干和电动脑干模型。

【实验内容与方法】

（一）观看录像

观看多媒体录像"脊髓"。

（二）复习理论知识

以提问方式复习有关理论课内容。

（三）脊髓解剖学概述

利用多媒体教学图和标本重点介绍脊髓的位置及外形，颈膨大与腰骶膨大的位置，脊髓的节段与椎骨的对应关系，以及脊髓白质内的主要上、下行纤维束。

（四）示教脊髓标本和模型

1. 脊髓的位置、外形，脊髓节段与椎骨的对应关系

（1）在去椎管后壁的标本上查看脊髓的位置。脊髓位于椎管内，上端在枕骨大孔处与延髓相连，下端成人平对第 1 腰椎下缘（新生儿平对第 3 腰椎下缘）；

观察脊髓与脊柱的长度关系，理解两者不等长的原因。在胚胎早期脊髓几乎与椎管等长，脊神经根基本呈直角与脊髓相连，呈水平方向向外侧穿相应的椎间孔出椎管分布外周组织器官；从胚胎第 4 个月开始，脊柱生长速度快于脊髓，致脊髓长度短于椎管。因此，脊神经根丝在颈部几乎是横行穿椎间孔；在颈部以下的脊神经根丝则在椎管内下行一段距离后才能达相应的椎间孔；腰、骶、尾段的神经根在出相应的椎间孔之前，在腰骶段的椎管内垂直下降，围绕终丝聚集成束，形成马尾。查看脊髓各部脊神经根在椎管的走行方向，观察脊柱下部无脊髓的椎管有大的蛛网膜下隙即终池，内有马尾和终丝，理解腰穿和蛛网膜下隙麻醉常在第 3、4 或第 4、5 腰椎间隙进针的解剖学基础。

（2）每对脊神经根的根丝所连的一段脊髓称为一个脊髓节段，因有 31 对脊神经，脊髓可人为地分为 31 个节段，即颈 8、胸 12、腰 5、骶 5、尾 1，理解脊髓阶段的定义及临床意义。在原位脊髓标本上，查看脊髓节段与椎骨的对应关系，一般颈 1~4 与同序数椎骨相对应，颈 5~8 和胸 1~4 与上一位椎骨相对应，胸 5~8 与上两位椎骨相对应，胸 9~12 与上三位椎骨相对应，腰髓与第 11、12 胸椎相对应，骶、尾髓与第 1 腰椎相对应，理解这些对应关系在脊髓外伤和病变的平面诊断和手术定位中的意义。

（3）在游离脊髓标本上，观察其外形。脊髓呈前后稍扁的圆柱状，全长粗细不等，上、下部各有一个稍微膨大的颈膨大和腰骶膨大，探查膨大部分别与上、下肢的关系。沿腰骶膨大向末端查看可见其逐渐变细，呈倒置的圆锥状即脊髓圆锥；软脊膜包裹脊髓圆锥向下形成单一的膜性结构为终丝，向下止于尾骨的背面，注意区别终丝与马尾；马尾是脊髓末端平面以下的脊神经根出椎间孔前的下行部分，围绕在终丝周围。仔细辨认脊髓表面的六条纵沟，即脊髓前、后面的前正中裂和后正中沟，以及两侧的左右前、后外侧沟。前正中裂宽而深（裂内常有血管），后正中沟窄而浅，借两沟可将脊髓分为左右对称的两半。前、后外侧沟内有前、后脊神经的根丝出入。注意前外侧沟的根丝细小，排列稀疏，合成前根；后外侧沟的根丝粗大，排列紧密，合成后根。每一对脊神经的前、后根在椎间孔处合成脊神经。在合并之前，后根上有一个膨大的部分是脊神经节，内含感觉性假单极神经元胞体。

2. 髓的内部结构

在脊髓的横断面厚片上或脊髓放大图上观察。根据横径、前后径及前正中裂和后正中沟形态差异性，首先确定方位，再观察内部结构。

在标本水平切面上，中间颜色较浅部分是灰质，周围颜色较深的部分是白质

（在新鲜标本上灰质颜色灰暗，白质鲜亮发白）。

（1）灰质：在胸段脊髓横切面上观察脊髓灰质的大体结构。灰质居脊髓中央部，略呈"H"形。"H"形的中央部分称灰质连合，其中央有一小孔，是脊髓中央管的横断面。中央管前、后的灰质连合分别称为灰质前、后连合。每侧的灰质依据位置关系，可分为前部扩大的前角和后部狭细的后角（也可根据前正中裂较深的特点来辨认灰质的前、后角）。前、后角之间的移行部分称为中间带。从第1胸节段到第3腰节段，中间带向外侧突出形成侧角。从脊髓整体看，前、后、侧角上下连续成柱，故又称前柱、后柱、侧柱。

由于各部脊髓外周所连的结构不同，故各部脊髓的灰、白质形态结构有所差异，试观察颈、胸、腰和骶尾部脊髓灰、白质形态结构有何不同。

利用脊髓模型和解剖图观察脊髓灰质的细胞构筑，以及 Rexed 分层和后角、侧角、前角内的神经核团。若条件许可，可借助光学显微镜，在尼氏染色的脊髓组织切片内观察（表4－1）。

表4－1　脊髓灰质板层与核团的对应关系

板层	对应的核团或部位	板层	对应的核团或部位
I	后角边缘核	VII	中间带背核、中间内侧核、中间外侧核、骶副交感核
II	后角边缘核	VIII	前角底部，在颈、腰膨大处只占前角内侧部
III、IV	后角固有核	IX	前角内侧核，前角外侧核
V	后角颈　网状核	X	中央灰质
VI	后角基底部		

（2）白质：位于脊髓灰质外周，主要由许多纤维束组成。纤维束一般是按它的起止命名。依据位置，每侧白质借脊髓表面的沟裂分成三部，即在前正中裂与前外侧沟之间的部分称前索；位于前、后外侧沟之间的部分称外侧索；位于后正中沟与后外侧沟之间的部分称后索。前正中裂与灰质前连合之间的白质称白质前连合。

依据传导功能可分为长的上行纤维束、下行纤维束和短的固有束。上行纤维束将不同的感觉信息上传到脑。下行纤维束从脑的不同部位将神经冲动下传至脊髓。固有束起止均在脊髓，紧靠脊髓灰质分布，参与完成脊髓节段内和节段间反射活动。

　　在脊髓后索，内侧部分是薄束，外侧部分是楔束。在脊髓外侧索，边缘部的后部为脊髓小脑后束，前部为脊髓小脑前束。脊髓小脑后束的内侧有粗大的皮质脊髓侧束及细小的红核脊髓束，脊髓小脑前束的内侧有脊髓丘脑侧束。在脊髓前索，边缘部的后部为脊髓丘脑前束，前部为前庭脊髓束；位居前正中裂两侧的为皮质脊髓前束（不超过中段胸髓节段），其外侧可见内侧纵束和顶盖脊髓束。

　　脊髓白质内的脊髓固有束位于脊髓灰质的周围，分布于脊髓前索、外侧索和后索内。

　　脊髓白质内的脊髓固有束、上行纤维（传导）束和下行纤维（传导）束的具体位置关系，也需借助光学显微镜，观察特殊染色的脊髓组织切片辨识。

　　为加深解剖学印象，可观察神经系统传导路模型，理解各纤维束的在脊髓内的立体定位和纤维来源去向。在传导路模型上，注意上行纤维束常用蓝颜色标识，下行纤维束常为红颜色标识。

　　1）薄束和楔束：为脊神经节的中枢突（脊神经后根内侧部的粗纤维）经后外侧沟进入脊髓后索上升而形成，较粗大，止于延髓的薄束核和楔束核，传导同侧躯干四肢的意识性本体感觉和精细触觉。其中薄束成自同侧第5胸节以下的脊神经节细胞的中枢突，楔束成自同侧第4胸节以上的脊神经节细胞的中枢突。

　　2）脊髓小脑前、后束：脊髓小脑后束位于外侧索周边的后部，主要起自同侧板层Ⅶ的背核，但也有来自对侧背核经白质前连合交叉过来的少许纤维，上行经小脑下脚终于小脑皮质。由于背核位于胸髓和上腰髓，所以此束仅见于L$_2$以上脊髓节段。脊髓小脑前束位于脊髓小脑后束的前方，主要起自腰骶膨大节段板层Ⅴ～Ⅶ层的外侧部，即相当于后角基底部和中间带的外侧部，大部分交叉至对侧上行，小部分在同侧上行，经小脑上脚进入小脑皮质。此二束传递下肢和躯干下部的非意识性本体感觉和触、压觉信息至小脑，其中后束传递的信息可能与肢体个别肌的精细运动和姿势的协调有关，前束所传递的信息则与整个肢体的运动和姿势有关。

　　3）脊髓丘脑侧束和前束：脊髓丘脑侧束位于外侧索的前半部，传递由后根细纤维传入的痛、温觉信息。脊髓丘脑前束位于前索、前根纤维的内侧，传递由后根粗纤维传入的粗触觉、压觉信息。脊髓丘脑束主要起自脊髓灰质Ⅰ和Ⅳ～Ⅶ层，纤维经白质前连合越边后在同节或上1～2节的外侧索和前索上行（脊髓丘脑前束含有少部分不交叉的纤维）。脊髓丘脑束的纤维在脊髓有明确定位，即来自骶、腰、胸、颈节的纤维，由外向内依次排列。

　　4）皮质脊髓束：大部分经延髓的椎体交叉形成外侧索内的皮质脊髓侧束，

查看其分支终止于同侧脊髓灰质前角外侧核的情况，进而经脊髓前角外侧核运动神经元发出的轴突，经脊神经前根出脊髓，支配同侧四肢肌；小部分未交叉的纤维在同侧前索内下降形成皮质脊髓前束，终止于双侧脊髓灰质前角内侧核，进而支配双侧的躯干肌。理解一侧内囊脑溢血后常出现对侧四肢肌瘫痪而躯干肌瘫痪不明显的原因。

（3）网状结构：在模型上观察脊髓灰质后角基底部外侧的白质内，有一些散在的细小灰质团块，此部位即称网状结构，颈段横切面比较明显。

3. 功能

依据目前所学周围神经和脊髓结构，理解脊髓借助脊神经是如何完成其脊髓反射和与脑的传递功能的。试扣击其他同学的髌韧带，观察其小腿不自主向前伸的情况，此即膝跳反射，分析完成该脊髓反射的反射弧。

（五）观察脑干的位置和外形

脑位于颅腔内，其背外侧面的大体形体与颅盖内面相适应，下面的大体形体与颅底内面前、中、后颅窝相适应。脑分为端脑、间脑、小脑、中脑、脑桥和延髓六个部分。通常将延髓、脑桥和中脑合称脑干。取完整脑标本观察，上方是两个半球形膨大部，即大脑半球。端脑就是由左、右侧大脑半球组成的。两半球的后下方为小脑。小脑的前方，端脑下部，呈柄状的部分为脑干，脑干与端脑之间为间脑。

脑干由下往上依次分为延髓、脑桥和中脑三部分。先用脑干模型观察学习脑干外形，然后用脑干标本验证。

在游离脑干标本或模型上，首先要摆正其位置，脑干整体由前上斜向后下与枕骨斜坡的角度一致；中部腹侧（前下方）为膨大的脑桥的基底部；背侧（后上方）有四边形的菱形窝。然后观察其主要结构，脑神经出入脑干的部位也是重点。

1. 延髓

延髓是脑干的下部，形似倒置的圆锥体，上部略膨大，下部较细，在枕骨大孔处与脊髓相续。腹侧面借一横沟（延髓脑桥沟）与脑桥分隔。延髓腹侧面正中线上有前正中裂，其外侧的纵行隆起称锥体，内有皮质脊髓束经过。在锥体下端，左、右两侧的皮质脊髓束纤维大部分相互交叉，称为锥体交叉。在延髓的上部，锥体背外侧的卵圆形隆起为橄榄，内藏下橄榄核。在锥体与橄榄之间的前外侧沟内，有舌下神经的根丝出脑干；在橄榄背外侧的后外侧沟内，由上而下有舌咽神经、迷走神经和副神经的根丝附着。在延髓背侧面，其上部为第四脑室底的下部。在延髓下部，有膨大的隆起分别为薄束结节和楔束结节，其深面有薄束核和楔束核。楔束结节外上方的隆起为小脑下脚（绳状体）。

2. 脑桥

脑桥腹侧宽阔膨隆为脑桥基底部。脑桥基底部向外后逐渐变窄，移行为小脑中脚（脑桥臂）。基底部与小脑中脚交界处可见三叉神经的根（包括粗大的感觉根和位于其前内侧细小的运动根）附着。在基底部的正中线上有一条纵行的浅沟，称基底沟，有基底动脉经过。在基底部与延髓之间的横沟（延髓脑桥沟）内，由内向外依次有展神经、面神经和前庭蜗神经根附着。脑桥背侧面形成第四脑室底的上部。第四脑室底呈菱形，故称菱形窝。菱形窝的外上界为小脑上脚（结合臂）。

3. 中脑

腹侧面的上界为视束，下界为脑桥上缘，主要有两条纵行的柱状结构，称为大脑脚，内有锥体束等经过；两脚间的深窝称脚间窝，窝底称后穿质，有许多血管出入的小孔。在脚间窝的下部，大脑脚的内侧有动眼神经根出脑。胚胎时期的神经管腔在中脑成为中脑水管（大脑水管）。中脑的背侧面有两对圆形隆起，总称四叠体或顶盖。上方的一对隆起为上丘，下方的一对为下丘。在上、下丘的外侧，各自向外上方伸出一条长的隆起，称上丘臂和下丘臂，分别连于间脑的外侧膝状体和内侧膝状体。在下丘的下方与上髓帆之间，有很细的滑车神经走出，它绕大脑脚由背侧走向腹侧。

4. 菱形窝

（1）菱形窝的位置：位于延髓上部和脑桥的背面，呈菱形，由延髓上部和脑桥内的中央管于后壁中线处裂开并向后外侧敞开而形成。因构成第四脑室的底部，又称第四脑室底。

（2）菱形窝的边界：外上界为小脑上脚，外下界由内下向外上依次为薄束结节、楔束结节和小脑下脚。外上界和外下界的汇合处为菱形窝的外侧角。外侧角与其背侧的小脑之间为第四脑室外侧隐窝，此隐窝绕过小脑小脚转向腹侧。

（3）菱形窝的区分和形态结构：在菱形窝的正中线上有纵贯全长的正中沟，将此窝分为左右对称的两半。自正中沟中部向外侧角的数条浅表的横行纤维束，称髓纹，将菱形窝分为上、下两部分。髓纹主要由延髓弓状核的传出纤维向背内行走，交叉至对侧第四脑室底进入小脑下脚而形成，可作为延髓和脑桥在背面的分界线。

正中沟的外侧各有一条大致与之平行的纵行界沟，将每侧半的菱形窝再分成内、外侧部。外侧部呈三角形，称前庭区，内藏前庭神经核。前庭区的外侧角上有一小隆起，称听结节，深面为蜗背侧核。界沟与正中沟之间的内侧部称内侧隆起，髓纹以下的延髓部可见两个小三角区：内上方者为舌下神经三角，内含舌下神经核；外下方者为迷走神经三角，内含迷走神经背核。沿该三角的下外缘，有一斜行的窄嵴，称分隔索，其与薄束结节之间的窄带称最后区，属室周器官之一，富含血管和神经胶质等，并与分隔索一起被含有伸长细胞的室管膜覆盖。靠近髓纹上方，内侧隆起上有一圆形的隆凸，为面神经丘，内隐面神经膝和展神经核。界沟上端的外侧，在新鲜标本上可见一蓝灰色的小区域，称蓝斑，内含蓝斑核，为含黑色素的去甲肾上腺素能神经元聚集的部位。在菱形窝下角处，两侧外下界之间的圆弧形移行部称闩，与第四脑室脉络组织相连。

5. 第四脑室

在正中矢状切标本上，观察第四脑室的位置及围成。第四脑室底即菱形窝。第四脑室顶形似帐蓬，顶尖伸向后上方指向小脑蚓；顶的前上部由两侧小脑上脚及中央的上髓帆构成，后下部由下髓帆及第四脑室脉络组织构成。上髓帆为位于两侧小脑上脚之间的一小块薄层白质板，向后下与小脑相连，其上方被小脑蚓所遮盖。下髓帆亦为薄片白质，在小脑扁桃体前上方，自前上向后下延伸很短距离，即移行为第四脑室脉络组织，后者向后下方连于菱形窝的两侧外下界。第四脑室脉络组织由上皮性的室管膜以及外面的血管和覆盖的软脑膜构成。脉络组织内的部分血管反复分支，相互缠绕成丛状，夹带着软膜和室管膜上皮突入室腔，形成第四脑室脉络丛，可产生脑脊液。第四脑室脉络丛呈"U"形分布，上部两侧横行向外延伸至第四脑室的外侧隐窝，并经第四脑室外侧孔突出于蛛网膜下隙。查看第四脑室内的脉络丛及第四脑室的交通，向上连中脑水管，向下通延髓中央管，向外侧经外侧孔通蛛网膜下隙，向后经正中孔通小脑延髓池。注意区分第四脑室脉络组织与脉络丛，并理解其作用。

（六）学生自行观察标本

学生自行观察标本，教师指导答疑。

（七）小结

小结脊髓神经核和纤维束与脊神经前、后根的关系。

【注意事项】

1. 注意爱护标本。由于神经系统器官（特别是脊髓和脑）柔嫩脆弱，严禁用锐利工具挟持和撕拉，要轻拿轻放。

2. 观察时必须弄清解剖学方位。

3. 脑干标本一般带有间脑和大脑的基底部分。拿取脑干标本时，切勿仅拿一侧间脑，这时很容易将间脑从中脑上部掰断。

【思考题】

1. 脊髓粗细不一的生理意义？为什么成人脊髓没有充满整个椎管？

2. 第 3 颈椎、第 7 胸椎或第 1 腰椎分别骨折时，可能损伤何脊髓节段？

3. 脊髓下端的高度在临床上有何意义？

（王唯析）

实验三　脑干的内部结构
The Internal Structures of Brain Stem

【实验目的】

1. 掌握：脑干外形及内部结构与脊髓的差异性；延髓、脑桥、中脑内部结构的主要特点（延髓的两个交叉、第四脑室的开敞和下橄榄核的出现，脑桥划分为基底和被盖部，中脑出现脚底和顶盖等）；脑干灰质位置和区分，脑神经核的分类及名称、位置和功能；薄束核、楔束核、下橄榄核、红核、黑质和顶盖前区等主要中继核的位置和功能；脑干白质配布及重要纤维束（脊丘系、内侧丘系、三叉丘系、外侧丘系和锥体束）的位置及纤维的来源和去向。

2. 了解：脑干网状结构的位置、主要核团的位置、纤维联系和功能。

【实验仪器与材料】

1. 多媒体电脑及课件，挂图。

2. 标本：脑正中矢状切，整体游离脑干，脑干各断面（陈列室装缸标本）。

3. 模型：脑干放大模型，脑干神经核模型，电动脑干模型，各类传导路模型。

【实验内容与方法】

（一）观看录像

观看多媒体教学录像"脑干"。

（二）复习理论知识

板书画图（用不同颜色的粉笔标记不同类型的神经核团），复习大课内容并讲解脑干的灰质结构。特别是复习与脊髓相比，脑干内部结构及其配部的特点。

（1）脑干内部结构的区分：中脑分为顶盖和大脑脚（被盖和大脑脚底）；脑桥分为被盖和基底部；延髓分为内侧部、外侧部和后部。

（2）脑干内部结构：由灰质［脑神经核、中继核、网状核（网状结构内）（不相连续、聚集成团）］、白质（上、下行传导束为主，少量横行纤维）（在脑干，大部分传导束纤维有交叉）和网状结构（很发达，内有重要的生命中枢）组成。

（3）脑干灰、白质：灰质内7类脑神经核及主要中继核和网状核的位置、形态和纤维联系；白质上行纤维束（四大丘系——内侧丘系、脊丘系、三叉丘系和外侧丘系）和下行传导束（锥体束为主，分为皮质脑干束和皮质脊髓束两部；锥体外系）的位置、经行和联系。

（4）脑干网状结构的位置、区分和功能。

（三）讲解脑干主要水平面的所见结构

利用不同脑干水平切面标本，观察脑干内部结构灰、白质和网状结构配布，以及与外形的关联，加强内部结构的记忆和理解。脑干有8个典型的水平切面，分别经锥体交叉、内侧丘系交叉、橄榄中部、橄榄上部、脑桥下部、脑桥中部、下丘和上丘。

（四）示教脑干灰质核团的位置、形态及白质纤维联系

（1）应用脑神经核模型、电动脑干模型，观察脑神经核的位置及其与脑神经和皮质核束的关系。7类脑神经核团根据其性质和功能，在脑干内按照以下规律纵行排列成6个功能柱，且在脑神经核模型中，不同功能柱用不同颜色标记：①在第四脑室室底灰质中，一般运动性神经核柱位于界沟内侧，感觉性神经核柱位于界沟外侧。②由中线向两侧依次为一般躯体运动核柱（深红色）、一般内脏运动核柱（黄色）、一般和特殊内脏感觉核柱（绿色）和特殊躯体感觉核柱（浅蓝色）。③特殊内脏运动核柱（淡红色）和一般躯体感觉核柱（深蓝色）则位于室底灰质（或中央灰质）腹外侧的网状结构内（表4-2）。

表4-2　脑神经核在脑干代表性水平切面的位置

机能柱			一般躯体运动柱	特殊内脏运动柱	一般内脏运动柱		内脏感觉柱（一般和特殊）	一般躯体感觉柱	特殊躯体感觉柱
位置			中线两侧	一般躯体运动柱的腹外侧	一般躯体运动柱的背外侧		一般内脏运动柱的外侧	内脏感觉柱的腹外侧	最外侧（前庭区深方）
脑神经核所在代表性水平切面	中脑	上丘	动眼神经核（Ⅲ）		动眼神经副核（Ⅲ）	界		三叉神经中脑核（Ⅴ）	
		下丘	滑车神经核（Ⅳ）						
	脑桥	上部				沟		三叉神经脑桥核（Ⅴ）	
		中部		三叉神经运动核（Ⅴ）					
		下部	展神经核（Ⅵ）	面神经核（Ⅶ）	上泌涎核（Ⅶ）				
	延髓	橄榄上部			下泌涎核（Ⅸ）		孤束核：核的上部为味觉核，下部为心-呼吸核（Ⅶ、Ⅸ、Ⅹ）	三叉神经脊束核（Ⅴ、Ⅶ、Ⅸ、Ⅹ）	前庭神经核Ⅷ
		橄榄中部 内侧丘系交叉	舌下神经核（Ⅻ）	疑核（Ⅸ、Ⅹ、Ⅺ）	迷走神经背核（Ⅹ）				蜗神经核Ⅷ
		锥体交叉		副神经核（Ⅺ）					

（2）应用脑神经核模型、电动脑干模型，观察各部的中继核（延髓内的楔

束核、薄束核和下橄榄核，脑桥内的脑桥核和外侧丘系核，中脑内的上丘核、下丘核、顶盖前区、红核和黑质等）位置、形态和纤维联系，并理解各自的功能。

（3）应用各类传导路模型，观察脑干内上行与下行传导束在脑干内的走行部位、来源和终止。上行传导束分别在深感觉和浅感觉传导路模型上观察；观察下行的锥体束传导路模型时应特别留意与下单位核团的单、双侧支配关系。

1）内侧丘系和脊丘系：是脊髓白质上行传导束在脑干的延续，可先复习此二束在脊髓的位置，然后向上追踪到脑干，查看它们在脑干的位置关系。

2）三叉丘系：又称三叉丘脑束，由三叉神经脊束核及大部分三叉神经脑桥核发的二级感觉纤维所组成。两个核团的传出纤维首先越过中线至对侧上行，形成三叉丘脑束，紧贴于内侧丘系的背外侧，最终止于背侧丘脑腹后内侧核。该纤维束主要传导对侧头面部皮肤、牙及口、鼻黏膜的痛温觉和触压觉。三叉神经脑桥核有部分神经元发出传导牙和口腔黏膜触、压觉的纤维直接进入同侧三叉丘脑束，止于同侧的背侧丘脑腹后内侧核。

3）外侧丘系：由起于双侧蜗神经核和双侧上橄榄核的纤维所组成。蜗神经核和上橄榄核发的二、三级听觉纤维大部分经脑桥中、下部的被盖腹侧部横行，越过中线交叉至对侧，形成斜方体（其外侧部被上行的内侧丘系纤维所穿过），然后在上橄榄核的外侧折转上行，构成外侧丘系；少部分纤维不交叉，加入同侧的外侧丘系而上行。该丘系在脑桥行于被盖的腹外侧边缘部，在中脑的下部进入下丘核，大部分纤维在此终止换元，部分纤维则止于内侧膝状体。外侧丘系主要传导双侧耳的听觉冲动。

4）锥体束：起源于大脑皮质，经端脑的内囊下行达脑干，穿行于中脑的大脑脚底中 3/5，脑桥基底，至延髓腹侧聚集为延髓的锥体。

锥体束包括两部分：皮质核束（又称皮质延髓束）和皮质脊髓束。

在中脑大脑脚底中 3/5 的内侧部辨认皮质核束纤维，向下追踪其在脑干内经行和终止，可见皮质核束沿途发出分支终止于大部分双侧的一般躯体运动核和特殊内脏运动核，及部分对侧的面神经核的神经元和舌下神经核，以支配大部分双侧的头面部骨骼肌和对侧眼裂以下的表情肌及对侧的舌肌。

在中脑大脑脚底中 3/5 的外侧部辨认皮质脊髓束，查看其经脑干腹前近中线处，穿过脑干直达锥体下端，大部分纤维在此越中线交叉至对侧，形成锥体交叉，交叉后的纤维在对侧半脊髓内下降，称皮质脊髓侧束；小部分未交叉的纤维仍在同侧半脊髓前索内下降，称皮质脊髓前束。皮质脊髓束主要支配对侧肢体骨骼肌和双侧躯干肌的随意运动。

5）其他起自脑干的下行纤维束：在延髓内除上述锥体束外，还有起自对侧红核的红核脊髓束，行于中脑和脑桥被盖的腹侧和腹外侧；起自上丘的顶盖脊髓束，行于脑干中线的两侧，内侧纵束的腹侧；起自前庭核的前庭脊髓束和起于网状结构的网状脊髓束等。

（4）脑干网状结构位置和核团分布未在模型展示，只能依靠教科书文字表达和脑干水平切面展示，以及脑干断层标本观察，立体思维想象和理解。

（五）学生自行观察模型、标本

学生自行观察模型和标本，教师指导答疑。

（六）小结

小结脑干网状结构定义、位置及组分。

【注意事项】

1. 观察脑标本时要小心和爱护标本，切勿用镊子夹持，要轻拿轻放。

2. 脑干形体小而结构复杂，在实习时尽可能多地结合模型进行学习，以便在头脑中建立立体构形，从而加深记忆。

3. 学习脑干内部结构，应以理论课讲授为主，实习课主要在脑神经核模型、电动脑干模型上观察脑干的脑神经核。另外，尽可能地使用脑干水平断面（陈列室脑断层）的实物标本观察，特别是有些核团在实物标本上，结合外形和颜色通过肉眼可以直接观察到，如橄榄体内的下橄榄核、面丘深方的展神经核、上丘和下丘深方的上丘核和下丘核、中脑内的红核和黑质，以及菱形窝外上界中部蓝斑。有些特殊染色的脑干水平断面的实物标本可供学生利用放大镜自己对照图谱进行观察。应用特制的各类传导路模型，观察脑干内的传导束，包括四个丘系的形成、在脑干内的位置和交叉平面以及锥体束的位置和交叉。

【思考题】

1. 脑神经核在脑干横断面上的排列有何规律？
2. 有哪些上、下纤维束在脑干内交叉？其交叉平面在何处？

（王唯析）

实验四 小脑、间脑和端脑
The Cerebellum, the Diencephalon and the Telencephalon

【实验目的】

1. 掌握：小脑的位置、外形、分叶和三对小脑脚；小脑的内部结构；小脑扁桃体的位置和临床意义。间脑的位置、分部和外形；第三脑室的位置和通连。丘脑腹后外侧核、腹后内侧核、内外膝状体的纤维联系和功能；下丘脑的分部及主要核团名称和位置；视上核、室旁核和弓状核的位置、纤维联系和功能。大脑半球的形态、分叶及主要沟回；基底核的组成和位置；纹状体的组成、区分和功能；内囊的位置、形态分部和各部主要投射纤维束的排列位置关系；大脑皮质躯体运动区、躯体感觉区、视觉区、听觉区和内脏活动皮质中枢的位置、形态特点和功能定位；大脑皮质各语言中枢的位置。

2. 了解：小脑皮质的分层和皮质传入、传出联系的概况；小脑的中央核和主要纤维联系。丘脑、上丘脑、底丘脑和下丘脑在位置上的分界；丘脑核团的划分（中线核、板内核和网状核，特异性丘脑核团，联络性或非特异性丘脑核团）。大脑半球髓质的概况；大脑皮质的分层和分区；嗅觉区、味觉区和平衡觉区在大脑皮质上的位置；边缘系统的组成和联系概况。

【实验仪器与材料】

1. 多媒体电脑及课件，挂图。

2. 手摸和装缸标本：整脑（用于观察小脑、间脑及端脑的位置关系），游离小脑、间脑、端脑及脑的各种切面标本，冻脑纤维剥制标本（用于观察各脑区的外形及内部结构），端脑染色标本（用于观察端脑表面的主要沟、回及皮质功能区）。

3. 模型：脑干间脑放大模型，基底核模型。

【实验内容与方法】

（一）观看录像

观看多媒体教学录像"小脑、间脑、端脑"。

（二）复习理论知识

以提问方式复习有关理论课内容。

（三）小脑、间脑和端脑概述

结合多媒体解剖图和模型，学习小脑、间脑和端脑，重点讲解小脑的位置和外形，间脑的位置、分部和外形，背侧丘脑及下丘脑，大脑皮质的外形分叶、机能定位、基底核及内囊。

（四）示教小脑标本及模型

1. 小脑的位置和外形

（1）位置：结合整脑及游离小脑标本，正确拿持小脑，明确小脑位于颅后窝，上方与端脑枕叶的下面相对，前下方借小脑三对脚与脑干相邻。

（2）外形：小脑表面的沟、裂较多，其上面较平，下面的两侧膨隆而中间峡细；前面有小脑脚的切面，后面较规整。观察小脑上面居中的小脑蚓，其与小脑半球间无明显分界。于小脑上面前、中 1/3 交界处寻找"V"字形较深的原裂，小脑下面辨认中间较细的小脑蚓及两侧膨大的小脑半球，蚓部自前向后辨认小结及蚓垂和蚓锥体。在小脑下面半球的前内侧部，观察向下突出的小脑扁桃体，查看其在整体标本上的位置，理解其临床意义（当颅脑外伤、颅内血肿等病变引起颅内高压时，该部会嵌入枕骨大孔，形成小脑扁桃体疝，压迫延髓，导致呼吸、循环障碍而危及生命）。在小脑下面的前部查看小脑上、中、下三对脚的切面，理解其与脑干的延续。在小脑中脚的后方各有一相对独立的表面凹凸不平的球形小体（即绒球），通过绒球脚与小结相连。

（3）分叶：依据小脑表面的原裂及后外侧裂，小脑分为前叶、后叶及绒球小结叶 3 叶；根据小脑皮质梨状细胞轴突的投射规律，将小脑分为内侧区、中间区和外侧区 3 个纵区；按发生和纵区的纤维联系，分为原小脑，又称前庭小脑或古小脑（绒球小结叶）、旧小脑，又称脊髓小脑［小脑蚓（内侧区）和半球中间区］和新小脑，又称大脑小脑（半球外侧区）。

2. 小脑的内部结构

观察小脑水平切标本，可见其表面为灰质，称小脑皮质，内部颜色浅淡称小脑髓质。在小脑髓质内可见一些灰色的团块状结构，称小脑核。其中最大的称齿状核，形如口袋，开口向内侧，在开口处可见小的团块状结构，分别称为栓状核和球状核。另外，在中线的两侧还可见到顶核，恰好位于第四脑室的顶壁内。上述这些核团在进化上也有先后之分，一般来说，顶核与原小脑同时出现，而栓状核和球状核与旧小脑在同一时期出现，齿状核与新小脑同时出现。在机能上它们与中枢神经系统的其他结构也密切相关，因此可以归纳如下。

（1）原小脑：顶核——前庭神经核和前庭神经（机能为调节机体平衡）。

（2）旧小脑：栓状核和球状核——脊髓（机能为调节肌肉的张力）。

（3）新小脑：齿状核——大脑（机能为调节精细活动）。

（五）示教间脑标本及模型

由于端脑高度发育掩盖了间脑，除腹侧面的部分下丘脑外，间脑的其他部位在整脑标本上均观察不到。故需用间脑、脑干标本和模型，以及脑正中矢状切面标本，观察间脑的位置、形态和分部。间脑可分为背侧丘脑、下丘脑、上丘脑、后丘脑和底丘脑五部分。两侧背侧丘脑之间的矢状裂隙为第三脑室。

1. 背侧丘脑

（1）在游离脑干、间脑正中矢状切标本上，观察背侧丘脑的位置。它与前下方的下丘脑以下丘脑沟分界，有时两侧背侧丘脑之间有丘脑间粘合相连。查看背侧丘脑上外侧的前部粗大、后部渐细的隆起结构（即尾状核）；丘脑的外侧面邻接内囊后肢（详见端脑实习）。

（2）在背侧丘脑模型上，可见背侧丘脑为卵圆形的灰质团块，其前端突起称前结节，后端膨大称丘脑枕。背侧丘脑的内部被"Y"字形的白质板（内髓板）分为三部分，即前方的前核群、靠近中线的内侧核群和外侧核群。其中，外侧核群又分为上方的背侧组和下方的腹侧组；背侧组从前向后分为背外侧核、后外侧核及枕；腹侧组自前向后为腹前核、腹外侧核（腹中间核）和腹后核（再分为腹后内侧核和腹后外侧核）。

在内髓板还含有若干板内核；第三脑室侧壁的薄层灰质和丘脑粘合内的核团称正中核（中间核）；丘脑外侧核群与内囊之间的薄层灰质称丘脑网状核。

（3）理解丘脑各核群的性质是非特异性、特异性还是联络性核团。结合传导路模型，重点观察脑干内的内侧丘系、脊髓丘系和三叉丘系到达腹后内、外侧核的情况，腹后核发纤维组成丘脑中央辐射向上投射到大脑躯体感觉区。

2. 后丘脑

在游离脑干、间脑标本或模型上，于背侧丘脑后下方、中脑顶盖的上方，查看后丘脑的两对隆起，即内、外侧膝状体，它们属特异性中继核团。观察视束到达的外侧膝状体和外侧丘系到达的内侧膝状体，经此两核中继后分别形成视辐射和听辐射投射到大脑的视觉区和听觉区。

3. 上丘脑

在游离脑干、间脑标本或模型上，观察背侧间脑与中脑顶盖前区的移行部分——上丘脑，包括松果体、缰三角、缰连合、丘脑髓纹和后连合。其中松果体位于上丘上方中线上，16岁后常钙化。理解松果体的作用及钙化后的临床意义。上丘脑与嗅觉及内脏活动有关。

4. 底丘脑

是间脑与中脑之间的移行区。在经红核、黑质的冠状切标本上，可见位于黑质上方和红核外侧的核团即底丘脑核，参与底丘脑的形成，与红核、黑质、苍白球间有纤维联系。属于锥体外系的重要结构。

5. 下丘脑

（1）在脑正中矢状切标本上，于背侧丘脑前下方和下丘脑沟下方寻找下丘脑，前端达室间孔，后端与中脑被盖相续，下方自前向后有视交叉、灰结节（与漏斗、垂体相连）和成对的乳头体。可自视交叉前、视交叉与灰结节间、灰结节与乳头体间向上作三条垂线，将下丘脑分为3个部分，即视交叉前方的视前区、视交叉上方的视上区、灰结节上方的结节区和乳头体上方的乳头体区；在纵向上，自内向外将每侧下丘分为室周带、内侧带和外侧带3个带，每个区域内均含一定数目的核团。

（2）在下丘脑模型上，观察各区的核团，重点辨认位于视交叉上方的视上核和第三脑室侧方的室旁核，查看此两核发出的纤维束（视上垂体束和室旁垂体束）与神经垂体的联系；辨认位于漏斗深面的漏斗核，理解漏斗核等发出结节垂体束（结节漏斗垂体束）与腺垂体的联系。

（3）理解下丘脑的功能。

6. 第三脑室

在脑正中矢状切标本上，位于两侧背侧丘脑和下丘脑间的矢状位的裂隙即为第三脑室，探查其边界及通连：前界是终板（连接胼胝体嘴与视交叉上面间的薄层灰质），后界为松果体隐窝，底由视交叉、漏斗、灰结节和乳头体等构成，向前经室间孔通侧脑室，向后经中脑水管通第四脑室，内有脉络丛可产生脑脊液。

（六）示教端脑标本及模型

1. 端脑的外形和分叶

（1）分叶：利用游离大脑半球及其染色标本，辨认出上外侧面三条基本平行的沟。中间的一条沟即为中央沟。由前下向后上斜行的深沟为外侧沟。中央沟之前、外侧沟上方的是额叶；外侧沟下方是颞叶；中央沟后方是顶叶；外侧沟底部，有被部分额叶、顶叶和颞叶所掩盖的岛叶。在大脑半球内侧面后部，自前下向后上并略转至上外侧面的深沟是顶枕沟，其前方为顶叶，后方是枕叶。

（2）上外侧面

1）在上外侧面的额叶上，与中央沟基本平行的沟为中央前沟。自中央前沟向前有两条大致平行走向的沟，即额上沟和额下沟。由上述三沟将额叶分成四个脑回：中央前回、额上回、额中回和额下回。

2）上外侧面的顶叶上，与中央沟基本平行的是中央后沟，两者之间为中央后回。中央后沟后方，与半球上缘平行的为顶内沟。顶内沟上方为顶上小叶，下方是顶下小叶。注意探查顶下小叶的构成，包括包绕外侧沟后端的缘上回和包绕颞上沟后端的角回。

3）上外侧面的颞叶上，两条基本平行的沟为颞上沟和颞下沟，将颞叶分为颞上、中、下回。扒开外侧沟，探查自颞上回转入并隐藏在外侧沟下壁的横行短回（即颞横回）。

4）探查上外侧面下缘枕极前方约4cm处稍向上凹的枕前切迹，理解其意义（枕前切迹与顶枕沟上端连线是顶叶、颞叶与枕叶的分界线）。

（3）内侧面：在半球内侧面的顶枕沟前方，辨认中央前、后回转折至内侧面的部分为中央旁小叶，其下有两条基本平行的弓形沟，即上方的扣带沟和下方的胼胝体沟，两者之间为扣带回。扣带回下方是呈耳轮状的胼胝体。胼胝体前部的下方有较薄的透明隔和圆柱状的穹隆。在胼胝体后下方，枕叶内侧面有呈弓形的距状沟，将枕叶分为上方的楔叶和下方的舌回。

（4）下面：在半球下面的额叶上，大脑纵裂外侧可见呈纵行的沟，称嗅束沟，此沟内、外侧部分别为直回和眶回。嗅束沟的前部有膨大的嗅球，其向后延伸为嗅束和嗅三角。颞叶下面的两条纵沟（枕颞沟和侧副沟）将颞叶分为枕颞外侧回、枕颞内侧回和海马旁回。观察海马旁回前端的弯曲（即钩）。将海马旁回扒向外侧，探查由胼胝体沟延续下来的海马沟。查看海马沟上方的锯齿状皮质（即齿状回）和其外侧的弓形隆起（即海马）。观察和理解海马结构的组成，注意分辨海马旁回、海马沟、海马、齿状回和海马结构，不要相互混淆。

2. 端脑皮质功能定位

借助脑染色标本，观察机体各种功能活动的高级中枢在端脑皮质的定位关系，包括第1躯体运动区、第1躯体感觉区、视觉区、听觉区、平衡觉区、嗅觉区、味觉区、内脏活动的皮质中枢及各语言中枢。重点理解第1躯体运动区及感觉区的局部定位特点，以及各语言中枢损伤后的临床表现。

3. 端脑的内部结构

在大脑半球的水平切面上，可见其表层颜色较深的部分为大脑皮质，皮质下颜色较浅部分为大脑髓质，蕴藏在髓质深部的为基底核，端脑内部的空腔则为侧脑室。

（1）基底核：首先在基底核模型上观察豆状核、尾状核及杏仁体的形态及其与背侧丘脑的位置关系，然后观察大脑水平切及冠状切标本。在水平切面上，豆状核呈三角形，内部被两层纤维板分为三部分，外侧为壳，内侧两部分合称苍白球。尾状核被分成前、后两部分，分别位于背侧丘脑的前、后方，前部较大，是尾状核的头；后部较小，是尾状核的尾。豆状核和尾状核组成纹状体。屏状核位于岛叶皮质与豆状核之间。杏仁体因位置较低，常不能看到。

（2）大脑皮质：是覆盖在大脑半球表面的灰质，依据种系发生的次序可分为原（古）皮质（海马、齿状回）、旧皮质（嗅脑）和新皮质（其余大部分）。原皮质、旧皮质与嗅觉和内脏活动有关，新皮质高度发展，占大脑半球皮质的96％以上，而将原皮质和旧皮质推向半球的内侧面下部和下面。

大脑皮质的神经细胞可分为两类：①传出神经元；②联络神经元。这些细胞依照一定的规律分层排列并组成一个整体。原皮质和旧皮质为三层结构，新皮质基本为六层结构，如海马可分为三个基本层：分子层、锥体细胞层和多形细胞层。海马与海马旁回（内嗅区）之间有过渡区域，逐渐变成4层、5层、6层。新皮质典型的六层结构：第Ⅰ层分子层；第Ⅱ层外颗粒层；第Ⅲ层外锥体细胞层；第Ⅳ层内颗粒层；第Ⅴ层内锥体细胞层和第Ⅵ层多形细胞层。新皮质的六层结构只是基本型，不同区域的皮质，各层的厚薄、纤维的疏密以及细胞成分都不同。依据皮质各部细胞的纤维构筑，将全部皮质分为若干区。现在人们广为采用的是 Brodmann 分区。将皮质分成52区。

在对大脑皮质结构与功能的研究中发现，贯穿皮质全层存在着垂直柱状结构，是大脑皮质的基本功能单位，称为皮质柱，又称功能柱。大脑皮质大约含有5亿个皮质柱，各柱的结构大小不等，一般直径约 $300\,\mu m$，皮质柱的垂直向由六层细胞构筑而成。每个皮质柱包括各种神经元，均有其传入、传出及联络纤维，是信息处理的基本单位，是组成皮质回路的必要结构。皮质柱之间还可通过短轴突的星状细胞和锥体细胞的基底树突相互突触，影响周围的皮质柱的功能，如躯体运动柱、躯体感觉柱、视觉柱和听觉柱等。皮质柱的建立使人们对大脑皮质的研究由"区"水平提高到"柱"的水平，对深入揭示脑的功能有重要意义。

（3）大脑半球的髓质：组成大脑髓质的纤维分为联络纤维、连合纤维（胼胝体、前连合和穹隆连合）及投射纤维（内囊）三类。主要观察连合纤维中的胼胝体以及由投射纤维形成的内囊等结构。在陈列室装缸的冻脑纤维剥制标本上，观察各类联络纤维，如弓状纤维、上纵束、下纵束、扣带和钩束等。胼胝体为连接左、右大脑半球的主要纤维束。在脑的正中矢状切面标本上，观察胼胝体的位置和形态；在冻脑纤维剥制标本上，观察胼胝体的纤维走向，可见其纤维向两半球内部前、后、左、右辐射，广泛联系额、顶、枕、颞叶。在大脑水平切标本上，辨认豆状核、尾状核和背侧丘脑，观察位于三者之间呈">"或"<"形状的白质区（即内囊）。内囊由前向后分为内囊前肢、内囊膝和内囊后肢。内囊内有大量上下走行的纤维，自前向后依次为额桥束、丘脑前辐射、皮质脑干（核）束、皮质脊髓束、皮质红核束、顶桥束、丘脑中央辐射、丘脑后辐射（视辐射、枕桥束）和丘脑下辐射（听辐射、颞桥束）等传导束。

（4）侧脑室：分为中央部、前角、后角和下角四部。在大脑半球中部水平切面上观察，可见前部有一呈倒"八"字形的间隙，后部有一呈"人"字形的间隙，此即为侧脑室。前者为伸入额叶内的左右侧脑室前角，后者为伸入枕叶的左右后角。借助脑室模型（或侧脑室特殊标本），观察侧脑室全貌。侧脑室借室间孔与第三脑室相通。

4. 边缘叶和边缘系统

在脑正中矢状切标本上，查看环绕在胼胝体周围及侧脑室下角底壁的结构[包括隔区（即胼胝体下区）和终板旁回、扣带回、海马旁回、海马和齿状回]和岛叶前部、颞极组成的边缘叶。理解边缘叶及与其联系的皮质下结构（如杏仁体、隔核、下丘脑、背侧丘脑前核群和中脑被盖等）构成的边缘系统，与内脏活动有关，又称内脏脑。

5. 基底前脑

基底前脑位于大脑半球前内侧面和下面，间脑的腹侧，前连合的下方的若干脑区和核团，包括下丘脑视前区、隔核、斜角带核、Meynert基底核、伏隔核、嗅结节和杏仁核等。这些核团的纤维广泛地投射到大脑新皮质、海马等处，与大脑学习、记忆功能关系密切。

6. 嗅脑

嗅脑位于端脑底部，是大脑接受和整合嗅觉冲动的皮质部分，属大脑的旧皮质，人类嗅脑不发达。严格来说嗅脑包括嗅球、嗅束、嗅前核、嗅结节、嗅纹、部分杏仁核和部分前梨状皮质等。

（七）学生自行观察标本

学生自行观察标本，教师指导答疑。

（八）小结

小结下丘脑的位置、区分、核团及其纤维联系；提问式总结大脑白质。

【注意事项】

1. 观察脑标本时要小心，切勿用镊子夹持，要轻拿轻放。

2. 端脑与间脑之间，以及间脑各部分之间的分界和范围不易看清，观察时应加注意。

3. 观察标本和模型时，要结合不同标本和模型体会各结构的立体构型。

【思考题】

1. 原小脑、旧小脑与新小脑在进化和功能上有何不同？

2. 间脑各部在外形上可看到哪些结构？

3. 间脑分为哪几个部分？下丘脑的纤维联系及功能如何？

4. 何谓古丘脑、旧丘脑和新丘脑？

5. 大脑皮质不同部位损伤会引起哪些相应症状？

6. 何谓边缘系统？有什么功能？

7. 内囊的位置和构成？内囊损伤会出现什么症状？为什么？

（靳 辉）

实验五　神经系统的传导路
The Nervous Pathway

【实验目的】

1. 掌握：躯干和四肢本体感觉传向大脑皮质的传导通路；躯干和四肢痛、温觉传向大脑皮质的传导通路；头面部痛、温觉传导通路；视觉传导通路和瞳孔对光反射路径；锥体系的组成、行径、交叉及对各运动核的支配情况。

2. 了解：躯干和四肢本体感觉传向小脑的传导通路；听、平衡和嗅觉的传导通路；锥体外系的组成、纤维联系概况和功能。

【实验仪器与材料】

1. 多媒体电脑及课件，挂图。

2. 模型：浅感觉传导通路的模型、深感觉传导通路的模型、视觉传导通路的模型、听觉传导通路的模型、锥体系传导通路的模型和锥体外系传导通路的模型。

【实验内容与方法】

（一）观看录像

观看多媒体教学录像"神经系统传导通路"。

（二）复习理论知识

提问式复习理论知识：神经系统传导通路的概念，上、下行传导路在结构和功能上的区别。

（三）上、下行传导路组成概述

结合多媒体解剖图和模型学习感觉（上行）及运动（下行）传导通路。感觉（上行）传导通路中重点讲解躯干、四肢浅感觉传导通路，头面部浅感觉传导通路，躯干、四肢意识性本体感觉和精细触觉传导通路，视觉传导通路及瞳孔对光反射通路。运动（下行）传导通路中重点讲解皮质脊髓束及皮质核束。

（四）示教感觉（上行）传导通路模型

1. 感觉（上行）传导通路概述

大多数感觉传导通路具有"3、2、1、对"的共性，即从感受器向大脑皮质传导过程中，均有"3级神经元、2次交换神经元、1次纤维交叉、大脑皮质管理对侧。

2. 躯干四肢的本体感觉和精细触觉传导通路

（1）意识性本体感觉和精细触觉传导通路：在感觉传导通路模型上，辨认意识性本体感觉和精细触觉传导通路，寻找该通路上3级神经元的胞体所在部位。第1级神经元胞体位于脊神经后根上的脊神经节，其周围突分布至肌、腱、关节和皮肤处，中枢突经后外侧沟进入脊髓后索上升形成薄束或楔束（胸5以下形成薄束，胸4以上形成楔束），上行至延髓终止于薄束核和楔束核。第2级神经元的胞体在薄束核和楔束核，它们发出的纤维向前绕过中央灰质的腹侧，左右交叉形成内侧丘系交叉，交叉后的纤维上升形成内侧丘系，止于间脑的腹后外侧核。第3级神经元的胞体在间脑的腹后外侧核，发出纤维组成丘脑中央辐射，经内囊后肢投射到大脑皮质中央后回的中上部、中央旁小叶后部和部分中央前回。理解传导通路不同部位损伤后的临床表现（交叉部位以上损伤引起对侧感觉障碍，交叉部位以下损伤引起同侧感觉障碍）。

（2）非意识性的本体感觉传导通路：该传导通路仅由2级神经元组成，在小脑传入纤维的传导通路模型上，辨认2级神经元胞体的位置，即脊神经节和胸核、腰骶膨大第Ⅴ～Ⅶ层外侧部。观察脊神经节周围突的分布（肌、腱、关节）及中枢突进入脊髓终止于胸核及腰骶膨大处。查看由第2级神经元发出纤维组成的脊髓小脑后束和脊髓小脑前束，分别经小脑下脚和小脑上脚进入旧小脑皮质处。

3. 躯干、四肢浅感觉传导通路

在感觉传导通路模型上，辨认躯干四肢浅感觉传导通路，寻找该通路中3级神经元的胞体所在部位。第1级神经元胞体在脊神经后根上的脊神经节内，其周围突分布至躯干四肢皮肤处，中枢突随后根经后外侧沟进入脊髓，在脊髓背外侧束内上升1～2个脊髓节段终止于脊髓灰质后角。第2级神经元胞体主要位于脊髓灰质第 I、IV 到 VII 层，它们发出纤维上升 1 ~ 2 个节段经白质前连合交叉到对侧的外侧索和前索内上行，组成脊髓丘脑侧束和脊髓丘脑前束，终止于背侧丘脑的腹后外侧核。第 3 级神经元胞体在背侧丘脑的腹后外侧核，其轴突组成粗大的丘脑中央辐射投射到中央后回的中、上部和中央旁小叶后部。理解传导通路不同部位损伤的临床表现。

4. 头面部浅感觉传导通路

在感觉传导通路模型上，辨认头面部浅感觉传导通路，寻找该通路中 3 级神经元的胞体所在部位。第 1 级神经元胞体位居三叉神经节，观察其周围突随三叉神经分布于头面部皮肤及口鼻腔黏膜的相关感受器，中枢突组成三叉神经感觉根入脑桥，止于三叉神经脑桥核和三叉神经脊束核。第 2 级神经元胞体主要位于三叉神经脑桥核和三叉神经脊束核，查看由第 2 级神经元发出的纤维交叉至对侧上升组成三叉丘系，止于间脑的腹后内侧核。然后观察由第 3 级神经元腹后内侧核的轴突组成丘脑中央辐射，经内囊后肢投射到中央后回的下部。理解传导通路不同部位损伤后的临床表现。

5. 视觉传导通路和瞳孔对光反射通路

(1) 视觉传导通路：在视觉传导通路模型上，辨认眼球及其相连的视神经、视交叉、视束和外侧膝状体等，理解第 1、2 级神经元（分别为双极细胞和节细胞）位于眼球壁，在该模型上均未显示。查看第 2 级神经元的轴突汇集于视神经盘穿眼球壁处，组成视神经经视神经管入颅腔，形成视交叉后延续为视束（来自两眼视网膜鼻侧半的纤维交叉，来自视网膜颞侧半的纤维不交叉），多数纤维止于外侧膝状体。查看第 3 级神经元外侧膝状体，由此发出纤维组成视辐射，经内囊后肢投射到端脑皮质视觉区（端脑距状沟周围皮质）。注意理解视锥、视杆细胞（感觉细胞）与双极细胞、节细胞的性质区别；根据视觉传导通路和物体成像的原理，重点理解视网膜、视神经、视交叉、视束及其以上部位损伤后的临床表现。

(2) 瞳孔对光反射通路：在视觉传导通路的基础上，辨认与瞳孔对光反射有关的结构，包括上丘臂、中脑顶盖前区（对光反射中枢）、动眼神经副核、动眼神经和睫状神经节等。查看完整的瞳孔对光反射通路：视网膜→视神经→视交叉→两侧视束→上丘臂→顶盖前区→两侧动眼神经副核→动眼神经→睫状神经节→节后纤维→瞳孔括约肌→两侧瞳孔缩小。用手电筒近距离照射一位同学的一只眼睛，观察光照侧瞳孔及未照侧瞳孔的变化，理解对光反射、直接对光反射和间接对光反射的概念、意义及视神经、动眼神经损伤后瞳孔对光反射的改变。

瞳孔对光反射的中枢在中脑，因此临床上常把它作为判断中枢神经系统病变部位、麻醉的深度和病情危重程度的重要指标。

6. 听觉传导通路

在听觉传导通路模型上，首先辨认螺旋器、蜗神经节、蜗神经核、下丘和内侧膝状体。然后观察第1级神经元为蜗神经节内的双极细胞，其周围突的分布于内耳的螺旋器；中枢突组成蜗神经经脑桥延髓沟止于脑桥的蜗神经核（蜗背侧核和蜗腹侧核）。第2级神经元胞体在蜗背侧核和蜗腹侧核，发出的纤维大部分在脑桥横行越边至对侧组成外侧丘系，注意观察交叉部位形成的斜方体。外侧丘系的大部分纤维止于第3级神经元下丘，由下丘发出纤维到达第4级神经元内侧膝状体，少量纤维不经过下丘直接上升至内侧膝状体。自内侧膝状体发出纤维组成听辐射，经内囊后肢投射至大脑皮质的听觉区颞横回。理解传导通路不同部位损伤后引起神经性耳聋的区别。

（五）示教运动（下行）传导通路模型

1. 躯体运动（下行）传导通路概述

躯体运动传导通路包括支配躯体随意运动的锥体系和锥体系以外影响及调节躯体运动的一切传导路径（即锥体外系）。其中，锥体系是指从大脑皮质至躯体运动效应器的神经联系，由上运动神经元和下运动神经元两级神经元组成。上运动神经元为大脑皮质的运动神经元，其轴突组成皮质脊髓束和皮质核束，下运动神经元为脑干的一般躯体运动核和特殊内脏运动核、脊髓前角运动细胞及其轴突组成的脑神经、脊神经。

2. 锥体系

在运动传导通路模型上，观察用红颜色显示的运动神经核及其纤维束。查看位于中央前回、中央旁小叶前部的上运动神经元胞体，其发出轴突组成锥体束，即下行至脊髓的皮质脊髓束和下行至脑干脑神经运动核的皮质核束。

（1）皮质脊髓束：查看位于中央前回中、上部和中央旁小叶前部的巨型锥体细胞和其他类型的锥体细胞，此为上运动神经元的胞体所在处，其轴突集合成皮质脊髓束经内囊后肢、中脑的大脑脚底中 3/5 的外侧部和脑桥基底部下行至延髓锥体。在锥体下端，约75%～90%的纤维交叉至对侧，形成锥体交叉。交叉后的纤维继续在对侧的脊髓外侧索内下行为皮质脊髓侧束，逐节终止于脊髓灰质前角运动神经元外侧群（下运动神经元的胞体），支配四肢肌。在延髓锥体，皮质脊髓束有少部分未交叉而下行至同侧脊髓前索内的纤维为皮质脊髓前束，终于两侧脊髓前角运动神经元内侧群，支配躯干肌的运动；极少量未交叉纤维下行于同侧的脊髓外侧索内，此即 Barner 束。理解传导通路不同部位损伤后的临床表现。

（2）皮质核束：查看中央前回下部等处锥体细胞（上运动神经元胞体）的轴突集合而成的皮质核束，其纤维经内囊膝至大脑脚底中 3/5 的内侧部，由此向下陆续分出纤维，终止于脑神经运动核（下运动神经元胞体）。其中，大部分皮质核束纤维终止于双侧脑神经运动核（动眼神经核、滑车神经核、展神经核、三叉神经运动核、面神经核上半、疑核和副神经核），支配眼外肌、咀嚼肌、面上部表情肌、胸锁乳突肌、斜方肌和咽喉肌；小部分纤维完全交叉到对侧，终止于面神经核下部和舌下神经核，支配对侧面下部表情肌和舌肌。理解传导通路不同部位损伤后的临床表现（仅有眼裂以下面肌和舌肌瘫痪）及核上瘫与核下瘫的区别。

（3）上运动神经元损伤与下运动神经元损伤的鉴别：理解上、下运动神经元损伤的症状及形成原因。①上运动神经元损伤出现肌张力增高、痉挛性瘫痪（硬瘫）、深反射亢进和病理反射，因上运动神经元对下运动神经元的抑制作用解除所致。早期肌不萎缩，是因为神经对骨骼肌具有营养作用，骨骼肌未失去神经的直接支配。②下运动神经元损伤出现肌张力降低，因失去神经直接支配致弛缓性瘫痪（软瘫）。由于神经损伤后营养作用丧失，导致早期肌萎缩。因反射弧中断，导致浅、深反射消失，也不出现病理反射。

3．锥体外系

在锥体外系传导通路模型上观察。①观察由端脑皮质躯体运动、感觉区发出的皮质纹状体纤维至新纹状体，查看由新纹状体发出的纹状体苍白球纤维至苍白球，由苍白球发出的苍白球丘脑纤维至背侧丘脑。观察由背侧丘脑发出的纤维经内囊达大脑皮质躯体运动区，即皮质—新纹状体—背侧丘脑—皮质环路。②观察皮质—脑桥—小脑—皮质环路，查看由额顶枕颞叶至脑桥核的皮质脑桥纤维及由脑桥核发出交叉至对侧小脑皮质的脑桥小脑束。观察由小脑皮质发出经齿状核中继后至红核和背侧丘脑的纤维，经背侧丘脑中继后返回大脑皮质躯体运动区；红核发出的红核脊髓束交叉到对侧下降至脊髓前角。自学其他锥体外系传导通路。

比较锥体系和锥体外系的解剖学结构差异，理解二者生理功能及相互关系。

（六）学生自行观察标本

学生自行观察标本，教师指导答疑。

（七）结合病例分析

结合病例分析，理解传导通路不同部位损伤的临床表现，巩固传导通路的相关知识。

（八）小结

小结锥体系与锥体外系的区别。

【注意事项】

神经传导通路是由多级神经元组成的神经链，要学好各种传导路组成及行径，首先搞清各传导路模型切面部位；然后辨认各传导路中各级神经元胞体所在位置以及它们轴突组成的纤维束的经行、是否交叉、交叉形式和交叉部位。

【思考题】

1. 什么是锥体系和锥体外系？二者有什么区别与联系？
2. 面神经核上、下瘫的临床表现区别及解剖学基础？

附：病例分析题及参考答案

【病例一】

女，62岁，一日与邻居争辩，正激烈时，忽然晕倒，不省人事。意识恢复后，左侧上、下肢均不能运动。6周后检查发现：左侧上、下肢痉挛性瘫痪，肌张力及腱反射增强。伸舌时舌尖偏向左侧，舌肌无萎缩。左侧面肌在眼裂以下瘫痪。整个左侧半身痛、温觉障碍，触觉尚存在；瞳孔对光反射正常，但患者两眼视野左侧半缺损。其他无明显异常。

定位诊断：右侧内囊损伤（三偏综合征）。

【病例二】

女，20岁，清晨洗脸照镜时发现口歪向左侧，右眼不能紧闭，即来就医。查体发现：右侧半额纹消失，右侧眼不能闭，鼓腮、吹哨时右颊部漏气。右口角流涎。右侧鼻唇沟消失，口角歪向左侧。

定位诊断：右侧面神经核下瘫。

【病例三】

男，24岁，背部被刺伤，立即跌倒，两侧下肢不能运动。数日后右腿稍能活动。1周后右下肢几乎完全恢复了运动，但左下肢完全瘫痪。检查发现：左下肢无随意运动，腱反射亢进，Babinski 征阳性；右侧躯干胸骨剑突水平以下和右侧下肢痛、温觉丧失，但左侧痛、温觉正常；左侧躯干剑突以下和左侧下肢触觉减弱，右侧触觉未受影响；左下肢位置觉、运动觉丧失，右下肢正常。

定位诊断：脊髓左侧半 T_4 或 T_5 节段横断损伤（Brown – Seqund 综合征）。

【病例四】

男，65 岁，突然昏迷数小时，意识恢复后，不能说话，右侧上、下肢不能运动。数日后，舌仍活动不灵活，但可以说话。数周后，检查发现：右侧上、下肢痉挛性瘫痪，肱二头肌腱、跟腱和膝跳反射亢进，腹壁反射消失，Babinski 征阳性，无肌萎缩；伸舌时舌尖偏向左侧，左侧舌肌明显萎缩；全身痛、温觉正常；身体右侧位置觉、运动觉、振动觉和两点辨别觉完全丧失，但面部正常。

定位诊断：延髓左侧半内侧部损伤。

【病例五】

男，46 岁，左侧半身瘫痪，看东西有两个像。经检查发现：左侧上、下肢瘫痪，肌张力增高，腱反射亢进，无肌萎缩；左侧腹壁反射和提睾反射消失，Babinski 征阳性；右眼向内斜视，不能外展，左眼运动正常；伸舌时舌尖偏向左侧，舌肌无萎缩：全身感觉正常，未见其他异常。

定位诊断：脑桥下部右侧基底部（即展神经核及其神经穿出部位）损伤。

（靳 辉）

实验六　脑和脊髓的被膜、血管及脑脊液循环
The Meninges and Blood Vessels of Brain and Spinal Cord, and the Circulation of Cerebrospinal Fluid

【实验目的】

1. 掌握：脊髓被膜的结构特点；硬膜外隙、蛛网膜下隙和终池的概念；硬脑膜的结构特点、形成物及硬脑膜窦的名称、位置和通连；海绵窦的位置、内容物及交通；脑室系统以及脑脊液的产生和循环途径；颈内动脉、椎动脉和基底动脉的行径、主要分支的分布；脑底动脉环的位置、组成和临床意义。

2. 了解：齿状韧带的位置和作用；脑蛛网膜、蛛网膜下池、蛛网膜粒、软脑膜和脉络丛的概念；脑的浅、深静脉的主要属支和回流情况；脊髓动脉的来源、分布特点，以及脊髓静脉的回流概况。

【实验仪器与材料】

1. 多媒体电脑及课件，挂图。

2. 手摸和装缸标本：开颅和去椎板显示脑、脊髓被膜；游离硬脑膜标本；脑动脉全貌（示脑底动脉环、基底动脉、大脑中动脉、大脑后动脉）；端脑矢状切脑动脉（示大脑前动脉及分支）；完整脑静脉（示大脑浅静脉及经硬脑膜窦注入颈内静脉途径）；脑正中矢状切和大脑中部水平切（示脑室）。

3. 模型：脑血管。

【实验内容与方法】

（一）观看录像

观看多媒体教学录像"脑的动脉"。

（二）复习理论知识

复习大课讲授内容、课堂提问。

（三）脑脊髓被膜、脑室系统和脑脊髓血供概述

结合多媒体解剖图和标本重点学习脑和脊髓表面的三层被膜。脑室的名称、位置，脑脊液的循环途径和大脑动脉环的位置与组成。

（四）示教脊髓和脑的被膜标本

脊髓和脑的被膜均由外向内依次为厚而坚韧的硬膜、半透明的蛛网膜和薄而富含血管的软膜，有支持、保护脑和脊髓的作用。膜与膜之间形成的腔隙有硬膜外的硬膜外隙、硬膜与蛛网膜间的硬膜下隙、蛛网膜与软膜间的蛛网膜下隙。

1. 脊髓的被膜

（1）观察硬脊膜：在带被膜的离体脊髓标本上，查看外层坚韧、致密、圆筒状的硬脊膜，观察硬脊膜向两侧包裹脊神经形成的神经外膜。于打开椎板的脊髓原位标本上，观察硬脊膜向上与枕骨大孔愈合处，向下形成硬脊膜囊包裹终丝止于第 2 骶椎，其末端附于尾骨；硬脊膜在椎间孔处与脊神经的被膜相延续。用镊子探查硬脊膜外面与椎管内面的骨膜之间的间隙（称硬膜外隙），内含疏松结缔组织、脂肪、淋巴管和静脉丛等，此间隙略呈负压，有脊神经根通过（理解此间隙为何为密闭性腔隙）。临床上进行硬膜外麻醉，是将药物注入此间隙，以阻滞脊神经根内的神经传导。

（2）观察脊髓蛛网膜：蛛网膜紧密相贴于硬脊膜内面，呈半透明性，与硬脊膜之间的潜在性腔隙即为硬膜下隙，活体有极少量浆液存在。在打开椎管的脊髓标本上，于脊柱腰段处，用镊子向两侧翻起纵行切开的硬脊膜，再用镊子向两侧拨开硬脊膜，暴露包裹整个马尾外周薄而半透明的蛛网膜，其下即为自脊髓下端马尾神经根部至第 2 骶椎水平扩大的马尾神经周围的蛛网膜下隙，称终池，内

容马尾。临床上常在第3、4或第4、5腰椎间进行腰椎穿刺，以抽取脑脊液或注入药物而不易伤及脊髓。脊髓蛛网膜下隙向上与脑蛛网膜下隙相通。

（3）观察软脊膜：观察紧贴脊髓表面的软脊膜，其薄而富有血管，并延伸至脊髓的沟裂中；观察软脊膜在脊髓两侧，脊神经前、后根之间形成的齿状韧带，该韧带呈齿状，其尖端附于硬脊膜。齿状韧带有着重要作用，脊髓借齿状韧带和脊神经根固定于椎管内，并浸泡于脑脊液中，加上硬膜外隙内的脂肪组织和椎内静脉丛的弹性垫作用，使脊髓不易遭受因外界震荡而造成的损伤；齿状韧带还可作为椎管内手术的标志。

2. 脑的被膜

（1）硬脑膜的解剖学结构特点：此膜坚韧而有光泽，外面粗糙，内面光滑。理解硬脑膜的结构特点：①由两层合成，外层兼具颅骨内膜的作用，内层较外层坚厚，两层之间有丰富的血管和神经。②硬脑膜与颅盖骨连接疏松，易于分离，当硬脑膜血管损伤时可在硬脑膜与颅骨之间形成硬膜外血肿。③硬脑膜在颅底处则与颅骨结合紧密，故颅底骨折时易将硬脑膜与脑蛛网膜同时撕裂，使脑脊液外漏。如颅前窝骨折时，脑脊液可流入鼻腔，形成鼻漏。

（2）观察硬脑膜的形态：在去除颅盖、保留硬脑膜取出脑的湿颅腔标本上，观察硬脑膜伸入到大脑纵裂间形成的大脑镰、大脑与小脑间形成的小脑幕、小脑半球间形成的小脑镰、覆盖于垂体窝上方形成的鞍膈。注意鞍膈上的小孔，孔内有漏斗通过。

硬脑膜在某些部位两层分开，其内面衬以内皮，静脉血存在其中即形成硬脑膜窦。观察大脑镰上、下方形成的上矢状窦和下矢状窦，大脑镰与小脑幕间的直窦，小脑幕与颅骨间的窦汇及其向两侧延伸的横窦和乙状窦。在矢状切开上矢状窦内，查找蛛网膜粒。查看小脑幕游离缘形成的幕切迹及幕切迹与鞍背间的圆孔，此孔内有中脑通过。理解颅内高压时形成小脑幕切迹疝的移位结构及临床表现。

在经颅中窝冠状切、带硬脑膜颅底标本上，观察位于蝶鞍两侧的海绵窦。海绵窦为两层硬脑膜间的不规则腔隙，腔隙内有许多结缔组织小梁，因形似海绵而得名。两侧海绵窦借横支相连。窦腔内近内侧壁处有颈内动脉和展神经通过；在窦的外侧壁内，自上而下有动眼神经、滑车神经、三叉神经的眼神经分支和上颌神经分支通过。海绵窦与周围的静脉有广泛的交通和联系。它前方接受眼静脉，两侧接受大脑中浅静脉，向后外经岩上窦和岩下窦连通横窦、乙状窦或颈内静脉。海绵窦向前借眼静脉与面静脉交通，向下经卵圆孔的小静脉与翼静脉丛相通，故面部感染可经上述交通蔓延至海绵窦，引起海绵窦炎和血栓形成，继而累及经过海绵窦的神经，出现相应的症状和体征。

（3）在带有蛛网膜和软膜的整脑标本上，查看脑表面的蛛网膜。此膜紧贴于硬脑膜的内侧，薄而透明，缺乏血管和神经，与硬脑膜之间有硬膜下隙（理解其形态和容纳何结构），与软脑膜之间有蛛网膜下隙。脑蛛网膜下隙内充满脑脊液，此隙向下与脊髓蛛网膜下隙相通。除在大脑纵裂和大脑横裂处外，脑蛛网膜均跨越脑表面的沟裂而不深入沟内，故蛛网膜下隙的大小不一，此隙在某些部位扩大称蛛网膜下池。在小脑与延髓之间有小脑延髓池，临床上可在此进行穿刺，抽取脑脊液进行检查。此外，在视交叉前方有交叉池；两侧大脑脚之间有脚间池；脑桥腹侧有桥池；胼胝体压部下方与小脑上面前上方和中脑背面之间有四叠体上池，内有松果体和大脑大静脉。脑蛛网膜紧贴硬脑膜，在上矢状窦处形成许多绒毛状突起，突入上矢状窦内，称蛛网膜粒。脑脊液经这些蛛网膜粒渗入硬脑膜窦内，回流入静脉。

（4）观察紧贴于脑表面的软脑膜。该膜薄而富有血管，覆盖于脑的表面并伸入沟裂内。在脑室的一定部位，软脑膜及其血管与该部的室管膜上皮共同构成脉络组织。在某些部位，脉络组织的血管反复分支成丛，连同其表面的软脑膜和室管膜上皮一起突入脑室，形成脉络丛。脉络丛是产生脑脊液的主要结构。取脑室标本（大脑水平切、整脑正中矢状切标本）观察，可见在侧脑室的中央部、后角前部、下角，第三脑室顶和第四脑室顶的后下部内，呈长索条葡萄状的脉络丛。注意鉴别脉络组织与脉络丛。

（五）示教脑和脊髓的血管标本及模型

1. 脑的动脉

脑的血液供应来源于颈内动脉和椎动脉。以顶枕沟为界，大脑半球的前 2/3 和间脑前部由颈内动脉供应，大脑半球后 1/3 及间脑后部、脑干和小脑由椎动脉供应。

（1）颈内动脉：起自颈总动脉，自颈部向上至颅底，经颞骨岩部的颈动脉管进入颅内，然后穿经海绵窦（紧贴该窦的内侧壁）向前，至前床突的内侧向上弯转并穿出海绵窦而分支。颈内动脉供应脑的主要分支有：大脑前动脉、大脑中动脉、脉络丛前动脉和后交通动脉。

1）在头颈血管灌注标本上，于甲状软骨上缘高度观察由颈总动脉分出的颈内动脉，其外侧有颈内静脉伴行至颅底，查看其进入颞骨岩部下面的颈动脉管外口，经颈动脉管及其内口、破裂孔上升入颅腔。在经颅中窝冠状切、带硬脑膜颅底标本上，观察颈内动脉在蝶鞍两侧穿海绵窦至前床突并向上弯转。

2）在颅底，观察颈内动脉发出的第1个分支（即眼动脉），经视神经管进入眼眶处。在大脑半球血管标本或模型上，查看颈内动脉的分支：在大脑内侧面，沿胼胝体走行于大脑纵裂内的大脑前动脉；沿外侧沟走行的大脑中动脉；沿视束向后外行经大脑脚与钩间进入侧脑室下角的脉络丛前动脉；向后与大脑后动脉起始部吻合的后交通动脉。在整脑的腹侧面，用镊子轻轻向后拉开视交叉，可见颈内动脉末端向前发出的大脑前动脉；在视交叉前方，可见左、右大脑前动脉起始部之间有前交通动脉相互连接，此后几乎垂直走向至大脑纵裂转向上后方，分支分布于大脑半球额叶和顶叶内侧面皮质。观察视交叉两侧颈内动脉直接延续的大脑中动脉，于额叶与颞叶间行向外侧经外侧沟前端绕至大脑半球上外侧面，分支分布于颞叶前部及额叶、顶叶外侧面。观察连接颈内动脉与大脑后动脉的一对动脉（即后交通动脉），其起自颈内动脉末段，通常相当较细小。观察沿视束腹侧向后行的细长动脉（即脉络丛前动脉），于侧脑室下角处进入脑室，参与构成侧脑室脉络丛，并分支供应海马、苍白球及内囊后肢。

（2）椎动脉

1）在头颈颅底血管标本上，观察椎动脉的起止经行。在颈根部，椎动脉为锁骨下动脉向上发出的最大分支，向上穿经第6～1颈椎横突孔、第1颈椎上方、枕骨大孔进入颅腔，于延髓脑桥沟处左、右椎动脉合成基底动脉。观察由椎动脉发出的脊髓前动脉、脊髓后动脉和小脑下后动脉的行程及分布。

2）基底动脉走行于脑桥基底沟内，查看由基底动脉起始部发出至小脑下面前部的小脑下前动脉；数条分布于脑桥基底部的脑桥动脉；经内耳门进入内耳的迷路动脉；由基底动脉末端发出经动眼神经后下方行向外侧至小脑上面的小脑上动脉；至脑桥上缘分为左、右大脑后动脉，于小脑上动脉的前方并与之平行向外侧行，经动眼神经前上方绕大脑脚行向外后，再沿海马旁回钩转至颞叶和枕叶内侧面的大脑后动脉，分支供应枕叶及颞叶内侧面。

（3）观察大脑前、中、后动脉发出进入大脑半球深面的小支（即中央支），重点是豆纹动脉，由三者动脉起始部发出后，穿前穿质进入脑实质内，分支供应尾状核、壳和内囊。用镊子轻拉视交叉可见大脑前动脉发出的中央支。在颞叶的内侧，可见大脑中动脉的中央支，分别穿前穿质的前、后部进入脑内。大脑后动脉的中央支穿中脑脚间窝的后穿质，供应背侧丘脑、内外膝状体、下丘脑和底丘脑等。

（4）大脑动脉环：在脑底血管灌注标本上，观察脑底下方、蝶鞍上方，环绕视交叉、灰结节及乳头体周围的动脉环（即大脑动脉环），查看其由大脑前动脉及其间的前交通动脉、颈内动脉末端、后交通动脉和大脑后动脉组成。注意大脑中动脉未参与动脉环的形成。理解大脑动脉环的临床意义。

2. 脑的静脉

脑的静脉无瓣膜，不与动脉伴行，可分为深、浅两组，两组之间相互吻合。浅组收集脑皮质及皮质下髓质的静脉血，直接注入邻近的静脉窦；深组收集大脑深部的髓质、基底核、间脑、脑室脉络丛等处的静脉血，最后汇成一条大脑大静脉注入直窦。两组静脉最终经硬脑膜窦回流至颈内静脉。在脑静脉标本上，观察以下脑静脉。

（1）浅组：以大脑外侧沟为界分为三组。①大脑上静脉（外侧沟以上）收集大脑半球上外侧面和内侧面上部的血液，注入上矢状窦。②大脑下静脉（外侧沟以下）收集大脑半球上外侧面下部和半球下面的血液，主要注入横窦和海绵窦。③大脑中静脉又分为浅、深两组。大脑中浅静脉收集半球上外侧面近外侧沟附近的静脉，本干沿外侧沟向前下，注入海绵窦；大脑中深静脉收集脑岛的血液，与大脑前静脉和纹状体静脉汇合成基底静脉。基底静脉注入大脑大静脉。

（2）深组：包括大脑内静脉和大脑大静脉。大脑内静脉由脉络膜静脉和丘纹静脉在室间孔后上缘合成，向后至松果体后方，与对侧的大脑内静脉汇合成一条大脑大静脉。大脑大静脉很短，收纳大脑半球深部髓质、基底核、间脑和脉络丛等处的静脉血，在胼胝体压部的后下方注入直窦。

3. 脊髓动脉和静脉

脊髓的动脉有两个来源，即椎动脉和节段性动脉。在游离脊髓血管灌注标本上，观察沿脊髓前正中裂下行的脊髓前动脉和沿后外侧沟下行的脊髓后动脉，查看其起自椎动脉的分支处。在经椎间孔的脊柱横断面上，观察由椎间孔进入的节段性根动脉（如肋间后动脉、腰动脉等发出的脊神经根动脉），其与脊髓前、后动脉在脊髓表面形成环行的动脉冠，后者再发支进入脊髓内部，保证脊髓的血液供应。脊髓的静脉较动脉多而粗。脊髓前、后静脉由脊髓内的小静脉汇集而成，通过前、后根静脉注入硬膜外隙的椎内静脉丛。

（六）示教脑室标本及模型

1. 脑室系统

于脑正中矢状切标本查找脑室系统的组成，观察位于端脑内的侧脑室、两侧背侧丘脑和下丘脑间的第三脑室、脑干与小脑间的第四脑室及侧脑室与第三脑室间的室间孔、第三脑室与第四脑室间的中脑水管、第四脑室的正中孔和外侧孔。

2. 脑脊液

脑脊液是充满脑室系统、蛛网膜下隙和脊髓中央管内的无色透明液体，内含多种浓度不等的无机离子、葡萄糖、微量蛋白、少量淋巴细胞、神经递质和神经激素等，pH 值为 7.4，功能上相当于外周组织中的淋巴，对中枢神经系统起缓冲、保护、运输代谢产物和调节颅内压等作用。脑脊液总量在成人平均约为150ml，处于不断产生、循环和回流的平衡状态中。

3. 脑脊液循环途径

脑脊液主要由各脑室的脉络丛产生，少量由室管膜上皮和毛细血管产生。由侧脑室脉络丛产生的脑脊液经室间孔流至第三脑室，与第三脑室脉络丛产生的脑脊液一起，经中脑水管流入第四脑室，再汇合第四脑室脉络丛产生的脑脊液一起经第四脑室正中孔和两个外侧孔流入蛛网膜下隙，然后脑脊液再沿此隙流向大脑背面的蛛网膜下隙，经蛛网膜粒渗透到硬脑膜窦（主要是上矢状窦）内，回流入血液中。若脑脊液在循环途中发生阻塞，可导致脑积水和颅内压升高，使脑组织受压移位，甚至出现脑疝而危及生命。

神经系统疾病时，既可抽取脑脊液进行检测，又可经脑室内给药治疗。

（七）学生自行观察标本

学生自行观察标本，教师指导答疑。

（八）小结

结合标本和模型，小结脑和脊髓表面的被膜、脑脊液的循环途径及大脑动脉环的位置和组成。

【注意事项】

1. 本次实习标本容易损坏，应特别注意保护，观察血管时切忌用力牵拉，动作要轻巧。

2. 观察标本时要结合模型和图，帮助理解。

【思考题】

1. 蛛网膜下隙和硬膜外隙各位于何处？

2. 硬脑膜窦的定义及结构特点？硬脑膜窦包括哪些？各位于何处？彼此间如何连通？

3. 论述营养大脑的动脉来源和分支分布。

4. 试述大脑动脉环的位置、组成及机能意义。

5. 供应内囊的动脉？一侧内囊出血可出现什么症状？

6. 脑脊液产生于何处？其循环途径如何？有何功能？

（杨维娜）

实验七　内脏神经系统
The Visceral Nervous System

【实验目的】

1. 掌握：内脏运动神经与躯体运动神经的主要区别；节前神经元、节前纤维、节后神经元及节后纤维的概念；交感部低级中枢的部位；交感干的位置与组成；主要椎前节的位置；内脏大神经、内脏小神经的起源、纤维联系及分布概况；腰内脏神经的起源、纤维联系；副交感部低级中枢的部位；副交感周围神经节前纤维的起始、交换神经元的部位和节后纤维的分布概况；交感神经与副交感神经的区别。

2. 了解：灰、白交通支的概念；节前纤维和节后纤维的走行规律；内脏感觉神经传入途径及特点。

【实验仪器与材料】

1. 多媒体电脑及课件，挂图。

2. 标本：童尸（示交感干和迷走神经、心丛、腹腔丛）；陈列室标本（示交感神经、脊神经和第Ⅲ、Ⅶ、Ⅸ、Ⅹ对脑神经）。

3. 模型：交感干。

【实验内容与方法】

（一）观看录像

观看多媒体教学录像"内脏神经"。

（二）复习理论知识

复习大课讲授内容并进行课堂提问。

（三）讲解躯体运动神经和内脏运动神经的区别

周围神经分为躯体神经和内脏神经。它们均包括感觉神经和运动神经两部分。但躯体运动神经和内脏运动神经显著不同（表4-3）。

表4-3　躯体运动神经与内脏运动神经的比较

	躯体运动神经	内脏运动神经
效应器	骨骼肌（受意识控制）	心肌、平滑肌和腺体（不受意识控制）
纤维成分	一种	两种：交感和副交感
低级中枢→效应器	一个神经元	两个神经元：节前神经元（节前纤维）节后神经元（节后纤维）
纤维种类	较粗的有髓纤维	薄髓（节前纤维）和无髓（节后纤维）细纤维
分布形式	神经干	神经丛

（四）讲解交感神经和副交感神经的区别

内脏运动神经分为交感神经和副交感神经。交感神经和副交感神经各有中枢部和周围部，二者之间的区别归纳见表4-4。

表4-4　交感神经与副交感神经的比较

比较内容	交感神经	副交感神经
低级中枢部位	脊髓胸腰部灰质的中间外侧核	脑干和脊髓骶部的副交感神经核
周围部神经节	椎旁节和椎前节	器官旁节和器官内节
节前、节后纤维	节前纤维短，节后纤维长	节前纤维长，节后纤维短
节前与节后神经元的比例	一个节前神经元的轴突可与许多节后神经元组成突触	一个节前神经元的轴突与较少的节后神经元组成突触
分布范围	分布范围较广，分布于全身血管及胸、腹、盆腔脏器的平滑肌、肌心、腺体及竖毛肌和瞳孔开大肌	分布于胸、腹、盆腔脏器的平滑肌、心肌、腺体（肾上腺髓质除外）及瞳孔括约肌
对心脏的作用	心律加快，收缩力增强，冠状动脉舒张	心律减慢，收缩力减弱，冠状动脉轻度收缩
对支气管的作用	支气管平滑肌舒张	支气管平滑肌收缩
对消化系统的作用	胃肠平滑肌蠕动减弱，分泌减少，括约肌收缩	胃肠平滑肌蠕动增强，分泌增加，括约肌舒张
对泌尿系统的作用	膀胱壁的平滑肌舒张、括约肌收缩（贮尿）	膀胱壁的平滑肌收缩、括约肌舒张（排尿）
对瞳孔的作用	瞳孔散大	瞳孔缩小

（五）讲解内脏感觉神经

1. 内脏感觉神经的特点

（1）内脏感觉纤维数目较少，细纤维占多数，痛阈较高，对于正常的内脏活动一般不引起主观感觉，但较强烈的内脏活动可引起一定的感觉。例如，胃饥饿时的收缩可引起饥饿感觉；直肠、膀胱的充盈可引起膨胀感觉等。

（2）内脏对切割等刺激不敏感，但对牵拉、膨胀、冷热、缺血等刺激十分敏感。

（3）内脏感觉的传入途径比较分散，内脏痛往往是弥散的，而且定位不准确。

2. 牵涉性痛

（1）定义：内脏器官的病变在体表一定区域产生感觉过敏或疼痛的现象称为牵涉性痛。

（2）机制：认为与同一节段脊髓支配有关，病变的内脏器官与体表部位的感觉神经在脊髓同一节段，病变内脏的神经冲动可扩散或影响到邻近的躯体感觉神经元，从而产生牵涉性疼痛。

（六）示教内脏神经标本

1. 交感神经

观察交感干，两侧交感干沿脊柱两侧走行，上至颅底，下至尾骨，于尾骨的前面两干合并，终于一个奇神经节。交感干全长可分颈、胸、腰、骶、尾五部。每侧有 19~24 个交感干的神经节，其中颈部有 3~4 个，胸部有 10~12 个，腰部有 4 个，骶部有 2~3 个，尾部两侧合成 1 个奇节。交感干神经节由多极神经元组成，大小不等，大部分交感神经节后纤维即起自这些细胞，余部则起自椎前神经节。观察交感神经与脊神经之间的交通支。交感神经节前纤维离开脊神经到达交感神经节换元，称为白交通支。换元之后的部分节后纤维再返回到脊神经并随脊神经走行，称为灰交通支。

观察交感神经的分布如下。

（1）颈部：颈交感干位于颈血管鞘后方，颈椎横突的前方。一般每侧有 3~4 个交感神经节，多者达 6 个，分别称颈上、中、下神经节。颈上神经节最大，呈梭形，位于第 1~3 颈椎横突前方，颈内动脉后方。颈中神经节最小，有时缺如，多者达 3 个，位于第 6 颈椎横突处。颈下神经节位于第 7 颈椎横突根部的前方，在椎动脉的始部后方，常与第 1 胸神经节合并成颈胸神经节，也称星状神经节。

（2）胸部：胸交感干位于肋骨小头的前方，每侧有 10～12 个（以 11 个最为多见）。寻认以下分支：①交通支。观察胸部各节与脊神经相连的交通支。②从上 5 对胸神经节发出许多分支，参加组成胸主动脉丛、食管丛、肺丛及心丛等。③内脏大神经。由穿过第 5 或第 6～9 胸交感干神经节的节前纤维组成，沿胸椎体侧面向下内行穿膈脚入腹腔，终于腹腔神经节。④内脏小神经。由穿过第 10～12 胸交感神经节的节前纤维斜向下合并而成，向下穿经膈脚，终于主动脉肾神经节。

（3）腰部：约有 4 对腰神经节，位于腰椎体前外侧与腰大肌内侧缘之间。

（4）骶尾部：交感干位于骶骨前面，骶前孔内侧，有 2～3 对骶神经节和一个奇神经节。

2. 副交感神经

副交感神经分为颅部和骶部。

（1）颅部：副交感神经的节前纤维分别随第 Ⅲ、Ⅶ、Ⅸ、Ⅹ 对脑神经走行。引导同学观察和复习上述 4 对脑神经标本，熟悉颅部 4 对副交感神经节前纤维的起始核（即动眼神经副核、上泌涎核、下泌涎核和迷走神经背核）位置、这些节前纤维终止的副交感神经节（睫状神经节、下颌下神经节、翼腭神经节和耳神经节等）的位置及节后纤维的经行分布。

（2）骶部：副交感神经的节前纤维来源于脊髓的骶副交感神经核，随骶神经前支出骶前孔组成盆内脏神经，参加盆丛。在童尸交感神经标本上，于骶尾部骶神经出骶前孔处，寻认盆内脏神经的组成及其走行。

（七）学生自行观察标本

学生自行观察标本，教师指导答疑。

（八）小结

小结躯体运动神经和内脏运动神经的区别、交感神经与副交感神经的区别。

【注意事项】

1. 为了帮助同学建立系统概念，需复习以前学习过的有关内容，如脊髓的侧角、脑干内的副交感神经核以及第 Ⅲ、Ⅶ、Ⅸ、Ⅹ 对脑神经。

2. 参照模型和解剖学图观察标本。

3. 灰、白交通支用肉眼观察不易区别。

【思考题】

1. 内脏运动神经和躯体运动神经在形态结构上有何区别？

2. 交感神经的低级中枢位于何处？它发出的纤维经何途径离开中枢？

3. 交感神经的节前纤维在何处交换神经元？节后纤维有哪些去向？

4. 试述交感干的组成、位置和分部。

5. 试述副交感神经的低级中枢位置及发出的节前纤维经行和换元部位。

（杨维娜）

实验八　皮肤组织学
The Histology of Skin

【实验目的】

1. 掌握：皮肤光镜结构特点。

2. 了解：皮肤附属器。

【实验仪器与材料】

1. 多媒体电脑和皮肤组织学录像。

2. Motic 显微互动系统。

3. 组织学切片：指皮，头皮。

4. 电镜照片：细胞间桥和朗格汉斯细胞透射电镜照片。

【实验内容与方法】

（一）观看录像

观看多媒体教学录像"皮肤"。

（二）复习理论知识

复习表皮各层结构和真皮；并提问大课所讲重要内容。

（三）观察皮肤标本

1：指皮（HE，45 号）

（1）肉眼：标本呈半月形，凸起的一面即为手指的掌面。由掌面起分为：表皮为外表红染、深部蓝染的边缘。在表皮的表面波状纹的起伏，即为指纹。真皮位于表皮的下面，呈红色。真皮下着色较浅的部位是皮下组织。

（2）低倍：可见表皮为角化的复层扁平上皮；真皮为致密结缔组织；表皮与真皮交界处起伏不平；真皮深面为皮下组织，由疏松结缔组织和脂肪组织组成。

（3）高倍

1）表皮：组成表皮的细胞有两类，即非角质形成细胞和角质形成细胞。前者不可辨别，后者构成角化的复层扁平上皮，在厚表皮从基底到表面观察，可分为五层：①基底层。为一层排列整齐地矮柱状或立方形细胞，细胞较小、密集，胞质少，嗜碱性。②棘层。由多边形细胞构成。胞核圆或卵圆，越靠近浅层核越扁，染色较深，弱嗜碱性。③颗粒层。由 2～3 层梭形细胞构成，胞质中充满染成蓝紫色的透明角质颗粒。④透明层。由多层无核的扁平细胞构成，细胞呈均质透明状、着色红、轮廓不清。此层多不明显。⑤角质层。由多层扁平的角化细胞构成，细胞无核，境界不清，着色红。有的地方有空洞似气泡者，为汗腺在角质层内的通道。

2）真皮：可分为浅层的乳头层和深层的网状层，两者分界不明显。乳头层紧贴在表皮下，较薄，呈乳头状的突起嵌入表皮底面。此处纤维较细，细胞较多。可见两类乳头：①血管乳头。乳头内可见毛细血管的断面。②神经乳头。凡含有触觉小体的乳头就称为神经乳头。触觉小体是圆柱形有被囊的神经末梢，长轴与表面垂直，司触觉。中央为横列的扁平细胞，表面包以结缔组织被囊，并与周围结缔组织连接，可见扁平细胞的细胞核，但不能见到小体中央的神经末梢（特殊染色可显示）。网织层为致密结缔组织，位于乳头层的下方，较厚，与乳头层分界不清，由较粗大的胶原纤维束和弹性纤维束交织而成。此层内有较大的血管、淋巴管和神经束；还可见汗腺导管的断面，有的被横断，有的被纵断，直达表皮的基部。汗腺由分泌部和导管部构成：①分泌部。位于真皮的深部或皮下组织内，较大、明亮胞质呈嗜酸性为明细胞。另一种位于明细胞之间，较小，胞质嗜碱性为暗细胞。在上皮细胞与肌细胞之间，还有一层梭形有突起的肌上皮细胞，其胞核狭长而着色深，有时可见细胞伸出红色的小突起贴在上皮细胞的外面。②导管部。由复层立方细胞围成，细胞小，染色深。

3）皮下组织：位于真皮网织层下面，内含脂肪组织、较大的血管、淋巴管、神经束、汗腺及环层小体。环层小体体积很大，呈圆形或者椭圆形，很易辨认。它是一种有被囊的神经末梢，司压觉。被囊的结缔组织扁平细胞呈同心圆状排列。在 HE 染色切片上不能见到小体中的神经纤维。

2. 头皮（人，HE，46 号）

（1）肉眼：标本有两块，长形者为头皮垂直断面，略成方形者为头皮的水平断面，其中可见毛囊纵横断面。

（2）低倍：观察纵切面，区分表皮、真皮、皮下组织并与指皮比较。

1）表皮：为角化的复层扁平上皮，较薄，角质层也薄，有些部位可见表皮下陷成为毛囊，内含毛。毛伸出表面皮肤的表面成为毛干。

2）真皮：较薄，由致密结缔组织组成，其内含有许多毛囊、汗腺、皮脂腺及立毛肌。

3）皮下组织：含有大量脂肪组织、毛囊。毛球、汗腺可伸至此层。

（3）高倍

1）毛发：毛囊呈一管状鞘，内层为上皮性，与表皮相延续；外层为结缔组织，与真皮分界不清；内、外层之间有增厚的基膜。毛囊中可见毛根为黄褐色棒状。由梭形、角化并含黑色素的上皮细胞构成。毛根与毛囊基部膨大，为毛球，此处黑色素颗粒增加。毛乳头为结缔组织突入毛球底部凹陷形成。

2）皮脂腺：在毛囊附近，分泌部呈泡状，周边细胞小、染色深，中央细胞大、染色浅，胞质呈泡沫状。导管宽短，开口于毛囊。管壁为复扁上皮。

3）立毛肌：在毛囊一侧，为一束平滑肌，与毛囊间夹有皮脂腺。

横断面上主要观察毛发横断面及其周围的皮脂腺。

（四）电镜照片

1．细胞间桥

此照片为透射电镜照片。照片显示的是棘层细胞间隙，注意观察细胞周边的突起。这些突起与相邻细胞突起以桥粒相连接。制作切片过程中的细胞收缩使得该连接的作用非常突出。

2．朗格汉斯细胞

此照片为透射电镜照片。该照片是朗格汉斯细胞胞质一部分。重点观察网球拍或球棒状的伯贝克颗粒，此为该细胞电镜特征。

【注意事项】

表皮无血管，但表皮下真皮乳头突起断面中可含有血管。

【思考题】

1. 皮肤的结构特点及机能意义如何？

2. 皮肤有哪些感受器？它们位于何处？有何结构特点及机能意义？

（周劲松）

实验九　眼和内耳组织学
The Histology of Eye and Inner Ear

【实验目的】

1. 掌握：眼球壁各层结构。

2. 了解：螺旋器的结构。

【实验仪器与材料】

1. 多媒体电脑和眼球、内耳组织学录像。

2. Motic 显微成像系统。

3. 组织学切片：眼球，耳蜗。

4. 电镜照片：视杆和视锥细胞透射电镜照片，毛细胞扫描电镜照片。

【实验内容与方法】

（一）观看录像

观看多媒体教学录像"眼球和内耳"。

（二）复习理论知识

复习眼球和内耳，并提问大课所讲重要内容。

（三）观察标本

1. 眼球（人 HE 99 号）

（1）肉眼：标本较大，中央空白处为眼球内容物，包括占大部分的玻璃体和玻璃体前方的晶状体等。

（2）低倍：眼球壁分三层。

1）外层：最前方为角膜，均质透明。后部占约 5/6 的部分为致密结缔组织，即巩膜。

2）中层：最前方为虹膜，有明显的黑色素沉淀。虹膜前后的空间分别成为前房和后房，两者由虹膜中央的瞳孔连通。虹膜两侧为三角形断面的睫状体。睫状体向后延伸为富含色素的脉络膜。

3）内层：最前方为视网膜盲部，衬于虹膜和睫状体内表面，该部不清晰。后部是视网膜的感光部分（视部）。

（3）高倍

1）角膜：可清晰看到五层，由前向后依次为未角化的复层扁平上皮（称前上皮），透明均质的前界膜，占角膜大部分、含胶原原纤维的固有层，均质透明的后界膜，以及单层扁平的后上皮。注意前上皮基底层呈平滑状。

2）虹膜：可清晰看到三部分，由前向后依次为由一层成纤维细胞构成的前缘层，由富含色素的结缔组织构成的虹膜基质，以及后表面的虹膜上皮。其中虹膜上皮有两层，前层分化为瞳孔开大肌，后层富含色素。注意观察瞳孔周边的瞳孔括约肌横断面。

3）视网膜：可清晰看到五层，由脉络膜向玻璃体方向依次为紧贴脉络膜并富含色素的单层色素上皮，视杆和视锥细胞外节聚集区，十几层视杆和视锥细胞核，3～5层左右的双极神经元细胞核，以及最内层的2～3层节细胞细胞核。

2. 内耳（豚鼠 HE 100 号）

（1）肉眼：标本为豚鼠耳蜗垂直断面，耳蜗绕蜗轴三圈半。

（2）低倍：找一结构完整的蜗管断面，观察以下结构。

1）上壁：称前庭膜，中间为薄层结缔组织，两面衬以单层扁平上皮。

2）外壁：称血管纹，为含有毛细血管的复层柱状上皮。

3）下壁：由骨螺旋板的外侧份、基底膜和螺旋器组成。

4）骨螺旋板：由螺轴向外伸出的螺旋状骨片，其根部有成群的大细胞，是螺旋神经节的双极神经元。

5）基底膜：为骨螺旋与螺旋韧带之间的结缔组织薄，胶原样纤维（听弦）。

（3）高倍：重点观察螺旋器的结构。

1）内隧道：为螺旋器内侧部三角形腔隙。

2）内柱细胞和外柱细胞：分别位于内隧道的内侧和外侧，各为一列，细胞基部较宽，中部细而长，核位于基底部。

3）内指细胞和外指细胞：分别位于柱细胞的内、外侧，内指细胞有一列，外指细胞3～4列。细胞呈高柱状，核圆，位于基底。

4）内毛细胞和外毛细胞：分别嵌于内、外指细胞的顶部。毛细胞核呈圆形，靠中部，胞质较红，游离缘有短而不规则的静纤毛（听毛），可能看不清。

（四）电镜照片

1. 视干和视锥细胞

此为视杆和视锥细胞透射电镜照片。照片左侧是视杆细胞，可见其上部的外节含有极其丰富的膜盘，下部的内节有线粒体和中心体，并有内纤毛伸入到外节内。照片右侧是视锥细胞，内节部分也有大量线粒体。与视杆细胞不同处在于，视锥细胞外节的膜盘与细胞膜相连通。

2. 毛细胞

该照片是毛细胞扫描电镜照片。照片上部为一排内毛细胞顶部的静纤毛，下部有三排外毛细胞顶部"U"形排列的静纤毛。两者之间的内柱细胞隐约可见。

【注意事项】

睫状小带和晶状体上皮不清晰，需仔细观察。

【思考题】

1. 根据结构，说明眼球如何接受光的刺激并产生光感，以及眼球对接受光线刺激是如何调节的（强光、弱光、远视、近视）。

2. 根据声音的传导及听觉产生，人耳内哪些结构损伤可导致听觉障碍？

（周劲松）

实验十　反射弧的分析
The Analysis of Reflex Arc

【实验目的】

1. 掌握：动物屈肌反射的实验方法。反射弧的完整性与反射活动的关系。
2. 了解：脊髓反射中枢活动的基本特征。

【实验原理】

在中枢神经系统的参与下，机体对刺激所产生的适应反应的过程称为反射。反射活动的结构基础是反射弧。典型的反射弧由感受器、传入神经、神经中枢、传出神经和效应器五个部分组成。引起反射的首要条件是反射弧必须保持完整性。反射弧任何一个环节的解剖结构或生理完整性一旦受到破坏，反射活动就无法实现。

复杂的反射需要由中枢神经系统较高级的部位整合才能完成，而简单的反射只需通过中枢神经系统较低级的部位（如脊髓）就能完成。将动物的高位中枢切除，仅保留脊髓，此时动物（脊动物）产生的各种反射活动为单纯的脊髓反射。由于脊髓已失去了高级中枢的正常调控，所以反射活动比较简单，便于观察和分析反射过程的某些特征。

正常情况下，将蟾蜍后肢的脚趾尖浸入 0.5% 硫酸溶液中后可出现该侧后肢的屈肌反射。去除后肢趾关节以下皮肤，由于去除了反射弧的感受器，因此再将此后肢的脚趾尖浸入 0.5% 硫酸溶液中屈肌反射消失。

正常情况下，用浸有 4% 的硫酸滤纸片迅速刺激右腿皮肤，左腿伸直。剪断右侧坐骨神经，由于破坏了反射弧的传入神经，因此再用浸有 4% 的硫酸滤纸片迅速刺激右腿皮肤，左腿伸直反应消失。

正常情况下，将浸有 4% 的硫酸滤纸片贴于蟾蜍腹部，可见蟾蜍左侧大腿出现搔抓反应。剪断左侧大腿肌肉，由于破坏了反射弧的效应器，因此再将浸有 4% 的硫酸滤纸片贴于蟾蜍腹部，蟾蜍左侧大腿的搔抓反应消失。

正常情况下，用浸有 4% 的硫酸滤纸片迅速刺激右上肢皮肤，左上肢伸直。剪断左侧臂丛，由于破坏了反射弧的传出神经，因此再用浸有 4% 的硫酸滤纸片迅速刺激右上肢皮肤，左上肢的伸直反应消失。

正常情况下，将浸有 4% 的硫酸滤纸片贴于蟾蜍腹部，可见蟾蜍右侧上肢出现搔抓反应。捣毁脊髓后，由于破坏了反射弧的神经中枢，再将浸有 4% 的硫酸滤纸片贴于蟾蜍腹部，右侧上肢的搔抓反应消失。

【实验对象】

蟾蜍。

【实验仪器与材料】

1. 试剂：任氏液，硫酸溶液（0.5%、4%）。

2. 器材：蛙类手术器械，蛙板，铁架台，铁夹，滤纸，烧杯，培养皿，棉球，纱布。

【实验内容与方法】

（一）**制备脊蟾蜍**

用探针捣毁蟾蜍脑部，用粗剪刀由蟾蜍两侧口裂剪去上方头颅，保留脊髓，制成脊蟾蜍。

（二）**固定**

用铁夹夹住蟾蜍下颌，将蟾蜍悬挂在铁架台上。

（三）**实验**

1. 屈肌反射

用培养皿盛 0.5% 硫酸溶液，将蟾蜍左侧后肢的脚趾尖浸入硫酸溶液中，观察左侧后肢的屈肌反射，待反射出现后用烧杯盛自来水洗去蟾蜍左侧后肢脚趾尖上的硫酸溶液。

2. 去皮后观察屈肌反射

在左后肢趾关节上方做一环状皮肤切口，将切口以下的皮肤全部剥脱（趾尖皮肤一定要剥干净），再将该趾尖浸入 0.5% 硫酸溶液，观察该侧后肢有无屈肌反射。观察完毕，用烧杯盛自来水洗去蟾蜍左侧后肢脚趾尖上的硫酸溶液。

3. 对侧伸肌反射及切断坐骨神经后的变化

用浸有 4% 的硫酸滤纸片迅速刺激右腿皮肤，左腿伸直。观察完毕，去除该滤纸片，并用烧杯盛自来水将贴滤纸片处的硫酸溶液冲洗干净。于右侧大腿背侧纵行剪开皮肤，在股二头肌和半膜肌之间的沟内找到坐骨神经干，并剪断坐骨神经。再用浸有 4% 的硫酸滤纸片迅速刺激右腿皮肤，观察左腿有无伸直。观察完毕，去除该滤纸片，并用烧杯盛自来水将贴滤纸片处的硫酸溶液冲洗干净。

4. 大腿搔抓反应及剪断肌肉后的变化

将浸有 4% 的硫酸滤纸片贴于蟾蜍腹部，可见蟾蜍左侧大腿出现搔抓反应。于左侧大腿根部完全剪断大腿肌肉。再将浸有 4% 的硫酸滤纸片贴于蟾蜍腹部，观察蟾蜍左侧大腿有无搔抓反应。观察完毕，去除该滤纸片，并用烧杯盛自来水将贴滤纸片处的硫酸溶液冲洗干净。

5. 对侧伸肌反射及切断对侧臂丛后的变化

用浸有 4% 的硫酸滤纸片迅速刺激右上肢皮肤，左上肢伸直。于左上肢背部的近心端处切开皮肤，挑去部分肌肉，找到粗短的臂丛并将其剪断。再用浸有 4% 的硫酸滤纸片迅速刺激右上肢皮肤，观察左上肢有无伸直。观察完毕，去除该滤纸片，并用烧杯盛自来水将贴滤纸片处的硫酸溶液冲洗干净。

6. 搔抓反应及脊髓破坏后的变化

将浸有 4% 的硫酸滤纸片贴于蟾蜍腹部，可见蟾蜍右侧上肢出现搔抓反应。观察完毕，去除该滤纸片，并用烧杯盛自来水将贴滤纸片处的硫酸溶液冲洗干净。用探针捣毁脊髓，再将浸有 4% 的硫酸滤纸片贴于蟾蜍腹部，观察右侧上肢有无搔抓反应。

【注意事项】

1. 离断颅脑部位要适当，太高可能保留部分脑组织而出现自主活动，太低也会影响反射的引出。

2. 每次发生反射后，均应迅速用清水洗净硫酸溶液，并用纱布擦干。

3. 浸入硫酸的部位，应限于足趾尖，切勿浸入太多，每次浸入的深度应基本相同。

【思考题】

1. 反射活动的结构基础是什么？它都包含那几部分？

2. 在左后肢趾关节以下剥脱皮肤，再将该趾尖浸入 0.5% 硫酸溶液，该后肢有无屈肌反射？为什么？

3. 剪断右侧坐骨神经，再用浸有 4% 的硫酸滤纸片迅速刺激右腿皮肤，左腿有无伸直？为什么？

4. 于左侧大腿根部完全剪断大腿肌肉，再将浸有 4% 的硫酸滤纸片贴于蟾蜍腹部，左侧大腿有无搔抓反应？为什么？

5. 剪断左侧臂丛，再用浸有 4% 的硫酸滤纸片迅速刺激右上肢皮肤，左上肢有无伸直反应？为什么？

6. 捣毁蟾蜍脊髓，再将浸有 4% 的硫酸滤纸片贴于蟾蜍腹部，右侧上肢有无搔抓反应？为什么？。

（胡　浩）

实验十一　中枢神经系统病理学
The Pathology of the Central Nervous System

【实验目的】

1. 掌握：神经组织的基本病变及中枢神经系统常见的合并症和临床病理联系；流行性脑脊髓膜炎的原因、病理变化及临床病理联系；暴发性流脑的病变特点；病毒性脑炎的基本病变；流行性乙型脑炎流行病学特点、病理特征和临床病理联系。

2. 了解：中枢神经系统肿瘤概况及主要类型。

【实验仪器与材料】

病理大体标本	病理组织切片
1. 流行性脑脊髓膜炎	1. 流行性脑脊髓膜炎
2. 流行性乙型脑炎	2. 流行性乙型脑炎
3. 脑出血	3. 脑膜瘤
4. 脑萎缩	4. 胶质细胞瘤
5. 脑积水	
6. 转移性脑肿瘤	

【实验内容与方法】

（一）病理大体标本的观察要点

1. 化脓性的脑膜炎

（1）脑膜明显充血，变混浊。

（2）蛛网膜下腔中积有灰黄色混浊的脓性渗出物。

（3）脑回变宽，脑沟变浅。

2. 流行性乙型脑炎

（1）标本均显示脑的一个切面。

（2）丘脑核中见多数细小软化灶。

3. 脑出血

标本示脑水平切面，见左侧丘脑处有 2.5cm×1.0cm 暗红色出血区。

4. 脑萎缩及脑积水

（1）脑表面见脑回变平，脑沟变浅。

（2）脑水平切面及矢状切面分别见侧脑室及第三脑室明显扩张。

（3）中脑导水管中段变细，内表面粗糙不平。

5. 转移性脑肿瘤

标本示脑额状切面，见多个大小不同的转移性肿瘤病灶（注意病灶的分布）。

（二）病理组织切片的观察要点

1. 切片 85 号

（1）标本为大脑，肉眼可见脑膜明显增厚。

（2）镜下见软脑膜明显充血、水肿，蛛网膜下腔中充有大量脓性渗出物。

（3）脑实质变化不大。

病理诊断：

2. 切片 88 号

（1）标本为大脑皮层。

（2）脑膜及脑实质血管扩张充血，脑实质中血管周围有炎细胞浸润，除见到神经细胞坏死外，可见软化灶及胶质结节形成。

病理诊断：

【注意事项】

1. 脑膜的结构。

2. 流行性乙型脑炎显微镜下的病理变化和形成原因。

【思考题】

1. 结核性脑膜炎和化脓性脑膜炎如何鉴别？

2. 试比较流脑和乙脑发生的病因、病变部位、主要病理变化及可能出现的后遗症。

3. 脑膜瘤和胶质瘤有哪些常见类型？如何确定良、恶性？

（莫利平）

第五章

内分泌系统

实验一　内分泌系统解剖学
The Anatomy of the Endocrine System

【实验目的】

1. 掌握：内分泌系统的组成及功能；垂体的位置、形态和分部；甲状腺、甲状旁腺、肾上腺的形态和位置；松果体的位置、形态和年龄变化。

2. 了解：内分泌腺的结构特点、分类和功能概念。

【实验仪器与材料】

1. 多媒体电脑及课件，挂图。

2. 手摸和装缸标本：内分泌系统全貌标本，垂体、松果体标本，甲状腺、甲状旁腺标本，胸腺标本，肾上腺标本，卵巢和睾丸标本。

【实验内容与方法】

（一）**复习理论知识**

复习提问大课所讲重点内容。

（二）**讲解及示教童尸内分泌系统全貌标本**

利用童尸内分泌系统全貌标本，观察内分泌系统的组成、各主要内分泌器官位置、形态结构及其基本功能。

（三）**借助游离标本示教各内分泌器官的位置和形态结构**

1. **垂体和松果体**

在头正中矢状切标本上观察垂体和松果体的位置和形态。垂体位于颅底中央蝶骨的垂体窝内。在颅底标本上，观察垂体窝上方的鞍隔以及鞍隔上供漏斗通过的小孔。在脑底面观的标本上观察垂体的形态及垂体的大小，理解垂体分部（腺垂体和神经垂体）及分泌和释放激素的功能及临床意义（当垂体肿大时可累及周围的哪些器官?）

在儿童脑正中矢状切标本上，于第三脑室后方和四叠体上方可见松果体，为似松籽的椭圆形小体，并连于第三脑室顶的后部。松果体在儿童时期较发达，一般 7 岁后逐渐萎缩，成年后不断有钙盐沉着，形成钙质小体称为脑砂，为一重要X 线脑内定位标志。

2. 甲状腺和甲状旁腺

在颈部标本上，甲状腺贴附于喉和气管上部的两侧及前方，常呈"H"形，由两个侧叶和峡部组成。左、右侧叶上达甲状软骨的中部，下达第 6 气管软骨环水平。两侧叶之间的峡部位于第 2～4 气管软骨环的前方，有时自峡部向上伸出一个锥状叶。甲状腺峡有时可缺如。缺碘或肿瘤导致甲状腺肿大时可压迫喉及后方的咽，产生相应的呼吸及吞咽困难。

在甲状腺和喉的游离标本上观察甲状旁腺。甲状旁腺位于甲状腺侧叶的背面，为两对黄豆大小棕黄色的腺体。上甲状旁腺位置较恒定，可在甲状腺侧叶后面中、上 1/3 交界处寻找，而下甲状旁腺不恒定。甲状旁腺有时可埋入甲状腺实质内，因此临床上作甲状腺次全切除时，一定要保留甲状腺侧叶的后部，以避免甲状旁腺被切除。

3. 胸腺

在幼儿整尸（为什么要用幼儿尸体）标本上，胸腺位于胸骨柄后方和上纵隔的大血管前方，常为长条形不对称性的两叶，有时可向上突至颈根部，成人后通常被结缔组织替代，成为残留物而不易观察到。新生儿及幼儿时期胸腺的体积较大，随年龄增长继续发育至青春期，性成熟后最大，而后逐渐萎缩退化。

4. 肾上腺

在腹后壁，肾上腺位于肾的内上方，左侧呈半月形，右侧呈三角形，外覆被膜，实质由皮质和髓质构成。肾上腺前面有不太明显的门，是血管、神经、淋巴管等出入的门户。

（四）内分泌组织

1. 胰岛

在整尸标本上，翻起胃，观察位于其后方呈横位的胰腺。胰岛为散在于胰腺内的细胞团，在胰尾部较多。

2. 睾丸

睾丸在男性阴囊内，呈扁卵圆形。在纵行切开的游离标本上可见表面的白膜伸入其内形成间隔，将睾丸分成数个睾丸小叶，内有曲精小管，其间存在的间质细胞可分泌男性激素。

3. 卵巢

在女性盆腔正中矢状切标本上，于髂内、外动脉起始处（卵巢窝）或沿输卵管向外侧寻找卵巢。卵巢呈扁卵圆形，在其剖面上可见卵泡及黄体等结构，卵泡壁的细胞和黄体可分泌雌激素和孕激素。

（五）学生自行观察标本

学生自行观察标本，教师指导答疑。

（六）小结

结合甲状腺与甲状旁腺的位置关系，说明临床上一般不能实施甲状腺全切手术的理由。

【注意事项】

1. 内分泌器官体积较小，又散在分布于体内的不同部位，故需要多个标本配合，要细心去观察。

2. 内分泌器官极易遭到损坏，故观察手摸标本时要予以注意。

【思考题】

1. 全身共有哪些内分泌器官？

2. 在电视剧《心术》中有一个情节，某位患者在经历垂体瘤切除手术后出现失明现象，为什么？

（李月英）

实验二　内分泌系统组织学
The Histology of Endocrine system

【实验目的】

1. 掌握：甲状腺、肾上腺和脑垂体的光镜结构特点。

2. 了解：甲状旁腺主要结构组成。

【实验仪器与材料】

1. 多媒体电脑和内分泌系统组织学录像。

2. Motic 显微互动系统。

3. 组织学切片：甲状腺，甲状旁腺，肾上腺，脑垂体。

4. 电镜照片：甲状腺滤泡上皮细胞、滤泡旁细胞和肾上腺皮质束状带细胞透射电镜照片。

【实验内容与方法】

（一）观看录像

观看多媒体教学录像"内分泌系统"。

（二）复习理论知识

复习甲状腺、肾上腺和脑垂体基本结构，提问大课所讲重要内容。

（三）观察甲状腺、甲状旁腺、肾上腺和脑垂体标本

1. 甲状腺（人 HE 93 号）

（1）肉眼：标本呈粉红色，其中有散在的深红色颗粒，为甲状腺滤泡中所含的胶体。

（2）低倍：甲状腺表面有被膜。被膜结缔组织深入甲状腺实质将其分割成许多小叶。小叶内有大小不等的滤泡。滤泡腔内充满红色均质状胶体。

（3）高倍：滤泡上皮为立方形（或扁平形、低柱状，不同的形态与什么有关?）。核圆，位于细胞中央。滤泡旁细胞为卵圆形，体大而染色淡，单个散在于滤泡上皮细胞间，或成团排列于滤泡间。滤泡间有丰富的毛细血管，紧贴滤泡基膜。

2. 甲状腺：示滤泡旁细胞（人 银染 94 号）

（1）肉眼：标本染成棕黑色。

（2）低倍：可见许多滤泡，细微结构未显出。滤泡旁细胞成堆，染为黑色，多位于滤泡之间。

（3）高倍：滤泡旁细胞呈卵圆形，胞质内充满黑色小颗粒，中央淡染区为胞核。

3. 肾上腺（兔 HE 95 号）

（1）肉眼：可见周边部的皮质和中央部的髓质。

（2）低倍：观察整个切片后，选择结构清晰的区域由外向内依次辨认被膜、

皮质（球状带、束状带、网状带）和髓质。球状带为圆形或椭圆形的细胞团。束状带最厚，细胞排列成束。皮质的深层细胞索交织成网为网状带。其内为髓质部分，髓质细胞索亦互连成网。髓质中央有中央静脉。

（3）高倍：注意对比皮质各带及髓质细胞形态特点。球状带腺细胞呈矮柱状或多边形，核小且染色深，细胞团间血窦少见。束状带细胞较大，多边形，胞质着色浅，呈海绵状。核较大且着色浅。索间有少量血窦。网状带腺细胞较小，为不规则形，核小且着色较深。细胞索间血窦多见。髓质的腺细胞较大，呈多边形，胞质内含棕色嗜铬颗粒（铬盐固定时）。髓质内血窦亦多见。

4. 脑垂体（猪 三色染色 92 号）

（1）肉眼：表面被染为蓝色，紫红色区域为远侧部，灰蓝色区域为神经部，两者间为中间部。

（2）低倍：区分出被膜、远侧部、中间部、结节部和神经部。

（3）高倍：要求观察到以下内容。

1）腺垂体的远侧部：腺细胞排列成团或索，其间有结缔组织和血窦。嗜酸性细胞染为红色，数量较多。细胞境界清楚。嗜碱性细胞着色紫蓝，数量较少，细胞体积最大。嫌色细胞三五成群，数量最多但体积较小且着色淡，细胞境界不清。

2）神经部：可见染成灰蓝色的无髓神经纤维以及胞核被染成红色、细胞境界不清的神经胶质细胞（又称垂体细胞）。有些胶质细胞胞质内常有棕色颗粒，为脂褐素颗粒。此外在神经部还可看到一些散在的、大小不等的灰蓝色均质团块，即赫令体。

3）腺垂体的中间部和结节部：中间部主要由大小不等的滤泡组成。滤泡腔内含蓝色或紫红色胶体。结节部内胶原纤维将腺细胞分割为团索。团索间有丰富的毛细血管。

（三）电镜照片

1. 甲状腺滤泡上皮细胞和滤泡旁细胞

此照片为透射电镜照片。照片中央为滤泡胶质，胶质外周为滤泡上皮细胞。滤泡上皮细胞胞质中可见发达的粗面内质网、高尔基复合体和线粒体。仔细辨认电子密度高低不一的溶酶体和吞饮小泡。滤泡上皮游离面可见散在伸入胶质的的微绒毛。在照片右下侧有许多电子密度高的分泌颗粒，此为滤泡旁细胞胞质部分。可见滤泡旁细胞和胶质被滤泡上皮细胞隔开。照片左下侧为毛细血管。

2. 肾上腺皮质束状带细胞

此照片为透射电镜照片。照片左侧为电子密度低的细胞核。注意观察右侧胞质内大量呈泡沫状的滑面内质网、右上侧的电子密度极低的脂滴以及丰富的管状嵴线粒体。

【注意事项】

1. 甲状腺胶质中有很多裂痕，此为切片中的人工假象。但对于胶质周边的空泡状结构，目前尚无定论。

2. 银染切片中杂物较多，注意和滤泡旁细胞区分。

3. 脑垂体为三色染色，与常见的 HE 染色结果不同，需注意对比和区分各种结构。

【思考题】

1. 内分泌腺在构造上有何共同特点？有何机能意义？

2. 简述甲状腺滤泡细胞合成和释放甲状腺素的过程？

3. 肾上腺皮质、髓质的结构特点及有何机能意义？

（周劲松）

第六章

宿主防御

实验一　免疫系统组织学
The Histology of Immune System

【实验目的】

1. 掌握：淋巴结和脾脏的结构特点及其两者的区别。

2. 了解：胸腺和扁桃体的基本结构特点。

【实验仪器与材料】

1. 多媒体电脑和免疫系统组织学录像。

2. Motic 显微互动系统。

3. 组织学切片：胸腺，淋巴结，脾脏，扁桃体。

4. 电镜照片：淋巴窦网状细胞透射电镜照片，脾窦和脾窦扫描电镜照片。

【实验内容与方法】

（一）观看录像

观看多媒体教学录像"免疫系统"。

（二）复习理论知识

复习淋巴结、脾脏和胸腺的主要形态结构；提问大课所讲重要内容。

（三）观察淋巴结、脾脏和胸腺标本

1. 胸腺（小儿 HE 44 号）

（1）肉眼：淡红色者为被膜及小叶间隔，紫红色者为胸腺实质。

（2）低倍：表面有被膜，并伸入实质形成小叶间隔，将胸腺分为小叶，本片见有较多的脂肪组织。每一小叶周边淋巴细胞密集，染色深，为皮质，小叶中心色浅为髓质，可见各小叶髓质相互通连。髓质内有大小不等的嗜酸性结构为胸腺小体。

（3）高倍：皮质和髓质均可见网状上皮细胞，核大，椭圆形，染色浅淡，可见核仁。淋巴细胞核圆而小，染色深，在皮质较密集，髓质较稀疏。胸腺小体含多层胸腺小体上皮细胞，环行排列，外层细胞核尚清晰，向内细胞渐退化，核破碎或消失，胞质嗜酸性增强，至中心部，胞质呈均质嗜酸性团块。

2. 淋巴结（狗 HE 39 号）

（1）肉眼：豆形，周边染成紫色者为皮质，中央部染色淡为髓质。

（2）低倍：对整个器官由表及里，全面观察。

1）被膜：为薄层致密结缔组织，其内有输入淋巴管，有的可见瓣膜。被膜伸入实质构成小梁。

2）皮质：位于被膜下，有以下结构。

淋巴小结：位于皮质浅部，有一至数层，淋巴组织密集成球状，着色深。有的小结中央着色较浅称生发中心。

副皮质区：位于淋巴小结之间及皮质深层，为弥散淋巴组织。此区可见毛细血管后微静脉。

皮质淋巴窦：分被膜下窦和小梁周窦，结构疏松，着色浅淡。

3）髓质：位于淋巴结中心部位，与门部相连。由髓索和髓窦构成。髓索为淋巴组织构成的索状结构，互联成网。髓窦位于髓索之间的网眼中，与皮质淋巴窦延续。

（3）高倍：主要观察髓窦或皮质淋巴窦内的几种细胞——淋巴细胞、巨噬细胞、星状内皮细胞和网状细胞（星状，胞质淡红，突起互连，核大色浅，有核仁）。毛细血管后微静脉内皮为单层立方细胞，血管内、外多见淋巴细胞。

3. 脾脏（猫 HE 41 号）

（1）肉眼：标本紫红色，一侧有红色致密的被膜，实质中可见蓝紫色小斑点，为白髓。

（2）低倍：由被膜侧向深部依次观察。

1）被膜：厚，外覆间皮，内有平滑肌纤维。被膜伸入实质形成小梁，小梁内有小梁动、静脉。

2）白髓：为脾实质内蓝色区域，其中可见一至数个小动脉横断面，即中央动脉。围绕其周围的淋巴组织为动脉周围淋巴鞘。在淋巴鞘一侧的蓝紫色圆形结节是淋巴小结。

3）红髓：为白髓以外的广大红色区域，其中脾索为富含血细胞的淋巴组织条索，互连成网。脾窦位于脾索间。

（3）高倍：窦壁内皮细胞横断面上，胞核圆形，与胞质一起突入窦腔。脾索内可见巨噬细胞。

4. 腭扁桃体（人 HE 43 号）

（1）肉眼：标本呈紫红色，一侧可见紫红色的黏膜上皮及上皮下的薄层粉红色的固有层。标本的另一侧是扁桃体的底面，可见被粉红色的被膜包裹。沿黏膜上皮观察，可见上皮向扁桃体内部的结缔组织中凹陷，形成隐窝。在隐窝的周围及固有层的深侧可见蓝紫色的结构为重点观察的淋巴组织。

（2）低倍

1）黏膜上皮和隐窝：扁桃体黏膜上皮为复层扁平上皮。沿黏膜上皮推移标本，可见 1～2 个由上皮陷入扁桃体内所形成的隐窝。隐窝的上皮也是复层扁平上皮，上皮内可见侵入的淋巴细胞。

2）淋巴组织：在隐窝周围和黏膜上皮深部，可见密集分布的淋巴小结和弥散淋巴组织，淋巴小结可有生发中心。弥散淋巴组织中可见高内皮毛细血管后微静脉。

3）被膜：在扁桃体的底面，由结缔组织构成被膜，着粉红色。

（四）电镜照片

1. 淋巴窦网状细胞

此为淋巴窦网状细胞透射电镜照片。可见网状细胞胞核电子密度较低，胞质右上部分可见散在的粗面内质网。胞质向下延伸出两个细胞突起，突起之间分布丰富的横断和斜断的网状纤维。照片右侧为两个淋巴细胞。

2. 脾索和脾窦

此为脾脏红髓扫描电镜照片。照片可清晰地分辨出右侧的脾索和左侧的脾窦。脾索内可见网状细胞、巨噬细胞、中性粒细胞和血小板等。脾窦为血窦，由长杆状内皮围成，内皮间隙很大。

【注意事项】

1. 注意在淋巴结髓窦中观察巨噬细胞，该处巨噬细胞多，保存完好。

2. 淋巴结副皮质区毛细血管后微静脉的管腔狭小，需根据位置和内皮形态确定。

3. 因为是切片，部分皮质有可能出现在髓质以内。

4. 脾脏红髓的脾窦内皮呈长杆状形态，在无红细胞处更加清晰。

【思考题】

1. 中枢淋巴组织和外周淋巴组织有何区别?

2. 淋巴结和脾脏在结构上有何异同?

3. T 淋巴细胞和 B 淋巴细胞的来源、分布和机能有何异同?

（周劲松）

实验二　细菌的形态及染色
The Morphology and Staining of Bacteria

【实验目的】

1. 掌握：革兰氏染色法的原理及实验步骤；细菌基本形态和特殊结构。

2. 了解：细菌形态观察的基本方法。

一、细菌染色标本片的制备

由于细菌个体微小，基本上无色透明，故将其用适当染料染色，方能显示它的形态、大小、构造及染色特性等，在鉴别细菌上有重要意义。

【实验仪器与材料】

1. 葡萄球菌、大肠杆菌 18～24h 普通琼脂斜面培养物。

2. 革兰氏染色液。

3. 生理盐水、载物玻片、接种环等。

4. 显微镜。

【实验内容与方法】

1. 细菌涂片的制作

（1）涂片：取清洁无油污载物玻片一张，接种环沾取生理盐水 1～2 环置于玻片中央，再将接种环火焰灭菌待冷后，沾取葡萄球菌或大肠杆菌菌苔少许，混于生理盐水中，轻轻涂成均匀薄膜。

（2）干燥：将玻片置于室温自然干燥，也可将涂面向上，远离火焰上方微加温干燥（切勿加热过度，以防将标本烧枯）。

（3）固定：标本干燥后，通过酒精灯火焰三次（约 2～3s），以杀死细菌并使之固定于玻片上。

（4）染色：可根据不同的染色要求，用相应的染色液进行染色。

2．革兰氏染色法

涂片的制备方法同前。革兰氏染色方法可分为四步。

（1）初染：于涂抹面上滴加结晶紫染液数滴，覆盖整个涂面，室温作用1min。用自来水轻轻冲洗，甩干水分。

（2）媒染：滴加鲁戈氏染液，室温作用1min。自来水冲洗，甩干水分。

（3）脱色：将染色片浸于95%酒精缸中，上下提取，边提边看，见涂面无色素下流为止（约30s）。自来水冲洗，甩干水分。

（4）复染：加稀释复红染液染30s。自来水冲洗，用吸水纸吸干玻片上的水分。

（5）加油镜检：待染色片干后，置于油镜下，调强光视野观察，呈紫色的为革兰氏阳性菌，呈红色的为革兰氏阴性菌。

【实验结果】

革兰氏阳性菌染成蓝色，革兰氏阴性菌染成红色。

【注意事项】

涂片要均匀，干燥要彻底，观察细菌时注意保护镜头，应从低向高调节镜头。

二、细菌基本形态及特殊结构观察（示教）

1．基本形态示教

（1）球形：在葡萄球菌革兰氏染色标本中，菌体正圆形，染成蓝紫色，呈葡萄串状排列。G⁺球菌。

（2）杆形：在大肠杆菌革兰氏染色标本中，菌体短杆状，染成红色，呈分散排列。G⁻杆菌。

（3）螺形：在霍乱弧菌革兰氏染色标本中，菌体弧形，染成红色，呈分散排列。G⁻弧菌。

2．特殊结构示教

（1）鞭毛：在伤寒杆菌鞭毛染色标本中，菌体较粗大、杆状，染成蓝灰色，单个或成堆存在，周围可见到波浪状弯曲、较长、呈蓝灰色的鞭毛。

（2）荚膜：在肺炎双球菌荚膜染色标本中，视野背景为红色，其中可见到染色呈深红色，矛头状菌体，纵向成双排列，菌体周围有未染上颜色的空白区，即荚膜。

（3）芽胞：在破伤风杆菌芽胞染色标本中，菌体为细长杆状，顶端有一个染成红色并大于菌体的球状物即芽胞，呈"鼓槌状"，其他散乱分布的红色球体，为菌体脱落的成熟芽胞。

三、形态的变异：鞭毛的变异

【实验原理】

某些有鞭毛的细菌（如变形杆菌）在一定的环境（如不适宜细菌生长繁殖的理化因素）中生长繁殖，将失去鞭毛，从有鞭毛变为无鞭毛，即 H－0 变异。在培养基上生长表现从迁徙性生长变为点状生长，且菌落边缘整齐光滑。

【实验仪器与材料】

1. 菌种：变形杆菌 18～24h 琼脂斜面培养物。
2. 培养基：0.1% 石炭酸琼脂平板，普通琼脂平板。
3. 显微镜。

【实验内容与方法】

1. 取变形杆菌培养物，分别点种于 0.1% 石炭酸琼脂平板和普通琼脂平板边缘处，切勿划开。
2. 置于 37℃ 培养 18～24h，观察和比较两种不同培养基上变形杆菌的生长情况。

【实验结果】

0.1% 石炭酸培养基上变形杆菌只在点种外生长，而普通琼脂培养基上变形杆菌呈迁徙性生长。

【思考题】

1. 试述细菌涂片的制作方法和步骤。
2. 简述革兰氏染色的方法、步骤及医学意义。

（杜忆华）

实验三　细菌培养、生化反应和外界因素对细菌的影响
The Bacterial Culture，Biochemical Reaction and the Impact of External Factors on Bacterial

【实验目的】

1. 掌握：细菌培养方法及常用消毒灭菌法。
2. 了解：细菌的培养特征的鉴别。

一、细菌培养

【实验原理】

培养基（culture medium）是用人工方法将适合细菌生长繁殖的各种营养物配制而成的营养基质，以供细菌培养使用。一般培养基的主要成分为蛋白质、糖类、盐类和水等。另外，还有一些细菌对营养要求较高，制作培养基时还必须加入血液或血清、鸡蛋和维生素等其他营养物质。有时为了鉴别或抑制某些细菌，则可加入各种专用基质（如某种糖类和氨基酸等）、指示剂和染料等。

按培养基的成分和用途可分为普通培养基、鉴别培养基、选择培养基和专用培养基等。由于对培养基的使用目的不同，故在培养基的选择上有所不同。

按培养基的物理性质可分为液体培养基、固体培养基和半固体培养基。

培养基需加入小试管、中试管、三角瓶和平皿等容器内使用。

培养基的种类很多，但一般制备原则有下述三条：

（1）含足够和适当的营养成分：借以满足细菌生长繁殖的要求，获得典型细菌培养物，达到研究细菌的形态、代谢、生化反应、抗原结构及致病性等方面的目的。

（2）合适的酸碱度：培养基的酸碱度直接影响着细菌的生长繁殖。一般细菌最合适 pH 为 7.2～7.6，常用普通比色法或精密 pH 试纸测定 pH 值。

（3）绝对无菌：培养基务必进行除菌处理，由于培养基所含成分不同，除菌的方法也不同。如普通培养基常用高压蒸汽灭菌法。

（一）常用培养基的制备

1. 普通肉汤培养基

【实验仪器与材料】

（1）新鲜牛肉或牛肉膏，蛋白胨，氯化钠，蒸馏水。

（2）酚红指示剂，比色架，标准比色管或精密 pH 试纸。

（3）漏斗、量筒、三角烧瓶、试管等。

【实验内容与方法】

（1）称取去脂去腱绞碎的鲜牛肉 500g，浸于 1000ml 蒸馏水中，置于冰箱内过夜，次日煮沸 30min，纱布过滤，蒸馏水补足其量），即为肉浸液。也可用牛肉膏 3g 加蒸馏水 1000ml 加热溶化。

（2）取肉浸液 1000ml，氯化钠 5g，蛋白胨 10g，混合加热融化。

（3）调整肉浸液的 pH 值至 7.6，用滤纸过滤，分装于中试管或三角烧瓶内，塞紧棉塞。

【用途】

普通肉汤培养基可作基础培养基用，营养比肉膏汤好，一般营养要求不高的细菌均可生长。

2. 普通琼脂培养基

琼脂是石花菜等海藻类提取的胶体物质，其化学成分主要是多糖。当温度达到 98℃ 以上可溶解于水，45℃ 以下则凝固。琼脂对细菌一般无营养作用（除自然界中极少数菌可利用琼脂之外），纯属赋形剂。便于人们制作斜面和平板等不同类型的固体培养基。

【实验材料与方法】

普通肉汤培养基 100ml，加入琼脂 2~3g，加热溶化，用蒸馏水补足失去水分，调整 pH 为 7.6 后分装于中试管、平皿等器皿内，高压蒸汽 15 磅灭菌 20min，可制成普通琼脂斜面和普通琼脂平板。

【用途】

保存一般菌种用，并可作无糖培养基。

3. 半固体培养基

【实验材料与方法】

取普通肉汤培养基 100ml，加入琼脂 0.5~0.7g，加热溶化，调整 pH 为 7.6，分装于小试管内，每管 1~1.5ml，高压蒸汽 15 磅灭菌 20min，待冷后放入 4℃ 冰箱备用。

【用途】

保存一般菌种用，并可观察细菌的动力及生化反应。

4. 血液琼脂培养基

【实验材料与方法】

待高压灭菌后的普通琼脂培养基冷却至 45℃ ~ 50℃ 时，以无菌操作加入 5% ~ 10% 血液（人或动物脱纤维无菌血液），可制成血平板和血斜面。

【用途】

供营养要求较高的细菌分离培养用，亦可观察细菌的溶血特征。

（二）细菌接种技术及生长表现

由于细菌感染而致病的各种标本及带菌者所需检查的各种标本，往往并非单一的细菌，而混有其他非致病菌（人体正常菌丛）。因此当对此标本须作出细菌鉴定时，就必须从标本中分离出致病菌，称为细菌分离培养技术。

另外，对已得到可疑致病菌进行细菌鉴定及菌种保存等培养，称为纯培养接种技术。

1. 平板划线接种法（又称分离培养法）

平板划线接种法又称为分离培养法。其方法较多，其中以分区划线法和曲线划线法较为常用。其目的都要使细菌呈现单个菌落生长，便于与杂菌菌落鉴别。现只介绍分区划线法。

【实验仪器与材料】

（1）细菌：大肠杆菌、葡萄球菌 18 ~ 24h 普通琼脂斜面培养物。

（2）培养基：普通琼脂平板。

（3）酒精灯、接种环等。

【实验内容与方法】

（1）右手持接种环，经火焰灭菌，待凉后，挑取大肠杆菌（或葡萄球菌）培养物少许。

（2）左手斜持琼脂平板，皿盖留在桌上，于火焰近处将菌涂于琼脂平板上端，来回划线，涂成薄膜（约占平板总表面积的 1/10）。划线时接种环与平板表面成 30° ~ 40° 夹角，轻轻接触，以腕力在平板表面轻快地滑动，接种环不应划破培养基表面。

（3）烧灼接种环，杀灭环上残留细菌，待冷（是否冷却，可先在培养基边缘处试触，若琼脂溶化，表示未凉，稍等再试），从薄膜处取菌作连续平行划线（图 6 - 1），约占平板表面 1/5 左右。再次烧灼接种环，第三次平行划线。再以同样方法作第四次，第五次划线，将平板表面划完。

（4）划线完毕，盖上平皿盖，底面向上，用标签或蜡笔注明菌名检验号码

及接种者的班级、姓名和组别等，置 37℃ 孵育箱培养 24h 后观察结果（图
6－2）。

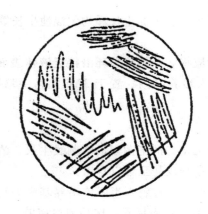 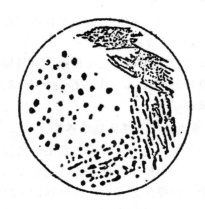

图6－1 平板划线法　　　　　　　图6－2 孵育后菌落的分布情况

2. 纯培养细菌接种法

斜面培养基接种法

用于培养、保存菌种及其他实验用。

【实验仪器与材料】

（1）大肠杆菌、葡萄球菌 18～24h 琼脂斜面培养物。

（2）普通琼脂斜面培养基。

（3）接种环、酒精灯等。

【实验内容与方法】

（1）取一支斜面培养基及一支纯菌种管，并排倾斜放在左手四指中，拇指
压住两试管，并以手掌支住两试管底部。右手将接种环于火焰上灭菌、冷却。并
拔出两试管的棉塞。（勿放置桌上，如棉塞太紧时应预先松动）。

（2）试管口部于火焰上往返通过 2～3 次灭菌，将灭菌接种环伸入有菌试管
中，取少量细菌（一般应从斜面底部沾取），然后小心移至准备接种的试管中。

（3）接种方法是自管底向上连续平划线，若以保存菌为目的时可自管底上
画一粗直线即可。

（4）取出接种环，将试管上部再经火焰灭菌，塞好棉塞。将接种环灭菌后
放回原处。

（5）若自平皿培养物中取菌时，只应沾取一个单个菌落。

（6）接种菌应作好标记，标明菌种名称、日期等，置于37℃温箱中培养，次日观察结果。

液体培养基接种法

用于增菌及鉴定细菌生长特点，如表面生长、沉淀生长和均匀混浊生长等。

【实验材料与方法】

操作技术基本与上法相同，只是接种时应将沾菌的接种环沿接近液体表面的管内壁轻轻摩擦（勿用力振荡）使细菌混入培养基内，置于37℃温箱中培养，次日观察结果。

半固体培养基穿刺培养法

用于保存菌种及间接观察细菌的动力（无动力的细菌仅沿穿刺线生长，清晰可见；有动力的细菌使培养基呈现混浊样，穿刺线甚至难以看出）。

用无菌操作技术，灭菌穿刺针沾取细菌后，垂直刺入半固体培养基中央直达近管底处，再沿原穿刺线抽出即可，置于37℃温箱内培养，次日观察结果。

不同细菌由于所含的酶系统不完全相同，因而对营养物质的分解能力及代谢产物亦不一致。据此，可用以鉴别细菌的种类。

二、细菌的生化反应

由于不同细菌具有的酶不完全相同，因而代谢能力和代谢产物有别，可借以鉴定细菌。通过检测细菌对各种底物（基质）的代谢作用及代谢产物，从而鉴别细菌的各类反应称为细菌的生化反应。

（一）单糖发酵试验

【实验原理】

单糖发酵是将葡萄糖、乳糖或麦芽糖等分别加入蛋白胨水培养基内，使其最终浓度为0.75%～1%，并加入一定量酚红指示剂及小倒管，制成单糖发酵管。接种细菌经37℃培养18～24h，若能分解糖产酸则酚红指示剂由红变黄；若能分解甲酸有CO_2和H_2等气体形成，小倒置管内则聚集有气泡；不分解，则指示剂不变色。

【实验仪器与材料】

1. 菌种：大肠杆菌、伤寒杆菌18～24h琼脂斜面培养物。
2. 培养基：葡萄糖发酵管、乳糖发酵管等。

【实验内容与方法】

1. 将伤寒杆菌、大肠杆菌按照液体接种方法分别接种于葡萄糖及乳糖发酵管内。

2. 置于 37℃ 孵箱内培养 18～24h。

3. 观察结果：由于一些细菌能分解某种糖类产酸，所以培养基中 pH 下降到 7.0 以下，在酚红指示剂的显示下，培养基颜色由红变黄。产酸者以"＋"表示；如果同时产生气体，则培养基中小倒管内有气泡出现，此乃产酸又产气，以"⊕"表示；不分解，则指示剂不变色，用"－"表示。

【实验结果】

见表 6－1。

表 6－1 伤寒杆菌与大肠杆菌生化反应的主要区别

	伤寒杆菌	大肠杆菌
葡萄糖	＋	⊕
乳　糖	－	⊕

（二）V－P（Voges－Proskauer）试验

【实验原理】

有些细菌（如产气杆菌）能分解葡萄糖产生丙酮酸，经丙酮酸脱羧，生成乙酰甲基甲醇，在碱性环境中被氧化为二乙酰，再与培养基内胍基结合，生成红色化合物即为 V－P 试验阳性。

【实验仪器与材料】

1. 菌种：大肠杆菌、产气杆菌 18～24h 琼脂斜面培养物。

2. 培养基：葡萄糖蛋白胨水培养基。

3. 试剂：V－P 试剂［40％ KOH 水溶液（内含 0.3％ 肌酸）和 6％ α－奈酚酒精溶液］。

【实验内容与方法】

1. 分别接种大肠杆菌、产气杆菌于两支葡萄糖蛋白胨水培养基中。

2. 置于 37℃ 培养 48h 后取出，分别加入 KOH 1ml 和 α－奈酚溶液 1ml，摇匀，静置试管架上 5～15min。

3. 观察结果：培养液变为红色为阳性，不变色为阴性。

【实验结果】

大肠杆菌：－

产气杆菌：＋

（三）甲基红（M. R）试验

【实验原理】

某些细菌（如大肠杆菌等）能分解葡萄糖产生丙酮酸，后者继而分解为甲酸、乙酸、乳酸等，使培养基 pH 值降至 4.5 以下，加入甲基红指示剂呈红色，此为阳性反应；若产酸量少或产生的酸进一步转化为醇、醛、气体和水等，则培养基的酸碱度仍在 pH6.2 以上，加入甲基红指示剂呈现黄色，为阴性反应。

【实验仪器与材料】

1. 菌种：大肠杆菌、产气杆菌 18～24h 琼脂斜面培养物。

2. 培养基：葡萄糖蛋白胨水培养基。

3. 试剂：甲基红试剂。

【实验内容与方法】

1. 分别将大肠杆菌、产气杆菌接种于两支葡萄糖蛋白胨水培养基中。

2. 置于 37℃ 培养 2～3d 后取出，分别滴加甲基红试剂 2～3 滴，混匀，观察结果。

【实验结果】

大肠杆菌： +

产气杆菌： -

（四）枸橼酸盐利用试验

【实验原理】

枸橼酸盐培养基系一综合性培养基，其中枸橼酸钠为唯一碳源，磷酸二氢铵为唯一氮源。一般细菌能利用磷酸二氢铵作为氮源，但不一定能分解枸橼酸盐水取得碳源。因此，根据可否利用枸橼酸盐来鉴别细菌，如产气杆菌可利用枸橼盐作为碳源，细菌生长繁殖，形成菌苔，分解枸橼酸盐生成碱性碳酸盐，使培养基 pH 上升到 7.0 以上，由绿色变为深蓝色为枸橼酸盐利用试验阳性；而大肠杆菌则不能分解枸橼酸盐，得不到碳源，不能生长，无菌苔形成，培养基颜色不发生变化，为枸橼酸盐利用试验阴性。

【实验仪器与材料】

1. 菌种：大肠杆菌、产气杆菌 18～24h 琼脂斜面培养物。

2. 培养基：枸橼酸盐斜面。

【实验内容与方法】

1. 分别将大肠杆菌、产气杆菌接种于两支枸橼酸盐斜面培养基。

2. 置于 37℃ 恒温箱内培养 24h 后观察结果。

【实验结果】

产气杆菌：＋（有菌苔生长，培养基变色）

大肠杆菌：－（无菌苔生长，培养基不变色）

（五）靛基质（Indol）试验

某些细菌（如大肠杆菌、变形杆菌等）具有色氨酸酶，能分解蛋白胨水培养基中的色氨酸产生靛基质（吲哚），再与欧立希试剂（对二甲基氨基苯甲醛）反应，形成红色化合物——玫瑰吲哚，即为阳性反应。

【实验仪器与材料】

1. 菌种：大肠杆菌、伤寒杆菌 18～24h 琼脂斜面培养物。

2. 培养基：蛋白胨水培养基。

3. 试剂：欧立希（Ehrlich）试剂（对二甲基氨基苯甲醛）。

【实验内容与方法】

1. 分别将大肠杆菌、伤寒杆菌接种于两支蛋白胨水培养基中。

2. 置于 37℃ 培养 2～3d 后，每管沿管壁各加欧立希试剂 0.5～1ml 于培养液面上。待 1～2min 后观察结果：在交界面出现玫瑰红色环即为吲哚试验阳性，无红色环即为阴性。

【实验结果】

大肠杆菌：＋

伤寒杆菌：－

（六）硫化氢（H_2S）产生试验

【实验原理】

某些细菌能分解培养基中的含硫氨基酸（如胱氨酸、半胱氨酸），生成硫化氢。硫化氢遇到培养基中的铅盐（醋酸铅）或铁盐（硫酸亚铁），则形成黑褐色硫化铅或硫化亚铁沉淀物。培养基内含有还原剂硫代硫酸钠，使形成的硫化氢不再氧化。

【实验仪器与材料】

1. 菌种：大肠杆菌、伤寒杆菌 18～24h 琼脂斜面培养物。

2. 培养基：醋酸铅培养基。

【实验内容与方法】

1. 分别以半固体穿刺接种法将大肠杆菌、伤寒杆菌穿刺接种于两支醋酸铅培养基内。

2. 置于 37℃ 培养 48～72h。

3. 观察结果：取出后对光观察，若沿穿刺线有黑褐色沉淀物，即表示该菌能产生硫化氢（H_2S），否则反之。

【实验结果】

大肠杆菌： - （无黑色沉淀线生成）

伤寒杆菌： + （有黑色沉淀线生成）

（七）尿素分解试验

【实验原理】

某些细菌如变形杆菌，具有尿素分解酶，能分解尿素而产生氨，氨溶于水变成氢氧化铵，使培养基变碱性而呈红色即为阳性。

【实验仪器与材料】

1. 菌种：变形杆菌、伤寒杆菌 18～24h 琼脂斜面培养物。

2. 培养基：尿素培养基。

【实验内容与方法】

1. 分别以斜面接种法将变形杆菌、伤寒杆菌接种于两支尿素平面培养基上。

2. 置于 37℃培养 18～24h。

3. 取出观察结果，培养基变为红色，即尿素分解试验阳性；若不变色，即为尿素分解试验阴性。

【实验结果】

变形杆菌： +

伤寒杆菌： －

（八）氧化酶试验

【实验原理】

某些细菌（如奈瑟氏菌和绿脓杆菌）具有氧化酶（靛基酚氧化酶），能将氧化酶试剂（盐酸二甲基对苯二胺或四甲基对苯二胺）氧化成红色的醌类化合物，即为氧化酶试验阳性。

【实验仪器与材料】

1. 菌种：淋球菌或脑膜炎球菌、白色葡萄球菌 18～24h 巧克力色斜面培养物。

2. 培养箱，巧克力色平板。

3. 试剂：0.5%～1% 盐酸对二甲基苯胺（或盐酸二甲基对苯二胺，或盐酸对氨基二甲苯胺）水溶液。

【实验内容与方法】

1. 将脑膜炎球菌或淋球菌、白色葡萄球菌分别接种于巧克力色平板。

2. 置于 37℃ 培养 24h 后取出。

3. 滴加新鲜配制的 0.5% ~1% 盐酸对二甲基苯胺水溶液于固体培养基上。

4. 观察结果：加试剂后，若菌落出现红色→深红色→紫黑色变化均为阳性；反之阴性。

【实验结果】

脑膜炎球菌和淋球菌： +

白色葡萄球菌： -

【注意事项】

1. 此项试验应避免含铁物质，因遇铁会出现假阳性。

2. 试剂在空气中易氧化，故应新鲜配制。若置于冰箱保存，使用不超过两周。

3. 若要分离培养脑膜炎球菌，应在菌落变成紫黑色之前立即转种，否则细菌容易死亡。

三、细菌的分布及外界因素对细菌的影响

（一）细菌的分布

细菌在自然界分布极为广泛，在空气、水、土壤、物体表现、人体表面及人体与外界相通的腔道中都存在着大量的细菌。通过对这些细菌的检测，了解细菌分布的广泛性，树立"有菌观念"，从而认识无菌操作对于医学实践的重要性。

1. 空气中细菌的检测——自然沉降法

空气中的细菌主要来自人与动物呼吸道排出的细菌和土壤中的细菌。

【实验仪器与材料】

普通琼脂平板、37℃ 恒温培养箱等。

【实验内容与方法】

取普通琼脂平板一个，打开皿盖，让培养基面朝上直接暴露于空气中，置于实验台上或需要检测的地方 15 ~30min。让带有微生物的尘粒和飞沫因重力自然下降到培养基表面。完成后，盖上皿盖，用记号笔在平板底面边缘处标明放置地点、实验日期和实验者班级、姓名。倒置平皿，放入 37℃ 恒温培养箱培养18 ~24h。

【实验结果】

观察记录细菌菌落的生长情况和数量，并根据菌落特征进行大体分类。其结果能比较客观地反映空气污染程度和卫生通风状况，是判断空气污染和评价空气消毒效果的指标之一。

【注意事项】

计数菌落时，凡菌落边缘相互重叠的，应分别计算。

2. 人体体表及各种物品表面细菌的检测

【实验仪器与材料】

普通琼脂平板、37℃恒温培养箱。

【实验内容与方法】

取普通琼脂平板一个，在平板底面用记号笔将平板分成若干等份。打开皿盖，在培养基表面各区域分别用手指、衣物、书包、钞票和饭卡等轻轻按压，并停留几秒。结束后，盖上皿盖，于平板底面分别标记所检物品的名称。置于37℃恒温箱内培养 18～24h 后观察结果。

【实验结果】

观察人体体表及各种物品表面细菌的数量及类别，并分析其意义。

【注意事项】

操作时注意不要压破培养基。本实验方法检出的除细菌外，尚可能有真菌、放线菌等，请注意加以区别。

3. 人体咽喉部位细菌的检测

【实验仪器与材料】

血液琼脂平板、无菌棉签、接种环、酒精灯、37℃恒温培养箱。

【实验内容与方法】

（1）咳碟法：取血液琼脂平板一个，打开皿盖．将培养基面置于口腔前约10cm 处，用力咳嗽数次（让飞沫落在培养基表面），然后盖上皿盖。注明被检者姓名、班级和实验日期等。置于 37℃培养 18～24h 观察结果。

（2）拭子法：用无菌棉签涂取腭扁桃腺两旁的分泌物，在血液琼脂平板表面涂布成薄膜（不超过平板总表面积 1/10），然后改用接种环，作分区划线接种，置于 37℃培养 18～24h 观察结果。

【实验结果】

观察细菌的数量和种类等。注意是否有溶血环，分析其意义。

（二）影响细菌生长的外界因素

1. 物理因素

热力——高压蒸汽灭菌法（示教）

【实验原理】

高压蒸汽灭菌法是一种灭菌效果最好的方法。其原理是在 1 个大气压（101.3kPa）下，蒸汽的温度是 100℃。如果蒸汽被限制在密闭的容器中，随着压力增加，蒸汽的温度也随之增加。高压蒸汽灭菌器内蒸汽压力与温度的关系如表 6-2 所示。在密闭的高压蒸汽灭菌器内，当蒸汽压力增加到 103.5kPa 时，温度将达到 121.3℃，在这一温度下 15~20min，即可完全杀死细菌的繁殖体及芽胞。高压蒸汽灭菌法常用于普通培养基、手术器械、手术敷料和玻璃器皿等耐高温、耐湿热物品的消毒。高压蒸汽灭菌器构造如图 6-3。

表 6-2　蒸汽压力与温度的关系

蒸汽压力			温度（℃）
千帕（kPa）	千克/平方厘米（kg/cm²）	磅/平方英寸（lb/in²）	
34.47	0.35	5	108.8
55.20	0.60	8	113.0
68.94	0.70	10	115.6
103.50	1.05	15	121.3
137.80	1.50	20	126.2

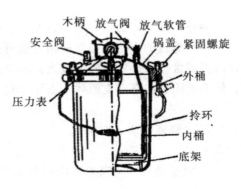

图 6-3　手提式高压蒸汽灭菌器构造图

【实验仪器与材料】

手提式高压蒸汽灭菌器。

【使用方法及注意事项】

（1）使用前取出内桶，在外桶内加入适量的水，使水面与三角底架平齐。如水量不足，会在加热的过程中烧坏加热器。

（2）把待灭菌物品放入内桶，装液体的玻璃器皿橡胶塞子上必须插一根注射器针头，沟通瓶内外压力。其他物品需使用牛皮纸包裹，防止冷凝水进入。摆放待灭菌物品不可过于拥挤，以免影响蒸汽的流通而影响灭菌效果，一般不超过锅内容积的80%。盖上顶盖，拧紧螺栓使容器紧闭。

（3）接通电源，同时打开放气阀。水沸腾产生的蒸汽通过挤压作用会排出锅内原有的空气，如果空气没有充分排出，则锅内温度就不能上升到121.3℃，灭菌就不完全。等空气完全排出后即关闭放气阀，继续加热。当锅内压力达到103.5kPa时，蒸汽会通过安全阀自动放气，以保证锅内压力维持在这一水平。从安全阀门第一次放气开始计时，15~20min后切断电源。

在加热消毒过程中，操作人员不能远离现场，并应经常观察压力表指针值，一旦发现压力表指针值超过103.5kPa而安全阀仍不能自动排气时，应立即切断电源，随后请有经验的人员对安全阀进行检验或与厂商维修人员联系。

（4）待锅内压力逐渐下降至零，锅体冷却后，打开放气阀，开盖取物。切不可当锅内还有压力时突然打开放气阀放气减压，否则锅内玻璃器皿内的液体会因压力骤降而剧烈沸腾冲出瓶口，发生外溢或爆炸。

滤过除菌

【实验原理】

一些不能耐受高温的液体，例如：血清、酶、抗生素及药物等的除菌不能采用高压蒸汽灭菌法，而需采用滤过的方法。空气的消毒也可采用滤过的方法。滤过是一种机械除菌法，滤菌器含有微小的孔穴，只允许小于孔径的物体通过，这样可除去大部分细菌，但不能除去病毒、支原体、衣原体和L型细菌。

【实验仪器与材料】

（1）待过滤的血清肉汤（烧瓶分装、有菌）。

（2）肉汤培养管（已灭菌）。

（3）滤器（已灭菌）和过滤装置、无菌刻度吸管和试管等。

【实验内容与方法】

（1）取一环待过滤血清肉汤接种于肉汤培养管内。

（2）将烧瓶中的血清肉汤倒入滤斗，启动抽气机，减压抽滤。滤毕，关闭抽气机。迅速以无菌刻度吸管吸取瓶中滤液，移置于无菌试管内。

（3）无菌取一环滤液接种于另一管肉汤培养管。

（4）将两肉汤培养管置于37℃培养18～24h。

【实验结果】

接种待滤过血清的肉汤管培养呈混浊，接种已滤过血清的肉汤培养管澄清。

【注意事项】

滤过速度和除菌效果有关，速度太快则除菌效果不好，因此，应调整合适的速度，保证充分除菌。

辐射——紫外线

【实验目的】

掌握紫外线消毒的原理、操作技术及应用范围。

【实验原理】

波长200～300nm的紫外线（包括日光中的紫外线）具有杀菌作用，其中以265～266nm的杀菌作用最强。紫外线主要作用于细菌的DNA，其杀菌机制是使细菌DNA链中两个相邻的胸腺嘧啶共价结合而形成二聚体，干扰DNA复制与转录过程中正常的碱基配对，从而导致细菌变异或死亡。紫外线杀菌力虽强，但穿透力弱，可被普通玻璃、纸张、尘埃和蒸汽等阻挡，故仅用于空气及不耐热物品表面的消毒。

【实验仪器与材料】

（1）菌种：大肠埃希菌及金黄色葡萄球菌18～24h琼脂平板培养物。

（2）培养基：普通琼脂平板。

（3）其他：无菌黑色纸片、超净工作台、接种环、酒精灯、小镊子、37℃恒温培养箱。

【实验内容与方法】

（1）用接种环取大肠埃希菌及金黄色葡萄球菌琼脂平板培养物，分别密涂于普通琼脂平板培养基表面。

（2）于超净工作台内，火焰灭菌小镊子，待稍凉后，取无菌黑色纸片一片平贴于涂有细菌的平板培养基表面中央。

（3）将平板暴露于距紫外灯管30～60cm处，打开紫外灯照射30min。

（4）照射完毕，无菌操作取出黑纸片。盖上皿盖，做标记，注明日期和试验者等。

（5）将平板置于37℃培养18～24h，观察培养基表面细菌生长情况，并分析其结果。

【实验结果】

黑纸片遮盖处细菌生长形成灰白色菌苔，形状同黑纸片。直接暴露在紫外线灯下的培养基表面无细菌生长或仅有少量的细菌生长。

【注意事项】

紫外线对人体皮肤和眼睛有损伤作用，使用时应注意防护。

2. 化学因素

【实验原理】

化学消毒剂消毒灭菌的原理：①促使菌体蛋白变性或凝固；②干扰细菌的酶和代谢；③损伤细菌的细胞膜。

【实验仪器与材料】

（1）菌种：金黄色葡萄球菌和大肠埃希菌 18~24h 琼脂平板培养物。

（2）培养基：普通琼脂平板。

（3）化学消毒剂：5% 石炭酸，2% 碘酒，75% 酒精，0.1% 升汞。

（4）其他：直径 0.6cm 的无菌圆形滤纸片、小镊子、接种环等。

【实验内容与方法】

（1）取普通琼脂平板，用记号笔在平板底面标记将其分为四等份。

（2）用接种环分别取金黄色葡萄球菌或大肠埃希菌琼脂平板培养物，密涂于标记好的普通琼脂平板培养基表面。

（3）用小镊子夹取已浸有化学消毒剂的无菌小滤纸片，平贴于各分区的中央，盖上皿盖，标明化学消毒剂名称、实验日期和试验者。

（4）置于 37℃ 培养 18~24h 后观察各种化学消毒剂对细菌的作用。

【实验结果】

纸片周围无细菌生长的区域，称为抑菌环。分别测量四种消毒剂抑菌环的直径，以毫米为单位记录。根据抑菌环直径的大小，比较四种消毒剂杀菌抑菌的能力。注意对比同一种消毒剂对上述两种细菌作用效果的差异。

【注意事项】

尽量保证纸片上化学消毒剂剂量、接种菌量及均匀程度一致。

3. 生物因素

噬菌体——特异性裂解试验

【实验原理】

噬菌体是感染细菌、真菌和放线菌等微生物的病毒，具有严格寄生性，对易感细胞具有高度的种特异性和型特异性。噬菌体感染宿主菌后，可裂解宿主细胞，或处于溶原状态。在液体培养基中，噬菌体裂解宿主菌可使混浊菌液变澄清；在固体培养基上，当涂布接种细菌后再滴上一滴相应的噬菌体，经孵育后，滴加噬菌体处的培养基可出现透亮的溶菌空斑，称之为溶菌斑。噬菌体可用于细菌的鉴定和分型，检测未知细菌和防治某些疾病。

【实验仪器与材料】

（1）菌种：金黄色葡萄球菌、大肠埃希菌及痢疾杆菌 18～24h 琼脂平板培养物。

（2）培养基：肉汤培养管，普通琼脂平板。

（3）噬菌体：金黄色葡萄球菌噬菌体肉汤液，痢疾杆菌噬菌体肉汤液。

【实验内容与方法】

（1）噬菌体的溶菌现象（试管法）

1）取 4 支肉汤培养管，2 支接种金黄色葡萄球菌，2 支接种大肠埃希菌。

2）将上述两种细菌肉汤培养管各取 1 支，分别加入金黄色葡萄球菌噬菌体肉汤液 0.2ml。

3）将上述 4 支肉汤培养管置于 37℃培养 6～12h 后观察结果。

（2）噬菌体的溶菌斑（平板法）

1）取普通琼脂平板 1 只，分为 4 等份，注明①、②、③、④。

2）用无菌棉签在①、②处涂布接种痢疾杆菌，在③处接种大肠埃希菌，在④处接种金黄色葡萄球菌。

3）待菌液干燥后，在②、③、④处各加 1 小滴痢疾杆菌噬菌体肉汤液，在①处加 1 滴金黄色葡萄球菌噬菌体肉汤液。

4）置于 37℃培养 16～18h 后观察结果。

【实验结果】

（1）溶菌现象：加有噬菌体的金黄色葡萄球菌肉汤培养管清亮，其余均浑浊。

（2）溶菌斑：如图 6-4，在②处的中央有一无菌生长的空斑，即溶菌斑（或蚀斑），其余区域无此现象。

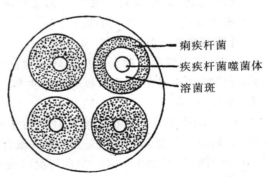

图 6-4　噬菌体的溶菌斑

抗生素——药物敏感性试验（纸片扩散法）

【实验原理】

抗生素通过干扰细菌的代谢，阻碍细菌细胞壁的合成，影响膜的通透性及干扰核酸和蛋白质的生物合成等方式杀菌抑菌。不同种类的抗生素对同一细菌的杀菌效果不尽相同，不同细菌种类或菌株对同一药物的敏感性亦不相同。因此，测定病原菌对抗生素的敏感性，对于合理用药和提高临床疗效具有重要意义。

将含有定量抗生素的纸片贴在已接种试验菌的琼脂平板上，纸片中所含的药物吸取琼脂中的水分溶解后，便不断地向纸片周围扩散，形成递减的药物浓度梯度。在纸片周围若试验菌生长被抑制，就会形成透明的抑菌环（图6-5）。抑菌环越大，说明试验菌对该药物越敏感；反之，不敏感。根据试验菌在不同抗生素扩散范围内的生长情况，就能确定该菌的敏感药物，在临床上指导医生合理使用抗生素。

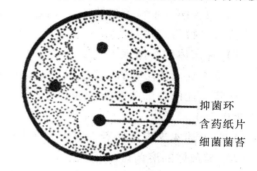

抑菌环
含药纸片
细菌菌苔

图6-5　细菌对药物的敏感性试验（纸片扩散法）

【实验仪器与材料】

（1）菌种：大肠埃希菌及金黄色葡萄球菌18~24h琼脂平板培养物。

（2）培养基：普通琼脂平板。

（3）其他：青霉素、氨苄青霉素、链霉素、氯霉素、红霉素、庆大霉素、卡那霉素等抗生素纸片，小镊子。

【实验内容与方法】

（1）接种细菌：用无菌接种环挑取已培养好的金黄色葡萄球菌或大肠埃希菌培养物少许，先在琼脂平板表面中央划一条线，垂直于该线作平行密集划线，划满平板。

（2）用小镊子夹取抗生素纸片，贴于平板琼脂表面，注意不要太靠近平板边缘，轻压纸片使其与琼脂充分接触。纸片之间距离应基本相等，一般每个平板贴4~6种抗生素纸片为宜。注意每次取抗生素纸片之前，小镊子须烧灼灭菌冷却。标记姓名、日期和菌名等。

（3）将平板置于37℃温箱内培养18~24h后取出观察结果。

【实验结果】

观察纸片周围有无抑菌环，用尺子测量其直径并对照细菌对抗菌类药物敏感度表格（表6-3）中的标准进行药物敏感性判定。注意对比两种细菌对各抗菌药物敏感性的差异。

表 6-3 纸片扩散法药敏试验判读标准

抗菌药物	含药量	抑菌环直径（mm）		
		耐药	中介度	敏感
青霉素				
葡萄球菌	10U	≤20	21～28	≥29
其他细菌	10U	≤11	12～21	≥22
链霉素	10μg	≤11	12～14	≥15
氯霉素	30μg	≤12	13～17	≥18
庆大霉素	10μg	≤12	13～14	≥15
红霉素	10μg	≤13	14～17	≥18
卡那霉素	30μg	≤13	14～17	≥18
四环素	10μg	≤14	15～18	≥19
磺胺	300μg	≤12	13～16	≥17

【注意事项】

培养基的质量、药敏纸片的质量、接种菌量、试验操作质量和孵育条件等均能影响纸片扩散法药敏试验的结果。

【思考题】

1. 简述培养基制备的原则。

2. 简述葡萄糖发酵和乳糖发酵的实验原理。

3. 简述甲基红试验的实验原理。

4. 简述靛基质（Indol）试验的实验原理和结果判定方法。

5. 简述硫化氢试验的实验原理和结果判定方法。

6. 试述正常菌群的概念及生理意义。

7. 空气污染程度及消毒效果的检测对临床工作有何意义？

8. 适于高压蒸汽灭菌法的物品有哪些？

9. 紫外线对 G⁺ 及 G⁻ 的杀菌作用有差别吗？

10. 4 种化学消毒剂对 G⁺ 及 G⁻ 的杀菌作用有差别吗？

11. 噬菌体有何实际应用价值？

12. 细菌对抗生素的敏感试验对于临床用药有何重要意义？

13. 影响纸片扩散法药敏试验的因素有哪些？

（杜忆华　寻萌）

实验四　非特异性免疫
The Nonspecific Immunity

【实验目的】

1. 掌握：吞噬细胞的种类；血清总补体测定的原理。

2. 了解：碳粒廓清实验原理及检测意义。

一、碳粒廓清实验

【实验原理】

静脉注射一定大小的颗粒物质，迅速被肝、脾等器官内网状内皮细胞吞噬而使其在血浆浓度降低，因此可从其廓清率了解整个单核细胞系统的吞噬功能。

【实验仪器与材料】

1. 小鼠：体重在 18～22g 之间，雌雄各半。

2. 1ml 注射器。

3. 印度墨汁。

4. 秒表。

5. 微量加样。

6. 0.1% Na_2CO_3 溶液。

7. 75 型分光光度计。

【实验内容与方法】

1. 小鼠尾静脉注射印度墨汁 $50\mu l/10g$ 体重。

2. 于 1（t_1）min 和 5（t_5）min 后，分别从眼眶静脉取血 $20\mu l$，加到 2ml 0.1% Na_2CO_3 溶液中摇匀，用 75 型分光光度计在 680nm 下比色，测定密度（以下用 OD_1 和 OD_5 来表示 1min 和 5min 所取血样的光密度），用下式计算廓清指数 K 值。

廓清指数 K =（$\log OD_1 - \log OD_5$）/（$t_5 - t_1$）=（$\log OD_1/OD_5$）/4

K 值经体重及肝脾重换算后，得吞噬指数 α 值：

吞噬指数 α = 体重/肝脾重 × K

【注意事项】

1. 印度墨汁应用生理盐水稀释 1～5 倍左右。最好经超声处理后离心，弃取沉淀物，以免凝聚的碳粒阻塞肺毛细血管，引起动物猝死。

2. 尾静脉注射要熟练，取血时动作要快速、准确。

二、吞噬细胞的功能试验

巨噬细胞能吞噬鸡红细胞，中性粒细胞可吞噬多种细菌，如葡萄球菌等。将巨噬细胞和中性粒细胞分别与鸡红细胞、表皮葡萄球菌混合，孵育一定时间后涂片染色镜检；见巨噬细胞可吞噬鸡红细胞；中性粒细胞可吞噬葡萄球菌，可计算出吞噬异物的细胞数和吞噬细胞中吞入的异物数。在巨噬细胞中亦可见到鸡红细胞发生形态改变。据此可判断两类吞噬细胞的吞噬功能和消化功能，用以评价机体的免疫状态。

（一）豚鼠腹腔巨噬细胞吞噬作用的测定（大吞噬）

【实验原理】

淀粉可以刺激豚鼠腹腔引起非感染性炎症渗出，在腹腔局部出现较多巨噬细胞，巨噬细胞则能吞噬注入腹腔的鸡红细胞等较大异物。

【实验仪器与材料】

1. 实验动物：豚鼠。

2. 鸡红细胞悬液：从鸡翼下静脉或心脏取血，按 1∶5 比例保存于 Alsever 氏保养液中，置于 4C°冰箱内可用 1 个月，用前将鸡红细胞悬液用生理盐水洗 3 次，第 3 次洗涤后 2000r/min，5min，弃上清，压积细胞用生理盐水配制为 5% 鸡红细胞悬液，供大吞噬试验用。

3. 5% 淀粉肉汤溶液、姬姆萨染液、玻片和注射器等。

【实验内容与方法】

1. 取无菌 5% 淀粉肉汤溶液 5ml 注入豚鼠腹腔，常规饲养 3d；实验前 1h 再次豚鼠腹腔注入无菌 5% 淀粉肉汤溶液 5ml，然后注射 5% 鸡红细胞悬液 5ml，轻揉其腹部，使鸡血球均匀分布。

2. 于注射后 30min、1h、2h、3h，分别用注射器抽取豚鼠腹腔液推片。

3. 自然干燥后，姬姆萨染色，油镜观察。

【实验结果】

计算 100 个巨噬细胞中吞噬鸡红细胞的巨噬细胞数目及被吞噬的鸡红细胞的总数，并观察鸡红细胞的消化程度，按下列公式计算吞噬百分比和吞噬指数。

$$吞噬百分比 = \frac{吞噬鸡红细胞的巨噬细胞数}{100 \text{ 个巨噬细胞}} \times 100\%$$

$$吞噬指数 = \frac{100 \text{ 个巨噬细胞中被吞噬鸡红细胞数}}{100 \text{ 个巨噬细胞}} \times 100\%$$

鸡红细胞被消化的程度分4级：

Ⅰ级：未消化，胞质浅红或浅黄，胞核浅紫红色；

Ⅱ级：轻度消化，胞质浅黄绿色，核固缩，成紫蓝色；

Ⅲ级：重度消化，胞质淡染，胞核呈浅灰黄色；

Ⅳ级：完全消化，巨噬细胞内只见形状类似鸡红细胞大小的空泡，边缘正齐，胞核隐约可见。

（二）中性粒细胞吞噬作用的测定（小吞噬）

【实验原理】

血液中的中性粒细胞有吞噬病原微生物等较小异物的能力。将新鲜血液和细菌混合，经合适的时间后涂片染色，即能观察到被吞噬到中性粒细胞内的但还没有被消化掉的细菌。

【实验仪器与材料】

1. 白色葡萄球菌：肉汤培养液中37℃培养16~18h待用。

2. 新鲜抗凝人血0.5ml。

3. 瑞氏染液、显微镜、孵箱、玻片等。

【实验内容与方法】

吸取0.1ml白色葡萄球菌液加入新鲜抗凝人血0.5ml中，摇匀，37℃孵育30min。孵育过程的前20min，每隔5min轻轻振荡一次，共4次，后10min静置孵育。

孵育结束后，用毛细滴管从红细胞层表面吸取上清少许推片。

自然干燥后，滴加瑞氏染液染色1min，再加等量蒸馏水混匀，静置4min，水洗，晾干油镜观察。

【实验结果】

计算100个中性粒细胞，分别计算吞噬有细菌的中性粒细胞数目和被吞噬的细菌总数，计算吞噬百分比和吞噬指数，正常人吞噬百分比为60%，吞噬指数大于1。（计算方法同前）

【注意事项】

1. 血涂片应薄厚均匀适中，避免过薄或过厚。

2. 瑞氏染液染色时间不能过长，以免染色过重。

三、血清总补体活性测定（CH50单位测定）

【实验原理】

补体能使抗体致敏的羊红细胞发生溶血反应，根据溶血程度可测定补体总活性。以溶血百分率为纵坐标，相应的血清补体量为横坐标绘图，可知在 50% 溶血附近补体的量与溶血的程度呈直线关系。因此以 50% 溶血作为终点较以 100% 溶血作为终点更为敏感。故称为 50% 溶血试验，即 CH50（50% complement hemolysis）。产生 50% 溶血所需补体的量为一个 CH50 单位。

【实验仪器与材料】

1. 待测患者血清。

2. 5% 绵羊红细胞悬液。

3. 3U/0.1ml 溶血素。

4. pH7.2 巴比妥缓冲液或生理盐水。

5. 37℃ 水浴箱、小试管、吸管等。

【实验内容与方法】

1. 取小试管 8 支，依次编号（表 6 - 4）。

2. 1~6 管加入巴比妥缓冲液 0.2ml。

3. 于第 1 管加入待测血清 0.2ml，混匀后吸出 0.2ml 加入第 2 管，依次对倍稀释至第 6 管，从第 6 管吸取 0.2ml 弃去，此时各管血清稀释度依次为 1:2、1:4、1:8……1:64。

4. 1~6 管加入巴比妥缓冲液 0.2ml，第 7 管加 0.4ml，第 8 管加 0.5ml。

5. 1~7 管加溶血素 0.1ml。

6. 1~8 管各加绵羊红细胞 0.1ml，轻轻摇匀，置 37℃ 水浴箱 30min，4℃ 冰箱过夜。

1~6 管为实验测定管；第 7 管为溶血素对照管；第 8 管为绵羊红细胞对照管。

50% 标准溶血管的配置：取 5% 绵羊红细胞 1ml，离心后弃上清，加入蒸馏水 0.5ml，使红细胞全部溶解，再加双倍（1.7%）生理盐水 0.5ml，混匀后加 5% 绵羊红细胞 1ml。混匀取此液 0.1ml 加巴比妥缓冲液 0.5ml 即为 50% 标准溶血管。

【实验结果】

以 50% 溶血管为标准，肉眼依次观察，与标准管最接近者为终点管。按下式计算 1ml 血清的补体单位。

血清中补体活性单位（CH50 单位/毫升）＝1/血清总量×终点管稀释倍数

本法测得血清总补体活性的正常值为 80~160 CH50 单位（U）/毫升。

【注意事项】

1. 待测血清要求新鲜，一般要求在去血后 2h 做完实验。
2. 试管口径大小一致，清洁透明，便于观察。
3. 50% 标准溶血管配置必须用同批实验用绵羊红细胞，并同时方入冰箱。

表 6-4　血清总补体活性测定操作表　　　　　　　　　　　　　　单位：ml

内容物	试管							
	1	2	3	4	5	6	7	8
巴比妥缓冲液	0.2	0.2	0.2	0.2	0.2	0.2	—	—
待测血清	0.2	0.2	0.2	0.2	0.2	0.2	—	弃去 0.2
巴比妥缓冲液	0.2	0.2	0.2	0.2	0.2	0.2	0.4	0.5
溶血素	0.1	0.1	0.1	0.1	0.1	0.1	0.1	—
5%绵羊红细胞	0.1	0.1	0.1	0.1	0.1	0.1	0.1	0.1

【思考题】

1. 吞噬率和吞噬指数有何区别？
2. 简述血清总补体测定的实验原理。
3. CH50 单位如何计算？

（刘如意　谢明）

实验五　凝集反应和沉淀反应
The Agglutination Reactions and Precipitation Reactions

凝集反应和沉淀反应均属于经典的抗原-抗体反应。抗原-抗体反应指抗原与相应抗体之间所发生的特异性结合反应。这种反应即可在体内进行，也可在体外进行。目前体外抗原-抗体反应广泛应用于研究机体的免疫应答、抗原与抗体的特性以及临床疾病的辅助诊断、治疗评估等多种领域。在免疫学发展早期，由于体外检测抗原-抗体反应中的抗原或抗体多来源于血清，故又称血清学检测/反应。但随着体外抗原-抗体检测新方法的建立及应用范围的不断扩大，血清学反应已不能涵盖所有的体外抗原-抗体反应。

体外抗原-抗体反应的特点：

（1）特异性：即专一性，是抗原－抗体反应的最主要特征，是指抗体与抗原在空间位置上的互补性，它受抗体的互补决定区与抗原表位在化学构成、立体构型和体积大小等方面的影响。由于抗原的复杂性，也可能会出现交叉反应，因此在检测中应尽量纯化抗原（或抗体），并对某些交叉反应结果作出谨慎的解释。

（2）比例性：抗原与抗体特异性结合时，只有在抗原与抗体二者分子比例合适时反应体系才会出现肉眼可见的现象。

（3）可逆性：是指抗原与抗体结合形成复合物后，在一定条件下又可解离恢复为抗原与抗体的特性。体外抗原与抗体反应受多种因素的影响，如电解质、温度和酸碱度等。

一、凝集反应

颗粒性抗原（如细菌、红细胞等）直接与相应特异性抗体结合，在适量电解质存在条件下，出现肉眼可见的凝集现象，称直接凝集反应。参加凝集反应的抗原称为凝集原，而抗体则称为凝集素。

【实验目的】

1. 掌握：体外抗原－抗体反应的特点及影响因素；凝集反应概念和种类；直接和间接凝集反应的原理；间接凝集反应的应用、步骤及结果判定。

2. 了解：经典的血清学反应的种类；直接凝集反应的应用。

（一）直接凝集反应

直接凝集反应包括有玻片法和试管法两类。

1. 玻片凝集反应

玻片凝集反应是指在玻片上进行的直接凝集反应，主要用于抗原的定性分析，数分钟之内便可观察结果，快速、简便。常用于细菌的分型鉴定，也用于人类 ABO 血型的测定。

2. 试管凝集反应

试管凝集反应是用定量的颗粒性抗原悬液与一系列倍比稀释的待检血清在试管中进行的凝集反应，根据试验结果判定待检血清中有无相应抗体及其效价，对血清中抗体进行半定量分析。此法目前仍常用于某些病原微生物感染的免疫学诊断。例如，诊断伤寒和副伤寒的肥达氏（Widal test）反应，诊断斑疹伤寒的外－斐氏反应（weil－felix test）。

（二）间接凝集反应

间接凝集反应有正向和反向间接凝集。

将可溶性抗原（或抗体）先吸附在一种与免疫无关、一定大小的载体颗粒表面成为致敏载体颗粒，然后与相应抗体（或抗原）结合，在适量电解质存在的条件下，出现肉眼可见的特异性凝集现象，称间接凝集反应。此法敏感度比直接凝集反应高，因而广泛地应用于临床检测中。间接凝集反应中常用的载体颗粒有人"O"型红细胞、动物红细胞、活性炭或硅酸铝颗粒和聚苯乙烯乳胶微球等。

1. 正向间接血凝试验

将绵羊红细胞或人的"O"型红细胞用醛类固定（称为醛化，可改变血球表面性质，使其易于吸附蛋白质类抗原，并可长期保存使用），再将可溶性抗原吸附于醛化的血细胞上，制成抗原致敏的红细胞（sensitization red blood cell，SRBC），当与相应的抗体结合，使红细胞被动的聚合在一起，出现肉眼可见的凝集现象，常用于检测传染病抗体或自身抗体。

2. 反向间接血凝试验

将特异性抗体吸附于醛化的红细胞上，再与相应抗原结合，在适量电解质存在条件下，红细胞被动聚集出现肉眼可见凝集现象。用于检测标本中的相应可溶性抗原。

正向间接凝集反应

【实验原理】

将绵羊红细胞或人的"O"型红细胞用醛类固定（称为醛化，可改变血球表面性质，使其易于吸附蛋白质类抗原，并可长期保存使用），再将可溶性抗原吸附于醛化的血细胞上，制成抗原致敏的红细胞，当与相应的抗体结合，使红细胞被动的聚合在一起，出现肉眼可见的凝集现象。

【实验仪器与材料】

（1）抗原制备：将伤寒杆菌接种在培养基上，37℃培养24h，用生理盐水洗下，100℃水浴2h，离心弃上清，稀释后备用。

（2）致敏红细胞的制备：取稀释的抗原与等体积的已醛化的2% SRBC混合，37℃水浴2h，每隔15min振摇一次，取出后洗涤弃上清，稀释成0.5%备用。

（3）试管、试管架、刻度吸管、恒温水浴箱。

【实验内容与方法】

（1）取8支小试管排列于试管架上，依次编号。每管加入0.25ml生理盐水。于第1管内入1:10稀释的免疫血清0.25ml混匀，倍比稀释至第7管。第8管为阴性对照（表6-5）。

（2）每管中加入0.25ml致敏绵羊红细胞，振摇试管架，使之充分混匀。

（3）将试管架静置于37℃恒温水浴箱中1h。

表6-5 正向间接血凝试验操作程序

内容物	试管							
	1	2	3	4	5	6	7	8
生理盐水	0.25	0.25	0.25	0.25	0.25	0.25	0.25	0.25
1:10 免疫血清	0.25	0.25	0.25	0.25	0.25	0.25	0.25	弃去 0.25
血清稀释倍数	1:20	1:40	1:80	1:160	1:320	1:640	1:1280	—
致敏 SRBC	0.25	0.25	0.25	0.25	0.25	0.25	0.25	0.25

【实验结果】

（1）首先观察阴性对照管，应无凝集现象，管底红细胞沉积呈圆形，边缘整齐，轻轻摇动则沉积菌分散均匀呈混浊现象。

（2）观察实验管，凝集现象可根据强弱程度，分为五级：

＋＋＋＋　细菌全部凝集，管底形成大片凝集物；

＋＋＋　细菌大部分凝集，管底的片状凝集物较小而薄；

＋＋　约半数的细菌发生凝集，管底出现凝集环；

＋　仅有少部分细菌凝集，管底可见沉积的细菌周边有稀疏、点状的凝集物；

－　液体混浊，无凝集。

（3）血清抗体效价的判定：以出现明显凝集现象（＋＋）的血清最高稀释度作为受检血清的抗体效价。

【注意事项】

（1）红细胞需来自同一个体、批号相同，且致敏红细胞应新鲜配置。

（2）使用器材必须清洁，否则对结果有很大影响。

二、沉淀反应

沉淀反应是指可溶性抗原与其相应的抗体在溶液中或凝胶中结合，若比例合适，可形成肉眼可见的沉淀物或沉淀线。根据沉淀反应介质和检测方法不同，将其分为液相沉淀试验、凝胶扩散试验和凝胶免疫电泳试验等三大基本类型。免疫浊度法的建立使沉淀反应检测更为微量精确、快速和自动化。

【实验目的】

1. 掌握：沉淀反应的定义、种类；琼脂单向扩散和琼脂双向扩散的原理及应用。

2. 了解：免疫电泳、火箭电泳的原理和对流免疫电泳的原理、步骤及结果判定。

（一）液相中的沉淀反应

1. 环状沉淀试验

将抗原液小心地叠加于已含抗体液的细小试管液面上，当对应的抗原与抗体相遇，在界面处形成清晰的乳白色沉淀环。此方法系 Ascoli 于 1902 年建立，为定性试验，用于检测微量抗原，如法医学中血迹的鉴定和炭疽杆菌抗原的检测等。

2. 絮状沉淀试验

将抗原溶液与相应抗体溶液在试管中混合，在电解质存在的条件下，抗原与抗体结合出现肉眼可见的絮状沉淀物。梅毒抗体的 Kahn 试验曾作为絮状沉淀的代表试验。此方法简便，但敏感度较低，易受抗原抗体分子比例的影响。可用来测定抗原抗体反应的最适比。

（二）琼脂扩散试验

1. 琼脂单向扩散试验

将已知抗体混入琼脂凝胶中，待测抗原置于凝胶孔中，抗原自由扩散在孔的周围与抗体结合，在比例合适的地方形成肉眼可见的沉淀环。抗原的浓度与形成的沉淀环直径成正比。

本试验可通过已知浓度的抗原标准品绘制标准曲线来定量检测待检抗原（图 6-6）。

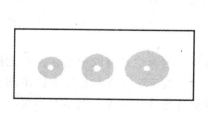
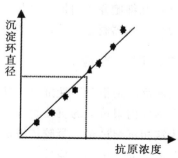

图 6-6　琼脂单向扩散示意图

2. 琼脂双向扩散试验

将可溶性抗原和抗体置于同一琼脂凝胶板的对应孔中，两者各自在凝胶中向四周自由扩散，在抗原与抗体浓度比例合适时，彼此相遇后形成特异性的沉淀线。此试验可用于定性检测未知的抗原或抗体、半定量检测抗体的滴度和对抗原或抗体的纯度进行测定（图6-7）。

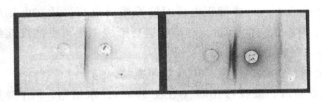

图6-7 琼脂双向扩散试验

（三）免疫电泳技术

1. 免疫电泳

免疫电泳是在凝胶介质中将区带电泳法与免疫双扩散相结合的一种免疫化学方法。先使血清在琼脂糖凝胶中电泳，在一定的电场强度下，由于血清中各种蛋白质的分子大小及电荷状态和电荷量不同，泳动速率也各不相同，使各自组分得到分离，然后在电泳轴的平行方向挖一长槽，加入抗血清，抗原与相应抗体扩散，相遇，在相应位置上形成肉眼可见的弧形沉淀线，根据沉淀弧的数量、位置和形态，可分析样品中所含抗原成分及性质。可用于正常情况、免疫后以及病理过程中血清蛋白的分析。

2. 火箭电泳

火箭电泳是把单向扩散技术与电泳技术结合起来。抗原在含有抗体的琼脂糖凝胶中电泳时，在电场的作用下，抗原向一个方向移动并逐步与凝胶中的相应抗体结合形成沉淀峰。沉淀峰的高度与抗原的浓度成正比（图6-8）。此方法简便、快速、敏感度高，可用于定量检测抗原（方法同单向扩散）。

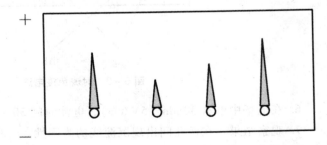

图6-8 火箭电泳示意图

3. 对流免疫电泳

对流免疫电泳是在电场中进行的双向扩散技术，其原理与双向免疫扩散相同，方法简便、快速。

【实验原理】

当可溶性抗原和相应抗体在琼脂凝胶中电泳时，抗体的等电点（PI）比较高，在适当的 pH 值下，抗体带正电荷而抗原带负电荷，故在电场中抗体向阴极方向移动而抗原向阳极方向运动，直至相遇后形成肉眼可见的沉淀线。

【实验仪器与材料】

1. 1% 琼脂糖，抗体，抗原，阳性对照血清。

2. 玻片或培养皿，凝胶打孔器（直径 3mm），水浴箱，5μl 微量加样器，电泳仪和滤纸。

【实验内容与方法】

1. 取一张玻璃片，用水冲洗干净后，再用少量 75% 乙醇冲洗，晾干后置于水平台备用。

2. 制备 1% 琼脂溶液，煮沸充分融化，56℃ 水浴中保温。

3. 吸取约 3ml 琼脂溶液铺于玻璃板上，制成所需凝胶板。

4. 等待琼脂凝固后，用打孔器成对打孔，孔径 3mm，孔间距 3mm，排距 3mm。

5. 按图 6-9 在孔中分别加入抗原和抗体，每孔约 5μl。

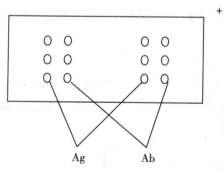

图 6-9　对流免疫电泳

6. 在电场中电泳 30min（5V/cm），电泳时间 30~90min。

7. 观察结果。在两孔间出现沉淀线的为阳性。

【实验结果】

本实验是定性实验，用于多种疾病的检测，如 HbsAg、AFP 等的检测，血吸虫、包虫病等抗体的测定。

【思考题】

1. 试述体外抗原－抗体反应的特点及影响因素。

2. 试述直接凝集反应和间接凝集反应的异同点。

3. 正向间接凝集试验与反向间接凝集试验在原理上有何相同和不同？

4. 简述沉淀反应的种类及各自的原理。

5. 思考双向琼脂扩散试验在分析抗原纯度中的应用。

（雷艳君　周晓勃）

实验六　免疫标记技术
The Immunolabelling Techniques

免疫标记技术是指用荧光素、放射性同位素、酶、铁蛋白、胶体金及化学（或生物）发光剂等作为示踪物，标记抗体或抗原进行的抗原抗体反应；并借助荧光显微镜、放射线测量仪器、酶标检测仪、电子显微镜和发光免疫测定仪等仪器，对实验结果直接观察或进行测定，可以在细胞、亚细胞、超微结构及分子水平上对抗原抗体反应进行定性、定量和定位研究。因此免疫标记技术在敏感性、特异性、精确性和应用范围等方面远远超过一般免疫血清学方法。

根据试验中所用标记物的种类和检测方法不同，免疫标记技术可分为免疫荧光技术、放射免疫技术、免疫酶标技术、免疫胶体金技术和发光免疫技术等。

一、免疫荧光技术

【实验原理】

1. 掌握：免疫标记技术的概念；酶联免疫吸附试验（间接法）的基本原理。

2. 了解：免疫标记技术的实际应用。

免疫荧光技术是一种以荧光物作为标记物的免疫分析技术，荧光物质分子在特定条件下吸收激发光的能量后，分子呈激发态而极不稳定，其迅速回到基态时，可以电磁辐射形式释放出所有的光能，发射出波长较照射光长的荧光。用荧光素与已知的抗体（或抗原，较少用）结合，但不影响其免疫活性，然后可将荧光素标记的抗体作为标准试剂，用于检测和鉴定未知的抗原。在荧光显微镜下可以直接观察呈现特异荧光的抗原抗体复合物。

常用的荧光素主要有下述三种：

异硫氰酸荧光素（FITC）：最大吸收光谱为 490~495nm，最大发射光谱为 520~530nm，呈黄绿色荧光；

四乙基罗丹明（RB200）：最大吸收光谱为 570nm，最大发射光谱为 595~600nm，呈明亮橙色荧光；

四甲基异硫氰酸罗丹明（TRITC）：最大吸收光谱为 550nm，最大发射光谱为 620nm，呈橙红色荧光。

（一）FITC 标记抗体技术

在碱性条件下，FITC 的异硫氰酸基在水溶液中与免疫球蛋白的自由氨基经碳酰氨化而形成硫碳氨基键，成为标记荧光免疫球蛋白，即荧光抗体。

目前一般实验使用的荧光抗体多为商品化试剂，不需自己合成。

（二）荧光抗体染色法

【实验原理】

荧光抗体染色技术的基本原理是利用抗原抗体特异性结合的特点，用标记有荧光素的荧光抗体检测待检抗原样本，如形成抗原抗体复合物，则其在蓝紫光或紫外光照射下发出荧光，用荧光显微镜进行观察。本实验常用于测定细胞表面抗原和受体，各种病原微生物的快速检查和鉴定，组织内抗原的定性和定位研究以及各种自身抗体的检测等。经典的荧光抗体技术包括直接法、间接法和补体法。

【实验仪器与材料】

1. 抗原：呼吸道合胞病毒（RSV）（或待检标本）。

2. 细胞：Hep-2（或 Hela）细胞单层。

3. 荧光抗体：1:40 抗 RSA IgG-FITC 标记物，1:40 抗兔 IgG-FITC 标记物。

4. 中间抗血清：1:200 兔抗 RSV 免疫血清（Abt）。

【实验内容与方法】

1. 制备抗原片

（1）RSV 感染细胞：用 RSV 感染 Hep-2 或 Hela 细胞单层培养物，在细胞未出现 CPE 前，用胰酶消化使分散，并配制成（4~6）×10^5/ml 细胞悬液，用吸管将细胞悬液滴加到 10 点镀膜玻片上，每个圆点上约 0.025ml，再将镀膜玻片放入二氧化碳孵箱，37℃培养 6~24h。培养后的玻片用 pH7.4 的 PBS 漂洗 3 次，干燥后固定。

（2）固定：将玻片放入盛有冷丙酮的洗缸中，4℃固定20min，漂洗，自然干燥。

（3）抗原片的保存：固定好的抗原片最好立即进行荧光抗体染色，若必须保存时，置于低温下密闭保存备用。

2. 荧光抗体染色法

（1）直接染色法：直接使荧光抗体与玻片上的抗原反应。

1）用吸管滴加1∶40抗RSV IgG – FITC标记物，使其布满整个标本区。将玻片置湿盒中，37℃孵育30min。

2）将玻片取出，用自来水冲去多余的标记抗体液后，用PBS漂洗3次，每次5min。最后用蒸馏水冲洗1次，晾干。

3）用纯度高的甘油封片，镜检。

（2）间接染色法：先使抗体与玻片上的抗原反应，再加荧光标记的抗抗体（二抗）与抗体结合。

1）用吸管吸取1∶200兔抗RSV免疫血清，滴于抗原片上，使其布满整个标本区，约0.025ml。将玻片置湿盒37℃孵育30～40min，PBS漂洗3次，每次2min。

2）滴加1∶40抗兔IgG – FITC标记物于抗原片上，约0.025ml。将玻片置湿盒37℃孵育30～40min，PBS漂洗3次，每次5min。标本不要太干，各染液勿混流。

3）0.02%伊文思蓝覆盖5min，去染液加甘油封片，镜检。

【实验结果】

荧光显微镜下所观察到的荧光图像主要以两个指标判断结果，一是形态学特征，二是荧光的亮度，必须将两者结合起来综合判断。

特异性荧光呈黄绿色，其强度用"＋＋＋＋"、"＋＋＋"、"＋＋"、"＋"、"－"表示。

二、酶联免疫吸附实验

酶联免疫吸附实验（enzyme – linked immunosorbent assay，ELISA）是一种用酶标记抗体或抗原，对相应的抗原或抗体进行测定的免疫标记技术。它利用了抗原抗体反应的高度特异性和酶促反应的高度敏感性，可敏感地检测体液中微量的特异性抗原或抗体，具有敏感性高、特异性强、操作简单、结果便于观察、可用于大规模快速检测等特点。常用的方法有直接法、间接法、夹心法和竞争法等。

常用标记酶有：辣根过氧化物酶（HRP）、碱性磷酸酶（AP）和葡萄糖氧化酶（GOD）等。

【实验目的】

1. 掌握：酶联免疫吸附实验的基本原理和实验方法。

2. 了解：各种常用免疫标记技术的原理和方法。

【实验原理】

先将用于检测特异性抗体的已知抗原结合到固相载体上，再先后加入待测抗体和酶标二抗进行反应，其间通过洗液的洗涤去除未能固化到固相载体上的成分，这样因为抗原抗体反应的特异性，就保证了只有当检测标本中含可与已知抗原特异性结合的抗体时，标记的酶才能在反应孔中存在而不被洗去，当加入酶的底物后，底物被酶催化产生有色的产物，通过目测或分光光度计检测 OD 值就可测出底物的降解量，从而推知存在于标本中的抗体量。

【实验仪器与材料】

1. 40 孔酶标板。

2. 1∶300 乙肝表面抗原（HBsAg）溶液。

3. 1∶10 待测血清。

4. 健康人血清。

5. HBsAg 诊断血清。

6. 辣根过氧化物酶标记羊抗人 IgG 抗体（酶标二抗）。

7. 抗原稀释液（pH9.6 碳酸盐缓冲液）。

8. 洗涤液（pH7.4 磷酸盐 – 吐温缓冲液）。

9. 血清稀释液（含 0.1% 牛血清白蛋白的磷酸盐—吐温缓冲液）。

10. 底物显色剂（TMB – H_2O_2 溶液）。

11. 终止液（2M H_2SO_4）。

【实验内容与方法】

1. 包被抗原

用抗原稀释液将 HBsAg 按 1∶300 稀释成工作浓度，加入到 40 孔酶标板的 1~9 孔内，每孔 0.1ml。第 10 孔加稀释液作空白对照。酶标板置湿盒内，4℃孵育过夜。

2. 洗涤

次日，甩去酶标板中液体，每孔加洗涤液至满，室温放置 3min 后，甩干，再加入洗涤液，重复 3 遍。目的在于去除未吸附的抗原，最后甩干。

3. 加待测血清

用血清稀释液倍比稀释待测血清，方法如表 6 – 6。

表 6 – 6　待检血清稀释方法

小试管编号	试管						
	1	2	3	4	5	6	7
血清稀释度	0.3	0.3	0.3	0.3	0.3	0.3	0.3
1:10 待测血清	0.3	0.3	0.3	0.3	0.3	0.3	0.3
稀释度	1:20	1:40	1:80	1:160	1:320	1:640	1:1280

每管取 0.1ml 系列稀释的待测血清分别加入到酶标板相应的 1 ~ 7 孔内。第 8 孔加入 0.1ml 健康人血清，作阴性对照。第 9 孔加入 0.1ml HBsAg 诊断血清，作阳性对照。酶标板置湿盒内，37℃ 孵育 30min。

4. 洗涤

甩干酶标板中的液体，用洗涤液按照步骤 2 中的方法洗涤 3 遍，最后甩干。

5. 加酶标二抗

将稀释好的酶标记羊抗人 IgG 抗体按每孔 0.1ml 加入 1 ~ 9 孔，第 10 孔仍只加 0.1ml pH7.4 磷酸缓冲液。酶标板置湿盒内，37℃ 孵育 30min。

6. 洗涤

同步骤 4。

7. 加底物显色

将新配制的 TMB – H_2O_2 溶液按每孔 0.1ml 加到 1 ~ 10 孔中，置湿盒 37℃ 孵育或室温静置 10 ~ 15min。

8. 加终止剂一滴终止显色反应。

【实验结果】

第 10 孔为空白对照孔，无色，主要用于酶联免疫检测仪的调零。

第 9 孔为阳性对照，显棕黄色。

第 8 孔为阴性对照，无色（有时可因操作不精细或非特异性吸附而呈极浅的黄色）。

实验孔（1 ~ 7 孔）中结果阳性者，呈棕黄色。随着抗体量的递减，颜色也逐渐变浅。

效价孔的判定，以与阴性对照孔有显著性颜色差异的、血清稀释度最高的实验孔为效价孔，其血清稀释度即为所测抗体的效价。

【注意事项】

1. 实验操作中，注意用于不同试剂的吸管、滴管不能混用，以免发生误差而出现假阴性或假阳性结果。

2. 底物显色剂必须新鲜配制，尤其是 H_2O_2 应临用前加入。

【思考题】

1. 酶联免疫吸附实验的基本原理是什么？常用方法有哪些？

2. 酶联免疫吸附实验是否适用于对半抗原的直接检测？

3. 在间接法酶联免疫吸附实验中，为何对二抗进行酶标，而非对一抗直接标记？

（王军阳　史霖）

实验七　动物免疫、抗体和 PFC 测定
The Animal Immunity and Determination of Antibody and Plaque Forming Cell

【实验目的】

1. 掌握：动物的免疫方案；免疫功能检测原理。

2. 了解：免疫功能检测方法及 PFC 测定的用途。

一、动物免疫

【实验仪器与材料】

1. 小鼠：健康小鼠 10 只，控制鼠龄、性别及体重（18～22g），以减少个体差异。

2. 10% 绵羊红细胞。

3. 注射器、玻片等。

【实验内容与方法】

动物免疫：10% 绵羊红细胞（SRBC）经腹腔免疫，每只小鼠 0.2ml，第一、四天各一次即可。

二、血清特异性抗体的测定

【实验原理】

此方法的基本原理是根据补体的经典激活途径，即当抗原抗体复合物存在时，补体系统被激活，最后形成的膜攻复合体可使细胞性抗原溶解。当实验中抗原和补体的量固定不变，且对于抗体相对过量时，则随着抗体量的不同，被溶解的细胞性抗原的量也不同，两者成正比关系，因此根据溶解的抗原的多少就可以判断出抗体的量。

【实验仪器与材料】

1. 待测免疫血清（浆）。

2. 20% SRBC。

3. 补体。

4. 生理盐水。

5. 试管。

【实验内容与方法】

1. 将前面获得的小鼠抗 SRBC 免疫血浆首先稀释 10 倍，成为 1:10 免疫血浆。

2. 取 3 个试管，分别编号为 A、B、C，用于对 1:10 免疫血浆的 3 倍、4 倍和 5 倍稀释，即 A 号管内为 1:30 的免疫血浆；B 号管为 1:40 的免疫血浆；C 号管为 1:50 的免疫血浆。

3. 取 15 支试管，分为 A、B、C 三列，每列 5 只，先给每管中加入生理盐水 0.5ml，再从 A、B、C 号管中分别吸取 0.5ml 血浆加入相应各列的第一个管中，然后各列再进行倍比稀释，血清稀释度如表 6-7。

表 6-7 待检血清稀释方法

稀释度	试 管				
	1	2	3	4	5
A 列	1:60	1:120	1:240	1:480	1:960
B 列	1:80	1:160	1:320	1:640	1:1280
C 列	1:100	1:200	1:400	1:800	1:1600

注意每列的最后一管应该弃去 0.5ml 液体。

4. 向每个试管中分别加入 SRBC 0.25ml 和补体 0.25ml。

5. 混均各管中的液体，置于 37℃ 水浴 30 ~ 40min。

【实验结果】

以发生完全溶血的最高血清稀释度管为效价判定管，其血清稀释度即为免疫血清的效价。

三、体外抗体形成细胞检查法 （Plaque forming cell——PFC 检查法）

【实验原理】

PFC 测定技术又称溶血空斑试验，是一种体外检测单个抗体形成细胞（浆细胞）的方法。其基本原理是将经绵羊红细胞免疫的小鼠脾细胞与一定量的绵羊红细胞（靶细胞）混合，在补体参与下，使抗体形成细胞周围结合了抗体分子的羊红细胞溶解形成肉眼可见的溶血空斑。

【实验仪器与材料】

1. 玻璃小室的制备：取两张玻片，其中一张玻片两端及中间各铺一条双面胶带，将另一张重叠于其上压紧，即成两个窄缝状的 Canninham 小室。然后将此双层玻片的一侧长边浸入融化的石蜡 – 凡士林混合物中以封闭小室的一边（无须浸入过深，以能封闭小室边缘即可）。

2. 10% 羊红细胞悬液。

3. 1:2 稀释的补体。

4. 1:2 胎牛血清（56℃ 30min 灭活，并经羊红细胞吸收）。

5. 填充液（0.6% SRBC 用 Hanks' 液配制）。

6. 石蜡 – 凡士林混合物。

7. 抗 – Ig 血清（测间接空斑）。

【实验内容与方法】

1. 脾细胞悬液制备及淋巴细胞分离与纯化：取小鼠脾脏置于 Hanks' 液中，用注射器芯研磨分散脾细胞，然后将其缓慢加入盛有淋巴细胞分离液的试管中，注意不要打乱交界液面。2000r/min 水平离心 20min。小心吸取 Hanks' 液与分离液之间白色膜状的淋巴细胞层，Hanks' 液洗涤两次，最后用含 20% 小牛血清的 Hanks' 液将细胞调成 $2 \times 10^6/ml$。

2. 填充小室：于含 1ml Hanks' 液的试管内加入以下试剂：

1:2 胎牛血清	0.2ml
10% 羊红细胞悬液	0.1ml
脾细胞悬液	0.1ml
1:2 稀释的补体	0.1ml
抗 – Ig 血清	0.1ml（间接空斑）

充分混匀，用毛细管吸取混合液填充小室，空隙以填充液补充。

3. 融化的石蜡 – 凡士林混合物将小室封闭。37℃ 孵育 1h，即可进行空斑计数。

【注意事项】

1. 小室内不能留有气泡。

2. 小室边缘必须用石蜡封严。

3. 严格在限定时间内计数空斑，不得超过数小时。

【思考题】

1. 动物的初次免疫与再次免疫有何区别？

2. 简述 PFC 测定的基本原理。

（刘如意　任会勋）

实验八　流感病毒的分离鉴定
The Isolation and Identification of Influenza Viruses

【实验目的】

1. 掌握：流感病毒的分离鉴定程序，流感病毒的分离培养，鸡胚尿囊腔的接种，血球凝集试验。

2. 了解：流感患者标本的采集与处理，血凝抑制试验。

【实验原理】

流行性感冒病毒简称流感病毒，可引起人类流行性感冒。由于其变异快，传染性强，发病率高，易造成大流行。进行实验室流感病毒的分离培养和鉴定，不但能及时掌握流感的流行动态，对控制流行也起着很大作用。

病毒分离是流感诊断最常用和最可靠的方法之一。流感监测最主要的目的为：及时发现并抓住有意义的流感病毒新变种，尤其大流行株，用于诊断试剂的制备、疫苗的生产及疫情预报，因此，在流感诊断中任何方法都不能完全替代病毒分离这一方法。通常多用鸡胚来分离流感病毒。随着分子生物学技术的发展，发现通过鸡胚分离到的流感病毒，其抗原性与原始标本有所不同；而通过 MDCK 细胞分离出的流感病毒抗原性与原始标本相似。另外由于"O"相病毒株的重现，MDCK 细胞对"O"相病毒株的敏感性大大超出了鸡胚的敏感性。故有条件的单位，在进行流感病毒分离时，最好同时采用鸡胚和 MDCK 细胞。而 ELISA 酶联检测和 RT – PCR 等病毒分子生物学的先进技术具有高特异高灵敏度和高准确性，成为流感病毒鉴定的有效可靠手段，使流感的诊断防制达到新水平。

流感病毒分离培养程序见图 6 – 10。

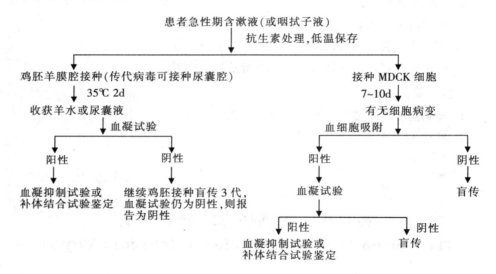

图 6 – 10　流感病毒分离培养示意图

【实验仪器与材料】

1. 鸡胚：选孵育 9 ~ 11d 龄鸡胚（图 6 – 11）。

2. 病毒：流感病毒悬液（根据需要进行适当稀释）。

3. 其他：检卵箱、1ml 注射器、吸管、眼科镊子和剪刀、卵垫板、石蜡块、钢锥、酒精灯等。

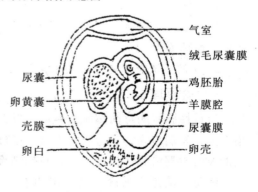

图 6 – 11　约 10 日龄的鸡胚结构示意图

【实验内容与方法】

（一）流感患者标本的采集与处理

1. 发病三日内的急性期患者，用 15ml 肉汤或 Hank's 液反复嗽口或咽嗽 2～3min，然后吐入试管中，亦可经装有二层纱布的无菌小漏斗过滤入试管中。

2. 将咽嗽液置于 4℃ 冰箱中约 20min，待颗粒物质充分沉淀后，吸上清液约 2～5ml 置另一无菌试管，加入抗生素，使每毫升标本中含青霉素 1000 单位、链霉素 1000μg。

3. 混匀后置 4℃ 冰箱内保存备用，24h 内使用。采集或处理的样本在 2℃～8℃ 条件下保存应不超过 24h；如果需长期保存，需放置于 -70℃ 条件，但应避免反复冻融（最多冻融 3 次）。采集的样本密封后，放在加冰块的保温桶内，尽快送往实验室。

（二）流感病毒的分离培养

目前实验室中多采用细胞培养来分离病毒，但流感病毒对鸡胚接种较敏感，故经常用鸡胚来分离培养流感病毒。初次采集的标本（鼻腔洗液、鼻咽拭子等），一般采用鸡胚羊膜腔接种法或羊膜腔和尿囊腔同时接种，以提高接种的阳性率。

传代培养选用鸡胚尿囊腔接种（图 6 - 12），本试验介绍此法。

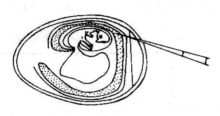

1. 于检卵箱上检查鸡胚，若胚影活动，血管清晰则为活胚。用蜡笔画出胚位及气室，并在胚位旁避开血管的地方作一标记为注射部位。将鸡胚置于卵垫板上、用碘酒及酒精棉球消毒注射部位。再用烧灼后的钢锥击一小孔。

图 6 - 12 鸡胚尿囊腔接种示意图

2. 用无菌注射器吸取病毒悬液。由小孔刺入并与蛋壳成 30°夹角，深约 1cm，注入病毒液 0.1～0.2ml。

3. 用溶化的石蜡封住接种孔，在蛋壳上写明标本名称、日期、班级、姓名后将鸡胚置于 35℃ 培养箱。

4. 每日观察接种后鸡胚存活情况，24h 内死亡者弃去，48～72h 后，活胚置于 4℃ 冰箱过夜。

5. 次日，取出 4℃ 过夜鸡胚，将鸡胚置于卵垫板上，用碘酒和酒精消毒气室处卵壳，用无菌眼科剪子剪去气室卵壳，用无菌尖吸管捅破壳膜及尿囊膜层吸取清亮尿囊液，置于无菌小试管内。

6. 首先对收获的尿囊液进行血凝试验，检测有无病毒。如果血凝试验阴性，则盲传三代，仍为阴性，便可以否定病毒的存在。

（三）流感病毒的初步鉴定

1. 血球凝集试验

【实验原理】

某些病毒（如流感病毒、副流感病毒、腮腺炎病毒、脑炎病毒等）能选择性地凝集多种哺乳类动物和鸟类的红细胞，出现红细胞凝集现象，简称血凝现象。这是由于流感病毒表面的血凝素是糖蛋白成分，红细胞表面有糖蛋白的受体，流感病毒血凝素结合在红细胞表面的糖蛋白受体上，从而发生红细胞凝集。

【实验仪器与材料】

1. 流感病毒悬液、即收获的鸡胚尿囊液或羊水。

2. 0.5%鸡红细胞、生理盐水。

3. 1ml 吸管、橡皮乳头、小试管、试管架。

【实验内容与方法】

1. 取小试管 9 支（或采用塑料凹孔板），于第 1 管加入生理盐水 0.9ml，其余各管均加入 0.25ml（表 6-8）。

表 6-8　血球凝集试验操作表　　　　　单位：ml

	试 管									
	1	2	3	4	5	6	7	8	9	10
病毒稀释度	1:10	1:20	1:40	1:80	1:160	1:320	1:640	1:1280	1:2560	对照
生理盐水	0.9	0.25	0.25	0.25	0.25	0.25	0.25	0.25	0.25	0.25
病毒悬液	0.1	0.25 弃去 0.5	0.25	0.25	0.25	0.25	0.25	0.25	0.25	弃去 0.25
0.5%鸡红血球	0.25	0.25	0.25	0.25	0.25	0.25	0.25	0.25	0.25	0.25

摇匀后，置室温静止 30~60min

2. 于第 1 管注入羊水或尿囊液 0.1ml，充分混匀，吸出 0.75ml，于第 2 管注入 0.25ml，其余 0.5ml 弃入消毒液中（切不可乱弃）。从第 2 管起对倍稀释至第 8 管。

3. 各管加入 0.5% 鸡 RBC 0.25ml，摇匀后室温静置 60min。30min、45min、60min 各观察结果一次，以 45min 结果为准。

【实验结果】

"－"表示不凝集，红细胞沉积于管底，呈边缘整齐的圆盘状（图 6-13）。

"＋"表示微量凝集，红细胞沉积于管底，呈边缘不清晰的圆盘。

"＋＋"表示凝集，红细胞沉积于管底呈环状，四周有凝集的小块。

"＋＋＋"大部凝集，红细胞呈颗粒状凝集，边沿有下垂趋势。

"＋＋＋＋"完全凝集，红细胞呈网状平铺于管底。

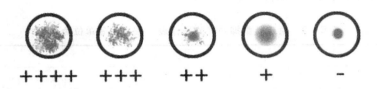

图 6-13　血球凝集实验结果

对照管应不凝集。依次观察实验管。血球凝集试验的结果以出现"＋＋"血球凝集的最高病毒稀释度作为该尿囊液的血凝效价，即为 1 个血凝单位。例如 1:320 为"＋＋"，则此病毒液效价为 1:320，即此稀释度时体系中含 1 个血球凝集单位。如血球凝集试验为阳性，则可进行血凝抑制试验，鉴定病毒的型和亚型。在血球凝集抑制试验中，所用的病毒量为 4 个单位，即 1:80 的病毒稀释液为 4 个凝集单位。

应用：用于检查材料中有无流感等有血凝素的病毒存在及其含量（效价）。

【注意事项】

如采用微量法，应用小孔塑料板和稀释枪，总量为 75μl（病毒 25μl、生理盐水 25μl 和红细胞悬液 25ul），其余同上法。

2. 血凝抑制试验

【实验原理】

流感病毒表面的血凝素与相应的血凝素抗体发生特异性结合后，则不能与红细胞结合，红细胞不出现凝集现象，即为红细胞凝集抑制，简称血凝抑制。试验中若用已知抗体（病毒免疫血清），可鉴定分离病毒的型及亚型；若用已知病毒，则可测定患者血清中相应抗体。用血凝抑制试验判断病毒型别时，型特异性血清血凝抑制效价达 1：80 以上者，则可初步判定为该型病毒。用血凝抑制试验间接诊断流感病毒感染时，则双份血清的效价比较应在 4 倍以上才有诊断价值。

【实验仪器与材料】

1. 生理盐水。

2. 1：10 流感单价免疫血清。

3. 流感病毒悬液、即收获的鸡胚尿囊液或羊水。

4. 0.5% 鸡红细胞。

5. 1ml 吸管、橡皮乳头、小试管、试管架。

【实验内容与方法】

1. 取小试管 10 支（也可用塑料凹孔板），第 1~7 管为实验管，第 8 管为抗原对照，第 10 管为血球对照（表 6-9）。

表 6-9　血球凝集抑制试验操作表（表中容量单位为 ml）

	试 管									
	1	2	3	4	5	6	7	8	9	10
生理盐水	0.9	0.25	0.25	0.25	0.25	0.25	0.25	0.25	0.25	0.5
患者血清	0.1	0.25	0.25	0.25	0.25	0.25	0.25	0.25	—	—
		弃去 0.5							弃去 0.25	
血清稀释度	1:10	1:20	1:40	1:80	1:160	1:320	1:640	血清对照	病毒对照	血球对照
4 单位病毒悬液	0.25	0.25	0.25	0.25	0.25	0.25	0.25	—	0.25	—
摇匀后,置室温静止 20~30min										
0.5% 鸡红血球	0.25	0.25	0.25	0.25	0.25	0.25	0.25	0.25	0.25	0.25

2. 于第 1 管注入生理盐水 0.9ml，第 2~9 管各注入生理盐水 0.25ml，第 10 管为 0.5ml。

3. 取 1：10 流感单价免疫血清 0.1ml 注入第 1 管，充分混匀，吸出 0.75ml，其中 0.25 注入第 2 管，其余 0.5ml 弃入消毒液中（切不可乱弃）。从第 2 管起作对倍稀释到第 8 管。

4. 依照表中顺序剂量分别加入病毒和鸡血球，摇匀后室温静置 30~60min。

30min、60min 各观察结果一次，以 60min 结果为准。

【实验结果】

"－"表示不凝集，红细胞沉淀于管底，呈边缘整齐的圆点。

"＋"表示徵量凝集。红细胞沉积于管底，呈边缘不整齐的圆盘。

"＋＋"表示凝集，红细胞沉积于管底呈环状，四周有凝集的小块。

"＋＋＋"大部凝集，红细胞呈颗粒状凝集，边沿不整齐，有下垂趋势。

"＋＋＋＋"院全凝集，红细胞均匀铺于管底。

对照管第 8 管应不凝集，第 9 管应完全凝集，第 10 管应不凝血，依次观察实验管，以能完全阻止血球凝集"－"的血清最高稀释度为血凝抑制效价。

本实验常用于正粘病毒及副粘病毒等感染的辅助诊断和流行病学调查，并用于其分型与亚型的鉴定。

【思考题】

1. 鸡胚的哪些腔隙可用于流感病毒的培养？有何不同？

2. 进行血球凝集试验的结果分析时需要注意哪些事项？

附：血凝素单位和 0.5% 鸡红细胞悬液的制备

1. 血凝素单位的调配

血凝抑制试验前，必须调配血凝素单位。

（1）假定"＋＋"血球凝集滴度为 1:320，则 4 个单位的病毒血凝素为 320/4＝80，即把病毒的血凝素用生理盐水稀释至 1:80。现试验中要配制 20ml 含有 4 单位血凝素的病毒悬液，则 20/80＝0.25，即 19.75ml 生理盐水中应加入病毒血凝素 0.25ml。

（2）4 个单位血凝素配制后，应检验一下是否正确，可以用 4 个单位的血凝素 0.2ml 与等量的生理盐水作倍比稀释，共稀释三个孔，即第 1 孔有 2 单位，第 2 孔为 1 单位，第 3 孔为 0.5 单位，然后在上述三个孔中加入等量 0.5% 鸡红血球悬液，混匀，置室温 45min 观察结果：第 1 孔应＋＋＋、第 2 孔为＋＋、第 3 孔为 - 或 ±。符合上述者可用于血凝抑制试验，如不符合上述结果，应加适量的血凝素或生理盐水进行调整。

2. 0.5% 鸡红细胞悬液的制备

（1）由公鸡翅膀静脉或心脏采血，以 1 份血加入 4 份 Alsever 血球保存液，迅速混合。如不立即使用则存放于 4℃ 冰箱，可保存数周之久。

（2）取抗凝鸡血加入离心管，用生理盐水洗三次，最后一次 2000r/min 离心

10min 洗涤后，根据红血球积压体积用生理盐水稀释成 0.5% 即可置于 4℃保存（一般不超过一星期）。

（杨 娥）

实验九 病原性肠道杆菌的分离鉴定
The Isolation and Identification of Pathogenic Enteric Bacilli

【实验目的】

1. 掌握：分离鉴定病原性肠道杆菌的基本程序；病原性肠道杆菌的生化反应特点。

2. 了解：肠道病原菌生化反应的原理。

【实验原理】

肠道杆菌（Enteric bacilli）是一大群寄居于人和动物肠道中的革兰氏阴性无芽孢杆菌，常随人和动物的粪便排出，广泛分布于水、土壤或腐物中。病原性肠道杆菌主要包括大肠埃希氏菌、痢疾志贺氏菌和伤寒沙门氏菌。大肠埃希氏菌主要引起肠道外感染和急性腹泻，痢疾志贺氏菌是引起夏季细菌性痢疾的主要病原体，伤寒沙门氏菌导致肠热症、急性肠炎和败血症。

肠道杆菌属于需氧或兼性厌氧菌，在普通培养基上生长良好，形成中等大小的光滑型菌落。有些菌在血琼脂平板上出现 β 型溶血，在液体培养中呈均匀混浊生长；生化反应活泼，一般说来，生化反应的强弱与其致病作用成反比；乳糖发酵试验在初步鉴别肠道致病和非致病菌时有重要意义，前者一般不分解乳糖，而非致病菌多数能分解乳糖。肠道杆菌抵抗力不强，加热 60℃经 30min 即死亡；胆盐、煌绿等对大肠杆菌等非致病菌有选择性作用，可制备肠道杆菌选择性培养基以分离肠道致病菌。肠道杆菌主要通过污染的饮水及食物，经消化道传播。

粪便中的细菌种类很多，要检出病原菌，通常应用具有选择性或鉴别性的培养基。选择性培养基中除含有细菌所需的营养物质外，还含有抑菌剂，可选择性地抑制非肠道杆菌生长，鉴别性培养基除含有细菌所需的营养物质和抑菌剂外，还含有指示剂，指示剂可用以鉴别细菌的生化特性。病原性肠道杆菌检验程序如图 6 – 14。

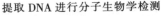

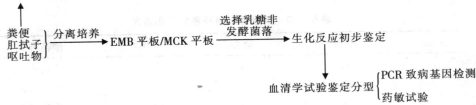

图 6-14 病原性肠道杆菌分离鉴定程序

【实验材料】

1. 培养基：EMB 平板，MCK 平板，双糖铁培养基。

2. 接种环、培养箱等。

3. 伤寒杆菌，甲、乙型副伤寒杆菌，痢疾杆菌诊断血清，载玻片，生理盐水等。

【实验内容与方法】

1. **标本采集**

采取标本时应注意病情和病程，尽量在未使用抗生素之前采集标本，腹泻者取粪便的脓血或黏液部分或肛拭子。肠道外感染取中段尿、血液、脓液和脑脊液等，取材后应立即送检。如不能立即送检，可将标本保存于 30% 甘油缓冲盐水中。

2. **分离培养**

用接种环挑取少量粪便标本，以分离划线法接种于 EMB 平板或 MCK 平板上，置于 37℃ 培养 18～24h，观察平板上的菌落，依据其大小、透明度和颜色等特点，初步识别可疑致病菌和非致病菌菌落。

$$\text{粪便}\xrightarrow[\text{接种于}]{\text{平板划线法}}\begin{cases}EMB\,\text{平板}\xrightarrow[24h]{37℃}\begin{cases}\text{大、紫黑色、有金属光泽、}\\\text{不透明，为非致病菌菌落}\\\text{小、无色较透明，为可疑菌落}\end{cases}\\MCK\,\text{平板}\xrightarrow[24h]{37℃}\begin{cases}\text{大、红色、不透明为非致病菌落}\\\text{小、无色较透明为可疑菌落}\end{cases}\end{cases}$$

3. **初步鉴定**

将可疑菌落接种于双糖铁培养基中，经 37℃ 培养 18～24h，观察培养基变化

（表 6 – 10）。

表 6 – 10　病原性肠道杆菌的分离鉴定

上层	下层	动力	H₂S	细菌种类
+	⊕	+	−	非致病菌
+	⊕	−	−	非致病菌
−	+	−	−	痢疾杆菌
−	+	+	+	伤寒杆菌
−	⊕	+	+	副伤寒杆菌

4. 血清学鉴定

根据初步鉴定结果，用已知诊断血清作玻片凝集试验，如发生凝集，即可确定。如凝集试验阴性，应复查后再定。

5. 继续鉴定

根据需要可进一步进行血清学分型，利用分子生物学手段分型或检测致病基因。

【注意事项】

1. 作分离培养时宜取脓血便接种于鉴别培养基或选择培养基上。

2. 挑取可疑菌落时，每份标本可选取 2 ~ 3 个菌落，每个菌落接种一支双糖管。

3. 玻片凝集确定后，如果需要，可保存菌种，以便进一步鉴定和研究用。

【思考题】

1. 病原性肠道杆菌分离和鉴定的基本过程是什么？

2. 病原性肠道杆菌的分类培养所用培养基的种类和特点是什么？

3. 肠道杆菌的生化反应特点是什么？

4. 病原性肠道杆菌分离和鉴定检查的取材应注意哪些问题？

（陈艳炯）

实验十 病原性球菌的分离鉴定
The Isolation and Identification of the Pathogenic Coccus

【实验目的】

1. 掌握：从临床标本中分离鉴定病原性球菌的基本过程和注意事项；葡萄球菌血浆凝固酶试验原理和方法。

2. 了解：病原性球菌的形态和培养特征。

【实验原理】

病原性球菌能引起化脓性感染，故亦称化脓性球菌，主要包括葡萄球菌、链球菌、脑膜炎奈瑟菌和淋病奈瑟菌等。

从临床标本中分离鉴别化脓性球菌时，可根据各种化脓性球菌不同的生物学特征，使用直接涂片镜检和分离培养等方法。鉴定出未知的化脓性球菌，不仅可为化脓性感染的临床诊断提供依据，而且可进行药物敏感试验，为临床选用有效的抗菌药物提供参考。

根据检查的目的要求，按图 6-15 所示，进行检查。

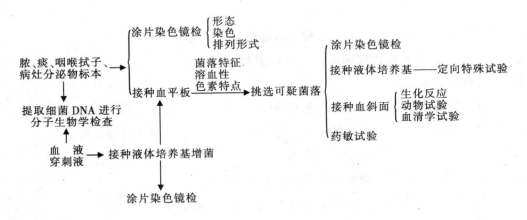

图 6-15 化脓性球菌的细菌学检查程序

注意：①图 6-15 只表明一般的检查原则，在实际检查中，还需根据临床提供的可能诊断，作定向的检查。②若疑为流脑或淋病患者，其标本送检时，要注意保温，所用的培养基要提前放入孵箱内预温。③欲检查脑膜炎奈瑟菌或淋病奈瑟菌，其标本应接种于巧克力色血琼脂平板。

【实验仪器与材料】

1. 菌种：葡萄球菌、链球菌、肺炎链球菌和脑膜炎奈瑟菌。

2. 接种环，显微镜。

【实验内容与方法】

（一）标本的采集和处理

1. 脓液标本

用无菌棉签，蘸取患处深部脓液少许，置入无菌小试管内，送检。

2. 痰液标本

用无菌棉签，挑取患者的黏稠痰块，置入无菌小试管内，送检。

3. 咽喉部标本

嘱患者将口张大，用压舌板压住舌根部，用无菌棉签，迅速蘸取咽喉部分泌物，置入无菌小试管，送检。

4. 血液标本

疑为化脓性性球菌败血症患者，在严格无菌操作下，静脉采血 5ml 直接加入 50ml 的肉汤培养瓶内，立即摇匀，送检。

5. 脑脊液标本

在严格无菌操作下，做腰椎穿刺取脑脊液，送检。

（二）主要病原性球菌的形态、培养特征

【形态观察示教】

1. 葡萄球菌（革兰氏染色标本）

革兰氏染色阳性，为正圆形，呈葡萄串状排列，亦有单个散在分布。

2. 链球菌（革兰氏染色标本）

革兰氏染色阳性，圆形或卵圆形，呈链状排列。

3. 肺炎链球菌（小鼠腹腔液涂片，Hiss 染色）

革兰氏阳性球菌，矛头状成双排列，宽端相对，尖端相背。荚膜染色片中，菌体呈红色，菌体周围的荚膜呈淡红色或无色。

4. 脑膜炎奈瑟菌（脑脊液涂片，美兰染色）

革兰氏阴性球菌，肾形成双排列，凹面相对，菌体呈浅蓝色，多位于中性粒细胞浆内，胞浆外也有少数菌散在分布。

【培养特征示教】

1. 葡萄球菌在血液琼脂平板上的生长表现

菌落为圆形，隆起、中等大小，表面光滑，边缘整齐，不透明；按菌落色素不同可分为金黄色葡萄球菌、白色葡萄球菌、柠檬色葡萄球菌；金黄色葡萄球菌的菌落周围多有透明溶血环，而其他葡萄球菌一般无溶血环（仅少数新分离的白色葡萄球菌可呈现微溶血现象）。

2. 链球菌在血液琼脂平板上的生长表现

除丙型链球菌外，菌落均较微小，如针尖大，圆形，灰色，半透明。根据溶血性将链球菌分为三类：甲型链球菌的菌落周围有窄而不透明的草绿色溶血环，乙型链球菌有较大的透明溶血环，丙型链球菌不溶血。

（三）葡萄球菌血浆凝固酶试验

【实验原理】

金黄色葡萄球菌能产生两种血浆凝固酶，游离凝固酶可被血浆中凝固酶反应因子激活，形成葡萄球菌凝血酶，可使血浆中的纤维蛋白原转变为纤维蛋白，导致血浆凝固（呈现块状）；结合凝固酶或称凝聚因子（在菌体表面不释放），能与纤维蛋白原结合，使纤维蛋白原转变为纤维蛋白而引起细菌凝聚（呈颗粒状）。血浆凝固酶与金黄色葡萄球菌的致病力有密切关系，非致病性葡萄球菌多数不产生此酶。结合凝固酶采用玻片法检测；游离凝固酶采用试管法检测。

【实验仪器与材料】

1. 金黄色葡萄球菌、白色葡萄球菌 18～24h 琼脂斜面培养物。

2. 1:2 人或兔血浆。

3. 生理盐水、载玻片、接种环等。

【实验内容与方法】

玻片法检测：

1. 取载玻片一张，用蜡笔划线分成三等份。

2. 于第一、二格内滴加人血浆各 1 滴，于第三格内滴加生理盐水 1 滴。

3. 取金黄色葡萄球菌斜面培养物少许，分别混悬于第三格及第一格内，取白色葡萄球菌混悬于第二格内，分别研磨混匀。静置 2～3min。

第二格和第三格中细菌呈现均匀乳状混浊，而第一格中细菌呈现颗粒状凝聚现象，即判定为血浆凝固酶阳性。

【注意事项】

注意无菌操作。

【思考题】

1. 病原性球菌分离和鉴定的基本过程是什么？
2. 血浆凝固酶的分类和作用特点是什么？

（梅 龙）

实验十一　传染病病理学
The Pathology of the Infectious Diseases

【实验目的】

1. 掌握：结核病的基本病变及其转化规律；肺原发综合征的大体病变特点；继发性肺结核各型的大体病变特点；常见组织肺外结核的病变特点；肠伤寒和细菌性痢疾的大体病变及镜下特点。

2. 了解：流行性出血热的大体病变特点。

【实验仪器与材料】

病理大体标本	病理组织切片
1. 原发性肺结核	1. 淋巴结结核
2. 原发性肺结核伴混合播散	2. 急性粟粒性肺结核
3. 急性粟粒性肺结核	3. 干酪样肺炎
4. 慢性粟粒性肺结核	4. 回肠伤寒（髓样肿胀期）
5. 局灶性肺结核	5. 细菌性痢疾
6. 干酪样肺炎	
7. 慢性纤维空洞性肺结核	
8. 肺结核球	
9. 结核性胸膜炎	
10. 结核性脑膜炎	
11. 脑结核瘤	
12. 淋巴结结核	
13. 肠结核	
14. 肾结核	
15. 骨与关节结核	
16. 肠伤寒（髓样肿胀期，坏死期，溃疡期）	
17. 流行性出血热的肾、肾上腺，垂体和心脏	

【实验内容与方法】

（一）病理大体标本的观察要点

1. 原发性肺结核

（1）左肺上叶肺膜下有一原发病灶，已包裹钙化。

（2）肺门及纵隔部一群淋巴结内均可见多数已包裹钙化的病灶。

2. 原发性肺结核伴混合播散

标本为小儿肺脏。

（1）寻找原发病灶，病灶呈干酪样坏死，注意其部位、大小。

（2）肺门淋巴结肿大有干酪样坏死。

（3）仔细观察可见两肺表面和切面有散在分布、微隆起、灰白色、粟粒大的结节。

（4）注意肺门淋巴结以外的淋巴结有无肿大和干酪样坏死。

（5）注意肺内有无支气管播散病灶。

3. 急性粟粒性肺结核

（1）肺切面上均匀散布很多大小一致，灰白色，界限模糊的粟粒大小的病灶。

（2）肺之上部病灶密集，致使病灶几乎融合。

（3）肺外膜显著增厚，玻璃样变的结缔组织内夹杂灰黄色干酪样坏死物质。

4. 局灶性肺结核

（1）肺尖部有一灰黄色干酪样病灶，其周围绕以增生的结缔组织。

（2）上述病灶之外侧可见一较小的被包裹的钙化灶。

5. 干酪样肺炎

（1）左肺呈弥漫性实变，为干酪样，仅见少数区域有残留的正常肺组织。

（2）病变区内有多数形状不规则的腔隙。

6. 慢性纤维空洞性肺结核

（1）上叶中部有一个直径约 2cm 的空洞，圆形，周围有纤维组织包绕，洞壁内附有干酪样坏死物。洞腔与一小支气管相通，支气管壁亦已发生干酪性坏死。

（2）下叶全部及上叶上部肺组织实变，切面较平坦，色灰黄。

（3）肺外膜明显增厚，玻璃样变，特别是肺上部呈胼胝样增厚，上、下叶之间明显粘连。

7. 肺结核球

（1）外科切除之肺上叶标本，切面可见一核桃大圆形病灶。病灶中心为干酪坏死，其周有厚层结缔组织包绕。

（2）周围可见几个干酪样坏死灶。

8. 结核性脑膜炎

（1）脑膜混浊，血管充血，脑沟变浅，脑回略变扁平。

（2）蛛网膜下腔有渗出物，以脑沟血管周围，尤其是脑底部、桥脑、脚间池、视神经交叉以及大脑外侧等处最明显，呈灰白色浓稠的胶样外观。

（3）仔细观察可见或多或少的灰白色粟粒大小结节散在。

9. 脑结核瘤

（1）标本为部分脑之切面，见有 1～2 个直径 0.5cm 大小的圆形干酪坏死灶，其周有结缔组织包绕。

（2）注意脑膜有无改变。

10. 肠结核

（1）回肠黏膜面有数个溃疡，注意溃疡形状、走向。溃疡底面不平，附着一层坏死组织，边缘不整，呈掘潜状。

（2）局部浆膜增厚，灰白色，并可见多数粟粒大小结节。

11. 肾结核（中期）

（1）肾之切面见数个空洞，位于髓质或已累及皮质，空洞腔内含干酪性坏死物质。

（2）注意肾盂有无扩张，黏膜是否平滑？有无病灶？

（3）注意输尿管有无变粗，从横断面看有无管壁变厚、管腔变窄等情况。

（4）注意肾表面有无粟粒大小结节或较大病灶。

12. 肾结核（晚期）

（1）肾脏显著变大，表面呈分叶状。

（2）切面见肾组织极薄，肾盂及肾盏扩张，致整个肾脏如多房性囊肿，其内腔表面粗糙，附有黄白色的干酪样坏死物。

13. 骨结核

（1）右脚（缠足）纵剖面：注意骨内之灰白色病灶造成骨质破坏。

（2）可见窦道形成，穿通周围软组织，开口于局部皮肤表面。

14. 肠伤寒（髓样肿胀期）

（1）标本为回肠。

（2）回肠之集合淋巴结明显肿胀，边缘隆起，如脑回状。

（3）孤立淋巴结亦见肿胀。

15. 肠伤寒（坏死期）

（1）标本为回肠。

（2）回肠黏膜见一个或数个圆形或椭圆形灰白色或灰黄色坏死灶。

16. 肠伤寒（溃疡期）

（1）回肠黏膜见一个或数个溃疡，呈圆形，边缘整齐，其长轴与肠之长轴一致，底部较清洁，或附有坏死组织。

（2）有的溃疡已穿孔。

17. 细菌性痢疾

（1）结肠黏膜见有厚层灰黄色微带绿色膜样物附着。

（2）假膜附着牢固。

18. 流行性出血热之右心房内膜下出血

右心房及左心室内膜下有大小不等的片状出血。

19. 流行性出血热之肾出血

肾脏体积略增大，表面呈棕黑褐色。切面可见肾乳头，髓放线呈红褐色，为出血所致。

（二）病理组织切片的观察要点

1. 切片 21 号

（1）淋巴结内有多数结核肉芽肿。

（2）观察肉芽肿的细胞成分及其排列。

病理诊断：

2. 切片 58 号

肺组织切片，可见肺泡壁充血，肺内有均匀散布的大小相近的增殖性结核结节。

病理诊断：

3. 切片 83 号（抗酸及苏木素—伊红染色）

（1）肺组织中有多数大小不等的病灶，其肺泡腔中充以渗出物，主要为富含蛋白的浆液及单核细胞．

（2）大部分渗出物趋于坏死（该处组织结构模糊）。

（3）坏死组织中见大量抗酸杆菌。

病理诊断：

4. 切片 77 号

（1）标本为小肠、黏膜下层有一处细胞成分较密集。

（2）该处见大量增生之巨噬细胞，有的吞噬有红细胞、淋巴细胞等。

（3）肠壁充血，病灶处肠壁结构不清。

病理诊断：

5. 切片 79 号

（1）标本为结肠。

（2）黏膜表面附有纤维素性假膜，部分区域坏死较深，部分区域则较浅。

（3）深部组织充血、水肿，有一些炎细胞浸润，尤以血管周围为最多。

病理诊断：

【注意事项】

1. 传染性疾病炎症性病变的形态特点。

2. 肠道溃疡性病变的病理及临床特点。

【思考题】

1. 结核性炎症的主要特点是什么？

2. 何谓结核性肉芽肿、结核性肉芽组织、原发性肺结核病和继发性肺结核病？

3. 原发性肺结核与继发性肺结核有何不同？

5. 肠伤寒溃疡与溃疡型肠结核如何鉴别？

6. 肺外器官结核病在发生上与原发性肺结核病有什么关系？肺外器官结核病好发于哪些器官？其共同的发展规律是什么？

7. 流行性出血热患者在临床上有哪些主要表现？其发生的病理基础是什么？

8. 通过传染病一章的学习，你认为传染病有哪些基本特征？其病变特点有哪些？

9. 能引起肠溃疡的病变有哪些？结合所学知识，你所知道的能引起肠溃疡的疾病在病理上如何鉴别？并讨论其可能的结局。

（孙　颖）

实验十二　线虫（蛔虫、蛲虫、鞭虫、钩虫和旋毛虫）
The Nematodes（Ascaris lumbricoides，
Enterobius Vermicularis，Trichuris Trichiura，
Hookworms and Trichinella Spiralis）

学名：似蚓蛔线虫（Ascaris lumbricoides）；蠕形住肠线虫（Enterobius vermicularis）；毛首鞭形线虫（Trichuris trichiura）；十二指肠钩口线虫（Ancylostoma duodenale）；美洲板口线虫（Necator americanus）；旋毛形线虫（Trichinella spiralis）

【实验目的】

1. 掌握：蛔虫卵、蛲虫卵、鞭虫卵及钩虫卵的形态特征及蛔虫、蛲虫、鞭虫和两种钩虫成虫的鉴别要点；旋毛虫幼虫囊包的结构特点；五种线虫的生活史、致病以及病原学诊断方法。

2. 了解：蛔虫、蛲虫、鞭虫、钩虫及旋毛虫的流行、分布和防治原则；旋毛虫成虫的形态结构。

【实验器材与材料】

1. 多媒体电脑及课件（视频）。

2. 观察标本：蛔虫卵、蛲虫卵、鞭虫卵、钩虫卵及旋毛虫鼠肌压片或切片标本；两种钩虫成虫标本。

3. 示教大体标本：蛔虫、蛲虫、鞭虫及钩虫成虫及其解剖或病理标本。

4. 示教镜下标本：蛲虫、鞭虫及钩虫成虫染色标本；蛔虫卵、蛲虫卵、鞭虫卵、钩虫卵及旋毛虫鼠肌压片或切片标本；两种钩虫口囊及尾部结构显示标本；蛔虫头部及尾部结构显示标本。

【实验内容与方法】

（一）观看录像

观看多媒体教学录像"钩虫、蛔虫、蛲虫"。

（二）讲授

讲授蛔虫、鞭虫、蛲虫和旋毛虫。

（三）标本观察

1. 蛔虫受精卵（福尔马林保存卵制成的涂片）

在低倍镜（10×10）下寻找，找到虫卵后，再转换至高倍镜（10×40）下仔细视察。卵呈椭圆形或圆形，棕黄色，卵壳较厚，半透明。卵壳外表有一层粗糙不平的蛋白质膜，被胆汁染为棕黄色，卵内含有一个球形卵细胞。若卵为椭圆形，则卵细胞的两端留有新月形的空隙。如粪便保存时间过长，卵内细胞可分裂成多个卵细胞，甚至已发育为蚴虫，则卵内无新月状空隙。

2. 蛔虫未受精卵（制片法同上）

多为长椭圆形，较狭长，卵壳较薄，外表的蛋白质膜较薄而不均匀，卵壳内含有大小不等的屈光颗粒，与卵壳之间无新月状空隙。蛔虫未受精卵易变形，应予注意。

3. 脱蛋白膜的蛔虫受精卵

有些蛔虫卵的卵壳表面的蛋白膜脱落，卵壳呈无色透明，易与钩虫卵混淆，可借助卵壳厚薄及卵内容物等来区别。

4. 鞭虫卵（制片法同上）

较蛔虫卵小，呈腰鼓形，卵壳较厚，棕黄色，两端各有一个透明栓，卵内含有一个卵细胞，充满卵壳内。

5. 蛲虫卵（制片法同上）

低倍镜下观察，虫卵较蛔虫卵小，无色透明，两侧不对称，形如柿核状。高倍镜下观察，虫卵无色透明，一侧扁平，一侧隆起，壳稍厚，内含卷曲的蝌蚪期幼虫。

6. 钩虫卵

吸取保藏在福尔马林液中的虫卵，滴于载片上，加上盖玻片，先在低倍镜下寻找，找到虫卵后，再转换至高倍镜下仔细观察。钩虫卵呈卵圆形，无色透明，壳薄，在新鲜粪便中，卵内含有2~8个已分裂的卵细胞，呈灰黄色，卵壳与卵细胞之间有明显距离。若卵细胞继续分裂，多呈桑椹状。两种钩虫虫卵在形态上不易鉴别。

注意事项：蛲虫卵和钩虫卵均无色透明，观察时光线要弱，蛲虫卵标本非粪便涂片，故无粪渣难以确定正确的平面，须注意。

7. 十二指肠钩虫成虫

玻片染色标本（卡红染色）用低倍镜观察。

♂：口囊位于前部顶端，为卵圆形角质组织，口囊内壁腹面（即顶端）有两对钩齿；虫体后端由于体壁向后延伸，膨大形成交合伞，其上有放射状排列的辐肋，位于背面的叫背肋，背肋在末端1/3处分为二支，每一支再分为三小支，即"二分三岐"；由交合伞中伸出2根黄褐色的交合刺、末端分开，（有时交合刺缩在虫体内）。上述口囊、交合伞背肋及交合刺可作为鉴别两种钩虫的依据（表6－11）。

♀：口囊构造同♂，阴门开口于虫体中部略靠后，有些虫体尾部可见到尾刺。

表 6 - 11　两种人体钩虫的鉴别要点

	十二指肠钩虫	美洲钩虫
体态	前端和尾端均向背侧弯曲，呈"C"形。	前端向背侧弯曲，尾端向腹侧弯曲，呈"S"形。
口囊	腹侧缘有两对钩齿	腹侧缘有一对半月形板齿
背肋	由末端分二支，每支又分三小支，故称二分三岐	由基部分二支，每支又分二小支，故称二分二岐
交合刺	两刺棕状，末端分开	一刺末端有倒钩，与另一刺联合在一起
尾刺	有	无

8. 美洲钩虫

与十二指肠钩虫的主要鉴别特征为：

♂：口囊腹侧（即顶端）为一对板齿，交合伞背肋在基部即分为二支，每支再分为二小支，即"二分二岐"。两根交合刺末端合拢形成倒钩包于膜内。

♀：口囊构造同♂；阴门开口于虫体中部略靠前，尾端无尾刺。

9. 旋毛虫幼虫（鼠肌切片）

旋毛虫幼虫寄生于横纹肌内，自行卷曲并被一膜所包绕成柠檬形囊包，囊内有幼虫断面。

（四）标本示教

1. 大体标本

（1）线虫的外形：圆柱状，♀♂异体，♀较♂大，♂尾部多卷曲或膨大为交合伞。

（2）线虫的内部结构：以蛔虫为代表。肉眼观察：①消化系统：呈管状，包括口腔、食道、中肠、直肠肛门（♀）或泄殖腔（♂）。②生殖系统：由一套或二套细长弯曲的小管构成，雄性生殖器官为单管型，由睾丸、输精管、储精囊及射精管几部分组成；雌性生殖器官为双管型，包括2个卵巢，2个输卵管，2个子宫及一个阴道，即♂生殖系统为单管型，♀为双管型。

（3）蛔虫自然标本：蛔虫为寄生在人体肠道中最大线的虫，虫体形似蚯蚓。体表有横纹，侧线明显。♀较♂大，尾部垂直，阴门位于体腹面中部之前；♂尾部卷曲。

（4）鞭虫自然标本：鞭虫外形似马鞭，前端尖细，约占虫体长的3/5。虫体后2/5较粗。雌虫尾端钝圆，阴门位于虫体粗大部分的前端。雄虫尾端向腹面呈螺旋状卷曲，末端有一交合刺。

（5）鞭虫寄生在肠壁上的标本：其头部钻入肠黏膜寄生，较粗的尾部悬挂于肠壁。

（6）钩虫自然标本：虫体圆柱状，乳白色。十二指肠钩虫成虫的头端与尾端均向背侧弯曲，呈"C"形；美洲钩虫成虫的头端向背侧面弯曲，体部及尾端向腹侧面弯曲，呈"S"形。

（7）病理标本：钩虫以口囊内的钩齿或板齿咬附在肠黏膜上。

（8）蛲虫成虫自然标本：雌虫细小如线状，乳白色，长约1cm，体前端两侧的角皮膨大，形成头翼。尾端尖而细长，如针状，约占体长的1/3。

2. 镜下标本

（1）蛔虫口孔及唇瓣：口孔位于虫体顶端，其周围有三个唇瓣，呈"品"字形排列，背唇较两个腹唇大。

（2）蛔虫交合刺：♂后端自泄殖腔中伸出2根镰刀状的交合刺。

（3）感染牲蛔虫卵：卵内含一幼虫（此卵通常在新鲜粪便中见不到）。

（4）鞭虫成虫（卡红染色标本）：外形同自然标本，其前部内含一条很微细的咽管，管外绕有一串较大的杆状细胞。

（5）十二指肠钩虫雄虫（卡红染色）：尾端具有膨大的交合伞，伞有指状辐肋，包括背肋、侧肋和腹肋；其中背肋的分枝在分类上很重要。十二指肠钩虫的背肋在远端分为二支，每支又分三小歧。两根交合刺棕色丝状，末端分开。

（6）美洲钩虫雄虫（卡红染色）：尾端交合伞呈扁圆形。背肋由基部分为两支，每支又分为两小支。一根交合刺末端形成倒钩状，常与另一根交合刺在末端并在一起。

（7）十二指肠钩虫口囊：腹侧有两对三角形钩齿。

（8）美洲钩虫口囊：腹侧有一对半月形板齿。

（9）钩虫丝状蚴：口部封闭、食道延长、虫体呈"蛇"样，为钩虫感染期。

（10）蛲虫雄虫染色标本：雄虫较雌虫更小，长仅 3～5mm，尾部向腹侧卷曲，尾端有一根交合刺。头端特征同雌虫。

（11）蛔虫受精卵、蛔虫未受精卵、蛲虫卵、鞭虫卵及钩虫卵。

（五）学生自行观察标本

学生自行观察标本，教师指导答疑。

（六）小结

小结常见线虫卵的鉴别，常见线虫成虫的区别。

【思考题】

1. 蛔虫有哪些致病作用？为什么蛔虫成虫引起的多为外科并发症？其诱因是什么？

2. 鞭虫与蛔虫生活史有何不同？根据生活史及生态习性说明鞭虫为什么没有蛔虫那样流行广泛。

3. 蛲虫的诊断主要用什么方法？需要注意什么问题？

4. 钩虫与蛔虫的生活史有何异同？对人体的危害有何不同？

5. 美洲钩虫与十二指肠钩虫主要形态鉴别点是什么？

6. 钩虫病的诊断为什么可以用培养法？其与饱和盐水漂浮法各有何优缺点？

7. 根据蛲虫产卵特点分析蛲虫病在症状、病原检查、传播及预防上的特点。

8. 蛔虫、钩虫、鞭虫的寄生部位、寄生方式、营养来源特点在致病、病原检查及治疗上的意义。

9. 人是旋毛虫的什么宿主？旋毛虫的生活史与其他线虫有何不同？

10. 人是怎样感染旋毛虫的？感染后可以出现哪些病变？

【作业】

绘蛔虫受精卵、蛔虫未受精卵、鞭虫卵、蛲虫卵、钩虫卵、旋毛虫囊包图并填充线虫成虫结构图。

（张 旭 程彦斌）

实验十三　吸虫（肺吸虫、肝吸虫、姜片吸虫、血吸虫）
Trematodes（Pragonimus Westrmani；Clonorchis Sinensis；Fasciolopsis Buski and Schistosoma Japonicum）

学名：卫氏并殖吸虫（Pragonimus westrmani）；华枝睾吸虫（Clonorchis sinensis）；布氏姜片吸虫（Fasciolopsis buski）；日本血吸虫（Schistosoma japonicum）

【实验目的】

1. 掌握：四种吸虫卵和成虫的形态特征，卫氏并殖吸虫与斯氏两种并殖吸虫的形态区别。四种吸虫的生活史和致病，并熟悉其诊断方法。

2. 了解：吸虫形态及生活史的模式过程。常见四种吸虫的流行与防治。

【实验仪器与材料】

1. 多媒体电脑及课件（视频）。

2. 观察标本：肺吸虫卵、肝吸虫卵、姜片吸虫卵及日本血吸虫卵；四种吸虫成虫标本。

3. 示教大体标本：四种吸虫成虫标本、病理标本及常见中间宿主。

4. 示教镜下标本：四种吸虫卵、成虫、病理切片标本以及吸虫各期幼虫。

【实验内容与方法】

（一）观看录像

观看多媒体教学录像"日本血吸虫"。

（二）讲授

讲授肝吸虫和姜片吸虫。

（三）标本观察

1. 卫氏并殖吸虫卵（福尔马林保存的痰液沉淀虫卵制成的涂片）

在低倍镜下观察，卵呈金黄色，椭圆形，有的卵形不对称。高倍镜下观察，较姜片吸虫卵小，宽椭圆形，金黄色，卵壳厚，卵盖往往在宽的一端，盖大而清楚，但亦有缺卵盖者，卵盖的对端往往加厚。卵内含有 1 个卵细胞和 10 余个卵黄细胞。从虫体刚排出的虫卵，卵细胞尚未分裂，界线不太清楚，被卵黄细胞围绕在卵的中部或稍前部。

2. 卫氏并殖吸虫成虫（明矾卡红染色）

在解剖镜下观察，虫体已被压平，呈椭圆形，口吸盘在前端的顶部，腹吸盘位于体中线稍偏前，两吸盘大小相等，相距较远，两支肠管各沿虫体两侧作波浪状向下延伸，末端为盲管。卵巢与子宫并列于腹吸盘之后，卵巢分 5～6 叶，形如指状。睾丸分枝，左右并列，约在虫体后端 1/3 处。卵黄腺为许多密集的卵黄滤泡所组成，分布于虫体两侧。

3. 华枝睾吸虫卵（福尔马林保存的粪便沉淀虫卵制成的涂片）

先用低倍镜观察，若在粪便残渣中发现黄褐色、形如芝麻粒样大小的虫卵，即可转换至高倍镜下观察。华枝睾吸虫卵为人体中最小的蠕虫卵，卵壳较厚，两侧对称，较窄的一端有一明显的卵盖，盖的周缘由于卵壳凸起而形成肩峰。在卵的末端有时可见一个小的突起，称为小疣或小结节。卵内含一毛蚴。

4. 华枝睾吸虫成虫（卡红染色）

在解剖镜下观察虫体形态结构。虫体呈柳叶状，狭长扁平，前端尖细，后端较钝圆，体表无棘。口吸盘位于虫体前端，腹吸盘约在虫体前 1/3 处，较口吸盘略小，口位于口吸盘中，后接球形而膨大的咽，咽后方为一短的食道，向后分为两支肠管，各沿虫体的一侧向下延伸，并有弯曲，末端呈盲管。虫体中部具有深红色、边缘分叶的卵巢，其上发出一支输卵管，略延长即通入膨大的卵模，其外被以梅氏腺，在卵巢的下方和前睾丸之间具有一椭圆形受精囊。棕黄色的管状子宫，由虫体中部盘曲向上，通向腹吸盘附近的生殖孔。虫体两侧有卵黄腺，由左右卵黄管在卵巢的下方合成一支卵黄总管。雄性生殖器官有两个睾丸，呈分枝状，纵列于虫体的后部 1/3 处，每个睾丸各发出一支输出管，约在虫体中部汇合为贮精囊，向上逐渐膨大，最后开口于生殖腔。

5. 姜片吸虫卵（福尔马林保存的粪便沉淀虫卵制成的涂片）

姜片吸虫卵为人体中最大的寄生虫卵，椭圆形，浅黄色，壳薄，卵盖小而不明显。新鲜粪便中的虫卵内，含有一个尚未分裂的卵细胞和 20～40 个卵黄细胞。

6. 姜片吸虫成虫（明矾卡红染色）

虫体呈叶片状，长椭圆形，背腹扁平，前端稍尖，后端钝圆。口吸盘位于虫体前端，腹吸盘呈漏斗状，较口吸盘大 4～5 倍，两吸盘相距甚近。咽及食管较短，肠管在腹吸盘前分为两支，各沿虫体一侧呈波浪状弯曲向下延伸，在前睾丸的前后均有较大的弯曲，末端呈盲管状。在虫体中部稍上有分枝的卵巢和椭圆形的卵模，由此向上为盘曲的子宫，开口于腹吸盘附近的生殖腔。两睾丸呈高度分枝，纵行排列，约占虫体的1/2，两输精管汇合成膨大的贮精囊，与子宫相重迭，开口于生殖腔。卵黄腺分布于虫体两侧。

7. 日本血吸虫卵（福尔马林保存的粪便沉淀虫卵制成的涂片）

先在低倍镜下寻找，找到虫卵后再转换到高倍镜下仔细观察，卵呈椭圆形，卵壳较薄，无卵盖，壳的一侧有一小棘，位于卵的中横线与顶端之间。卵内有一梨形成熟的毛蚴。

8. 日本血吸虫雄虫（卡红染色）

低倍镜下观察，虫体最前端为口吸盘，腹吸盘呈猪鼻状。自腹吸盘以下，虫体呈扁平状，两侧向腹侧面卷折，形成一条抱雌沟。生殖孔开口于腹吸盘下方。腹吸盘的后面，纵列7个睾丸，睾丸呈圆形或椭圆形，做串珠状排列。

9. 日本血吸虫雌虫（卡红染色）

虫体细长，圆柱状，前端纤细，后部逐渐变粗，口吸盘、腹吸盘均很小。虫体中部略后，具有一个着色较深的卵圆形卵巢，卵巢的前方为子宫，呈袋形，内含有数十至数百个虫卵，开口于腹吸盘下的生殖孔。肠管起于口吸盘后，约于腹吸盘处分为二支，于卵巢后合并为一个盲管，其两侧密布褐色的卵黄腺。在虫体后部因肠管内含有食物多呈黑色。

（四）标本示教

1. 大体标本

大体标本包括四种吸虫的自然标本以及病理标本。

（1）卫氏并殖吸虫成虫自然标本：虫体肥厚，活时红褐色，半透明，能伸缩活动。福尔马林固定后变为灰白色，呈椭圆形，背突腹平，形似半片豆状。口、腹吸盘均可见。

（2）川卷螺及拟钉螺：前者为卫氏并殖吸虫第一中间宿主，个体较大，螺壳棕黄色，呈塔形螺旋，壳顶常与溪石碰撞而破碎，往往脱落。后者小，似钉螺，为斯氏并殖吸虫第一中间宿主。

（3）石蟹、蝲蛄：卫氏并殖吸虫的第二中间宿主。

（4）卫氏并殖吸虫病理标本：虫体寄生在肺组织，形成包块，呈结节状突起，包块内有肺吸虫寄生。

（5）华枝睾吸虫成虫自然标本：虫体呈柳叶状，前端稍尖，后端较钝圆，体壁较薄，固定后呈乳白色透明，可见内部结构。

（6）豆螺：华枝睾吸虫的第一中间宿主，螺体中等大，新鲜时呈灰绿色，卵圆，锥形或椭圆锥形，干死后为灰白色，螺旋较少，表面光滑如豆状。

（7）麦穗鱼：华枝睾吸虫的第二中间宿主，是淡水鱼的一种。

（8）肝吸虫病理标本：成虫寄生于肝胆管内，胆管壁增厚。

（9）姜片吸虫成虫自然标本：虫体新鲜时肉红色，经福尔马林固定后变为乳白色，虫体肥大，呈叶片状，经压后，体变薄而更显较大。在虫体前端可见漏斗状的开口，即腹吸盘。其他结构看不清楚。

（10）扁卷螺：为姜片吸虫的中间宿主，呈扁盘状螺旋形，体淡黄色，半透明。夏季在稻田的水中较常见。

（11）水生媒介植物：红菱、荸荠。

（12）日本血吸虫成虫自然标本：雄虫乳白色，体宽而短，腹吸盘以下呈扁片状。两侧缘略向腹面卷曲，形成抱雌沟。雌虫体较细长，前细后粗，因虫体肠管内含有未消化的血色素以及卵黄腺的缘故，固定后常呈暗褐色。雌雄虫合抱时，可看到雌虫的一部分虫体在雄虫的抱雌沟内，其他部分游离在外面。

（13）钉螺：为日本血吸虫的中间宿主，呈塔锥形小螺，顶端尖，外表灰褐色，深浅不一，其上有 6~8 个螺旋，有些地区的钉螺壳光滑。

（14）日本血吸虫病理标本：虫卵在肝脏内纤维化，形成很多如粟粒状的小结节，布满于肝脏的表面。成虫寄生在肠系膜静脉内，透过静脉管壁可清晰地见到雌雄成虫。

2. 镜下标本

（1）虫卵（肺吸虫卵）：除血吸虫卵外，其他三种吸虫的虫卵都有卵盖，内含已发育的毛蚴或未发育的卵细胞及卵黄细胞。

（2）毛蚴（血吸虫毛蚴染色标本）：体表被有纤毛呈梨形，能在水中游动，并能钻入螺体发育。

（3）胞蚴（血吸虫胞蚴染色标本）：由钻入螺体的毛蚴发育而成，起初为囊状，以后变为袋状，胞蚴体内可见不同发育程度的胚团。

（4）雷蚴（肝吸虫雷蚴染色标本）：外形呈长椭圆形囊状，一端有肌肉性的咽及一原始的消化道，雷蚴体内含尾蚴。

（5）尾蚴（血吸虫尾蚴标本）：虫体为椭圆形，有时可看到口吸盘和腹吸盘，尾部末端分叉或不分叉。

（6）囊蚴（肺吸虫囊蚴标本）：低倍镜下观察，囊壁厚，其内肠管盘曲状，亦可有大排泄囊。

（7）斯氏并殖吸虫成虫染色标本（卡红染色）：解剖镜观察，虫体呈梭形，前后狭长，宽长之比为1:（2.4~3.2）。腹吸盘大于口吸盘，位于虫体前1/3处。卵巢分枝多，睾丸狭长分4~8支。

（8）肝吸虫成虫（卡红染色）及虫卵。

（9）姜片虫成虫（卡红染色）及虫卵。

（10）日本血吸虫成虫（卡红染色）及虫卵。

（11）日本血吸虫病患者肠黏膜病理切片标本（HE染色）：在肠黏膜内聚集很多虫卵，有的成熟，有的尚未成熟。

（12）卫氏并殖吸虫成虫（卡红染色）及虫卵。

（五）学生自行观察标本

学生自行观察标本，教师指导答疑。

（六）小结

小结常见吸虫卵的鉴别，常见吸虫成虫的区别。

【思考题】

1. 吸虫与线虫在生活史上有什么不同？我国人体常见的吸虫有哪几种？

2. 肝吸虫主要有哪些致病作用？

3. 肺吸虫成虫的形态特征是什么？斯氏肺吸虫和卫氏肺吸虫如何鉴别？

4. 斯氏肺吸虫与卫氏肺吸虫在生活史及致病上有何不同（哪种危害性大）？

5. 肺吸虫病为什么容易误诊？

6. 肺吸虫只寄生在肺部吗？可以用哪些排泄物来检查肺吸虫卵？除了检查排泄物外，还有什么方法可以诊断肺吸虫病？

7. 血吸虫在形态（成虫、虫卵）和生活史上与其他三种吸虫有何不同？

8. 血吸虫的主要致病阶段是哪个时期？为什么？

9. 血吸虫病主要有哪些组织器官受损害？

10. 血吸虫病地理分布有何特点？防治血吸虫病为什么要采取综合措施？

11. 试从寄生部位、保虫宿主、感染阶段、第一中间宿主、第二中间宿主、体内移行及感染方式列简表比较四种吸虫生活史的异同。

【作业】

绘四种吸虫卵图并填充吸虫结构图。

（张　旭　程彦斌）

实验十四　绦虫（猪带绦虫、牛带绦虫、细粒棘球绦虫、微小膜壳绦虫）和原虫Ⅰ（阿米巴、蓝氏贾第鞭毛虫）

Cestodes（Taenia Solium，Taenia Saginata，Echinococcus Granulosus and Hymenolepis Nana）and Protozoae Ⅰ（Entamoeba Histoytica and Giardia Lamblia）

学名：链状带绦虫（Taenia solium）；肥胖带吻绦虫（Taenia saginata）；细粒棘球绦虫（Echinococcus granulosus）；微小膜壳绦虫（Hymenolepis nana）；溶组织内阿米巴（Entamoeba histoytica）；蓝氏贾第鞭毛虫（Giardia lamblia）

【实验目的】

1. 掌握：猪带绦虫、牛带绦虫的成虫、头节、成节和孕节的区别要点及猪带囊尾蚴和虫卵的形态和特征；棘球蚴囊壁、囊内结构的形态特征、细粒棘球绦虫的生活史要点；微小膜壳绦虫卵的形态特征及微小膜壳绦虫的生活史要点；鉴别碘液染色的溶组织内阿米巴包囊、结肠内阿米巴包囊及蓝氏贾第鞭毛虫包囊；溶组织内阿米巴包囊及滋养体的形态特点。

2. 了解：细粒棘球绦虫成虫、虫卵的形态结构；四种绦虫以及两种原虫的流行与防治。

【实验器材与材料】

1. 多媒体电脑及课件（视频）。

2. 观察标本：带绦虫卵、微小膜壳绦虫卵及棘球砂；猪带绦虫和牛带绦虫的孕节；猪带囊尾蚴；溶组织内阿米巴包囊、结肠内阿米巴包囊及蓝氏贾第鞭毛虫包囊碘染色标本。

3. 示教大体标本：四种绦虫成虫标本、病理标本。

4. 示教镜下标本：四种绦虫卵、成虫、病理切片标本以及三种原虫包囊及滋养体。

【实验内容与方法】

（一）观看录像

观看多媒体教学录像"细粒棘球绦虫"。

（二）讲授

讲授微小膜壳绦虫和蓝氏贾第鞭毛虫。

（三）标本观察

1. 猪带绦虫孕节墨汁染色标本

肉眼观察节片外形、节片内子宫的分布及分支数目，必要时可用放大镜或解剖镜详细观察并计数子宫侧分支数。

2. 牛带绦虫孕节墨汁染色标本

孕节呈长方形，子宫已分支，从主干基部计算其侧分支。孕节两侧的分支数是鉴别两种绦虫的重要依据，通常猪带绦虫孕节子宫分支排列不整齐，每侧子宫侧分支数为 7~13 支，牛带绦虫孕节子宫分支排列较整齐，每侧子宫侧分支数为 15~30 支。

3. 猪带绦虫囊尾蚴染色标本

先肉眼观察用卡红染色的已经翻出头节的猪带绦虫囊尾蚴标本，然后在低倍镜下仔细观察其头节结构。

4. 带绦虫虫卵标本

先在低倍镜下寻找，发现圆形、褐色虫卵，再转高倍镜下仔细观察。带绦虫卵呈球形或近球形，直径 31~43μm，卵壳甚薄，多已缺失。镜下所见虫卵无卵壳，外被很厚的胚膜，棕黄色，具有放射状条纹，内含一个六钩蚴，新鲜虫卵的六钩蚴可见 6 个矛状小钩。两种带绦虫卵形态相似，光镜下无法区分。

5. 棘球砂

低倍镜下可见生发囊及内含的或散落出来的原头蚴。生发囊呈圆形，是具有一层生发层囊壁的小囊，无角皮层，囊内含有十余个原头蚴。用高倍镜观察原头蚴，可见呈圆形或椭圆形结构，大小约 170μm×120μm，体内有 4 个吸盘（重叠时为 2 个），位于较钝的一端，中部有小钩，这是内陷的头节。个别原头蚴头节已经翻出，其吸盘、顶突和小钩清晰可见。

6. 微小膜壳绦虫卵

先在低倍镜下（采用较暗的光线）寻找虫卵并观察其大小、形状和颜色；然后在高倍镜下观察卵壳和卵内容物及其特征。镜下见虫卵呈圆形或椭圆形，中等大小，约（48~60）μm×（36~48）μm，卵壳无色透明，较薄，卵内含一个六钩蚴。卵壳内有一层较厚的胚膜，胚膜两端略突起，并由此发出 4~8 根丝状物。

7. 溶组织内阿米巴包囊（碘染色）

先在低倍镜下寻找，再转换高倍镜观察。包囊为黄色，外周包围一层透明的囊壁，内含 1~4 个核，每个核的中央有一颗核仁，常可见到囊内含有棕色的糖原块和透明杆状的拟染色体。成熟包囊具四个核，拟染色体和糖原泡不易见到（表 6 - 12）。

表 6 - 12　溶组织内阿米巴及包囊结肠内阿米巴包囊碘染色的形态区别

形态特征	溶组织内阿米巴包囊	结肠内阿米巴包囊
大　　小	直径 5~20μm	直径 8~30μm
形　　状	圆形或类圆形	圆形或类圆形
核　　数	1~4 个	多为 4~8 个
核仁位置	位于核中央	稍偏于核中央
糖原块	未成熟包囊可见糖原块	同左

8. 蓝氏贾第鞭毛虫包囊（碘染色）

用低倍镜找到后，再转换高倍镜仔细观察。包囊呈长椭圆形，黄绿色，囊壁厚，囊中有 2~4 个核，偏在一端，并有由鞭毛和轴柱等组成的残留物。

（四）标本示教

1. 大体标本

（1）链状带绦虫（猪带绦虫）成虫液浸标本：肉眼观察，注意虫体大小、外观、颜色、透明度。虫体扁平，带状分节，乳白色，较薄，半透明。头节圆球形膨大，颈部细，链体前窄后宽。

（2）肥胖带绦虫（牛带绦虫）成虫液浸标本：虫体似链状带绦虫，但较肥厚，不透明。

（3）猪带绦虫囊尾蚴液浸标本：肉眼观察采自米猪肉的猪带绦虫囊尾蚴，注意其形态、大小、颜色、囊内结构及囊液色泽。

（4）牛带绦虫囊尾蚴液浸标本：标本自病牛肌肉组织剥离。囊尾蚴呈圆形或椭圆形，乳白色，半透明，黄豆大小。囊内充满清亮的液体，壁上有一米粒大小的白点，此为内陷的幼虫头节。肉眼不能区分是猪带绦虫囊尾蚴还是牛带绦虫囊尾蚴。

（5）猪囊尾蚴寄生于猪心肌内的大体标本：在心脏表面可见豆状的囊尾蚴寄生。

（6）猪带绦虫囊尾蚴寄生于猪脑组织的大体标本：在脑表面可见豆状的囊尾蚴，或在断层可见囊尾蚴寄生形成的囊腔，甚至可见位于囊壁的囊尾蚴头节。

（7）猪囊尾蚴寄生于猪肌肉组织内标本：在肌纤维间可见到豆状大小的白色小泡囊，内含一个乳白色点状的头节。

（8）细粒棘球绦虫成虫液浸标本：虫体小，体长仅 2～7mm，乳白色，可见虫体有 4 节结构。

（10）微小膜壳绦虫成虫液浸标本：肉眼观察见虫体纤细，乳白色，长约5～80mm，宽 0.5～1mm，链体由 100～200 个节片组成，多者可达 1000 节，所有节片宽均大于长。

2. 镜下标本

（1）猪带绦虫头节染色标本：低倍镜下观察外形、吸盘、小钩的分布和特点。猪带绦虫头节呈圆球形，具有四个吸盘，顶突上有两圈小钩，大小相间排列。

（2）牛带绦虫头节染色标本：牛带绦虫头节呈近方形，有四个吸盘，无顶突和小钩。

（3）猪带绦虫成节染色标本：先肉眼观察节片外形、节片内生殖器官的分布及特点，然后在放大镜或解剖镜下详细观察节片内睾丸、卵巢、子宫等结构特点。

成节近方形，睾丸滤泡状，子宫呈管状，居节片中央，卵巢居节片后 1/3 中央，两大叶中夹一较小的中央小叶，共三叶。

（4）牛带绦虫成节染色标本：与猪带绦虫成节相似，主要区别在于牛带绦虫成节卵巢分两叶。

（5）牛带绦虫囊尾蚴染色标本：两种囊尾蚴头节与相应的成虫头节结构相似，注意两种囊尾蚴的镜下鉴别。

（6）细粒棘球绦虫成虫染色标本：解剖镜或低倍镜下可见虫体分四节，头节呈梨形，具有顶突和四个吸盘，顶突上有两圈小钩；幼节、成节、孕节均为长大于宽；成节内部结构与猪带绦虫相似；孕节子宫具有不规则的分支和侧囊，其内充满虫卵。

（7）棘球蚴囊壁病理切片标本（HE 染色）：低倍镜观察可见囊壁分两层，外层较厚为角皮层，无细胞结构，呈多层样结构，染色为粉红色；内层很薄为胚层，有细胞结构，染色为紫蓝色，此层上有与之相连的原头蚴和生发囊。

（8）棘球蚴病理标本：寄生于牛、羊或骆驼肝脏内的棘球蚴为球形的囊状物，剥离完整的棘球蚴囊壁为乳白色，半透明，形似粉皮，厚约 1～2mm，此为角皮层及很薄的胚层。可见内含大小不等的与棘球蚴囊结构相似的囊状物，此为子囊。还能见到囊内的清亮液体，即囊液。剥离不完整的棘球蚴囊壁外有宿主的反应层，呈灰色，为纤维层。

（9）微小膜壳绦虫成虫卡红染色标本：在低倍镜下可见微小膜壳绦虫成虫的特征是头节细小、呈球形，直径 0.13 ~ 0.4mm；在高倍镜下见头节上有 4 个吸盘，中央有一个顶突，可伸缩，顶突上有 20 ~ 30 个小钩，排成一圈。整个虫体的节片均为宽大于长。成节中有球形睾丸 3 个；卵巢 1 个，呈叶片状，位于节片的中下部位，其下方有卵黄腺；孕节的其他器官退化消失，只有充满虫卵的袋状子宫清晰可见。

（10）溶组织内阿米巴滋养体（铁苏木素染色）：先用低倍镜观察，有疑似滋养体时，再转换高倍镜仔细观察。滋养体形状为不规则的圆形或椭圆形，内、外质区分明显，内质具有较大而均匀的颗粒，有时可见到含有染为黑蓝色的红细胞；核为圆形，核膜内的核周染粒均匀，排列整齐，核仁位于核的中央，染为黑蓝色。

（11）结肠内阿米巴包囊（铁苏木素染色）：呈球形，较溶组织内阿米巴包囊大。细胞为 1 ~ 8 个，核周染粒粗细不均匀，排列不整齐，核仁稍大而疏松，经常偏位于中央。未成熟包囊内常有较大的糖原块。拟染色体有时可见，常呈碎片或束状。

（12）溶组织内阿米巴包囊（铁苏木素染色）：先用低倍镜寻找可疑的包囊，再转换油镜观察构造。包囊呈圆形，囊壁周围常因在制作标本时收缩形成一个空白圈。囊内胞质染为灰蓝色，胞质中的糖原块在制作标本过程中被溶解为空泡，拟染色体呈黑蓝色棒状，核数为 1 ~ 4 个，核的构造同滋养体。

（13）溶组织内阿米巴滋养体寄生在肠黏膜内的病理切片标本（HE 染色）：可见到在黏膜下组织形成溶解区，虫体周围呈现溶解环。在虫体内可见到一个呈车轮状的圆核。

（14）蓝氏贾第鞭毛虫滋养体（铁苏木素染色）：在高倍镜下观察，滋养体为倒置梨形，两侧对称，前端宽圆，向后较纤细，有一对卵圆形泡状的细胞核，核中央有明显的核仁，一对轴柱纵贯虫体，把虫体分为左右对称的两部分，沿着轴发出 4 对鞭毛，在轴柱的中部，有一对大而呈弧形的付基体。

（15）蓝氏贾第鞭毛虫包囊（铁苏木素染色）：椭圆形，外被囊壁，内含 2 个或 4 个核，核常偏一端，有轴柱和 V 形的中体。

（五）学生自行观察标本

学生自行观察标本，教师指导答疑。

（六）小结

小结常见带绦虫卵与微小膜壳绦虫卵的区别，三种原虫滋养体、包囊的区分，以及常见绦虫的鉴别。

【思考题】

1. 绦虫的形态特征是什么？

2. 猪带绦虫、牛带绦虫在形态上有何鉴别特征？

3. 试述两种带绦虫生活史上的异同点。

4. 带绦虫有哪些致病作用？哪种带绦虫对人体的危害性大？为什么？

5. 微小膜壳绦虫的感染方式有哪几种？治疗应采取什么方案？

6. 人是细粒棘球绦虫的什么宿主？细粒棘球绦虫在地理分布上有何特点？

7. 包虫病在进行诊断和外科手术时分别应注意什么问题？如何进行术后诊断？

8. 溶组织内阿米巴包囊与结肠内阿米巴包囊如何区别？溶组织内阿米巴滋养体与包囊的区别点是什么？

9. 溶组织内阿米巴可以引起哪些病变？阿米巴的致病作用与哪些因素有关？

10. 诊断阿米巴痢疾常用什么方法？检查哪个时期，应注意什么问题？

11. 粪检发现阿米巴滋养体和包囊的意义是否相同？为什么？

12. 蓝氏贾弟鞭毛虫的形态特征如何？试述贾弟鞭毛虫的致病作用及诊断方法？

【作业】

绘带绦虫卵、原头蚴、微小膜壳绦虫卵、溶组织内阿米巴包囊、结肠内阿米巴包囊和蓝氏贾弟鞭毛虫包囊图，并填充相应的寄生虫结构图。

（张 旭 司开卫）

实验十五　原虫 II（疟原虫、杜氏利什曼原虫、弓形虫、阴道毛滴虫）

Protozoae II（Malaria Parasite, Leishmania Donovani, Toxoplasma Gondii, and Trichomanas Vaginalis）

学名：间日疟原虫（Plasmodium vivax）；恶性疟原虫（Plasmodium falciparum）；杜氏利什曼原虫（Leishmania donovani）；刚地弓形虫（Toxoplasma gondii）；阴道毛滴虫（Trichomanas vaginalis）

【实验目的】

1. 掌握：间日疟原虫、恶性疟原虫的红内期形态特征；杜氏利什曼原虫、弓形虫（滋养体和假包囊）和阴道毛滴虫的形态特点。

2. 了解：间日疟原虫在蚊体内的发育过程；五种原虫的流行与防治。

【实验仪器与材料】

1. 多媒体电脑及课件（视频）。

2. 观察标本：间日疟原虫、恶性疟原虫的红内期各期形态，弓形虫（滋养体和假包囊），阴道毛滴虫滋养体，杜氏利什曼原虫无鞭毛体。

3. 示教镜下标本：间日疟原虫、恶性疟原虫的红内期各期形态，疟原虫子孢子，蚊胃解剖标本，弓形虫（滋养体和假包囊），阴道毛滴虫滋养体，杜氏利什曼原虫无鞭毛体及鞭毛体。

【实验内容与方法】

1. 观看录像

观看多媒体教学录像"弓形虫"。

2. 讲授

讲授阴道毛滴虫。

3. 标本观察

（1）间日疟原虫薄血膜（瑞氏染色）：用油镜寻找红细胞内各期形态，尽量多找几个期。

（2）恶性疟原虫薄血膜（瑞氏染色）：用油镜寻找配子体和环状体。

（3）杜氏利什曼原虫无鞭毛体（瑞氏染色）：用油镜观察，虫体甚小，约

2~4μm，呈形圆或椭圆形。细胞质呈淡蓝色（有时颜色不明显）。细胞核红色，较大，呈圆形。动基体紫红色（常较核色淡），多为棒状（有时为点状）。

（4）弓形虫滋养体（瑞氏染色）：用油镜观察，虫体小，长4~7μm，最宽处2~4μm，香蕉形或半月形；一端较尖，一端钝圆，一边较扁平，一边较隆；可见一红色的细胞核位于虫体中央，细胞质呈蓝色，虫体一端常见一较小的红色副核。在有核细胞内含有若干个滋养体，其整体即弓形虫假包囊。

（5）阴道毛滴虫（瑞氏染色）：用低倍镜寻找，虫体比阴道上皮细胞小，但比白细胞大，胞质呈蓝色，核紫红色。转换高倍镜仔细观察，虫体呈梨形或椭圆形，虫体前端可见到五颗排列成团的紫红色基体，自体内发出2~4前鞭毛和一根后鞭毛，后鞭毛呈波状延伸与波动膜外缘相连，但一般不易见到。细胞核呈紫色卵圆形，位于虫体前1/3处。一根轴柱纵贯虫体，并在虫体后端伸出体外。

4. 原虫Ⅱ示教

（1）间日疟环状体：环较大，约等于红细胞直径的1/3。核一个，偶有两个，细胞质淡蓝色。红细胞内多只含一个疟原虫，偶有两个。被寄生的细胞无明显改变。

（2）间日疟滋养体：虫体增大，蓝色胞质有伪足伸出，空泡明显，故虫体形状不规则，疟色素黄棕色，呈烟丝状，分布于胞质中。被寄生的红细胞胀大，色变淡；常呈不规则圆形或多边形，其上出现鲜红色的薛氏点。

（3）间日疟原虫裂殖体前期（未成熟裂殖体）：核开始分裂成2~4个时，胞质仍不规则，胞核愈多则虫体渐呈圆形，空泡消失，疟色素开始集中。被寄生红细胞仍胀大，其上有薛氏点。

（4）间日疟原虫成熟裂殖体：内含裂殖子12~24个，通常为16个，排列不规则，疟色素集中成堆，虫体占满胀大了的红细胞。

（5）间日疟原大（雌）配子体：圆形，占满胀大的红细胞，胞质蓝色；核致密，较小，深红色，偏于一侧，疟色素分散。

（6）间日疟原虫小（雄）配子体：圆形，略大于正常红细胞，胞质蓝色而略带红；核疏松，淡红色，位于中央，疟色素分散。

（7）囊合子（卵囊）：在低倍镜下观察，蚊胃外壁上有许多卵圆形或圆形突起，即为卵囊，其内含有许多子孢子。

（8）子孢子：自按蚊唾液腺解剖出，涂于载玻片上，经瑞氏染色后，在油镜下观察，虫体纤细，呈镰刀形或梭形，胞质为蓝色，核为紫红色，位于中央。

（9）恶性疟原虫配子体：① 雄性配子体呈腊肠形，两端钝圆，细胞质色蓝而略带红；核疏松、淡红色，位于中央，疟色素黄棕色，小杆状，在核周围较多。② 雌性配子体呈新月形，两端较尖；胞质淡蓝色；核致密，较小，深红色，位于中央；疟色素深褐色，在核周围较多。

（10）恶性疟原虫环状体：环纤细，约等于红细胞直径 1/5，核一个，但两个核也很常见；红细胞内可含两个以上环状体；有时可见位于红细胞边缘的虫体。

注意事项：看血片时，必须严格区分疟原虫和白细胞及血小板等，疟原虫与后者的鉴别特征如下。①白细胞：粒细胞 10 ~ 15μm，圆形，核有 2 ~ 5 个分叶，质中有红或紫色颗粒；淋巴细胞 7 ~ 18μm，圆或卵圆，着色很深，胞质少，天蓝色；单核细胞 14 ~ 20μm，园或卵圆，核肾状或马蹄形，胞质丰富，蓝色。②血小板 2 ~ 4μm。形状不规则，多突起，聚集成群，中央紫色，周围浅蓝色。③染料渣滓：无一定形态结构，大小不一。

（11）杜氏利什曼原虫前鞭毛体（培养物染色涂片）：由于鞭毛的作用，常呈"菊花形"排列。

（12）弓形虫包囊：圆或圆形，外面有一层囊壁，内含数个至数千个缓殖子或称囊殖子，直径可达 30 ~ 60μm。

5. 学生自行观察标本

学生自行观察标本，教师指导答疑。

6. 小结

小结间日疟原虫与恶性疟原虫外周薄血膜涂片中形态区别；弓形虫以及黑热病原虫诊断期的形态特点。

【思考题】

1. 疟原虫有几种？我国常见的有哪两种？如何从形态及生活史上鉴别这两种疟原虫？

2. 试述疟原虫在红细胞内、外期的临床意义？输血能否感染疟疾？

3. 试述疟原虫的致病作用。何谓疟疾的再燃与复发？

4. 疟疾的诊断主要用什么方法？采血的时间与发育时期的关系如何？

5. 疟疾的防治为什么要采取综合性措施？疟疾的流行为什么具有地区性、季节性？

6. 黑热病原虫有哪几个形态时期？各个时期存在于何处？

7. 黑热病原虫有哪些致病作用？诊断方法与取材部位如何？如何进行疗效考核？

8. 试述阴道毛滴虫的寄生部位。

9. 滴虫病的发病机制如何？学习发病机制对治疗有何指导意义？

【作业】

1. 绘所见的间日疟原虫各期形态。

2. 绘恶性疟原虫的环状体和配子体。

3. 绘杜氏利什曼原虫无鞭毛体、弓形虫滋养体和阴道毛滴虫滋养体图。

（司开卫　程彦斌）

实验十六　医学节肢动物
The Medical Arthropods

【实验目的】

1. 掌握：三属蚊类成虫及五种蝇类的鉴别特征。

2. 了解：白蛉、蚤、虱、蜱类的基本形态。

【实验器材与材料】

1. 多媒体电脑及课件（视频）。

2. 观察标本及示教镜下标本：蚊、蝇、白蛉、蚤、虱、蜱类标本及卡片。

【实验内容与方法】

1. 观看录像

观看多媒体教学录像"医学节肢动物"。

2. 讲授

讲授医学节肢动物与疾病的关系。

3. 标本观察及示教

（1）按蚊成虫自然标本：用放大镜观察，体灰色，雌蚊触须与喙几乎等长，其上常有白环。多数按蚊翅前缘有斑点。如中华按蚊，翅前缘有两个白斑，触须上有四个白环。

（2）库蚊成虫自然标本：用放大镜观察，体多为棕黄色，雌蚊触须较喙短，其上多无白环，或仅有一个白环，翅前缘无斑点。如淡色库蚊，体棕黄色，翅前缘无白斑。

（3）伊蚊成虫自然标本：用放大镜观察，体黑色，中胸盾片上多有白斑，雌蚊触须较喙短，其上无白环，翅前缘无斑点，后足跗节多有白环。如白纹伊蚊，体黑色，中胸盾片正中有一明显的银白色纵纹，翅前缘无斑点。

（4）蚊类生活史（瓶装自然标本）：肉眼观察卵、幼虫、蛹、成虫。

（5）舍蝇的自然标本（用放大镜观察）：体暗灰褐色，胸背具四条黑色纵条。室内常见。夏秋多见。

（6）大头金蝇自然标本（用放大镜观察）：体大，头比胸宽，两眼间的额部呈淡黄色，眼红而大，故又有红头蝇之俗称，体有金属样蓝色光泽，背部仅有细毛，以厕所为多见，盛见于夏秋季。

（7）绿蝇自然标本（用放大镜观察）：较大头金蝇小，体呈金属绿铜色，胸背部的鬃较发达，多孳生于腐物，亦产卵于人、畜的伤口而形成蝇蛆病。

（8）丽蝇自然标本（用放大镜观察）：体大多毛，胸背部黑色带青蓝色，特以腹部背面光泽较著，故又俗称为青蝇。多见于晚秋，冬、春出现于室外，如垃圾、厕所、人粪、畜粪及动物尸体上。

（9）麻蝇自然标本（用放大镜观察）：体大灰色，胸背面有三条黑纵纹，腹部有银灰与黑色构成的斑块，多孳生于人、畜粪便中，常见于野外。

（10）蝇类生活史瓶装自然标本。

（11）白蛉成虫玻片装自然标本（用小解剖镜观察）：呈腿长、体黄、眼睛黑；双翅向上、全身多毛等特点。

（12）蚤及虱的自然标本（用双目解剖镜观察）。

4. 学生自行观察标本

学生自行观察标本，教师指导答疑。

5. 小结

小结三属蚊种的区别以及五属蝇类的区分；蚊、蝇及其他节肢动物对人类的危害。

【思考题】

1. 医学昆虫的概念是什么？主要包括哪两个纲？这两个纲的主要鉴别特征是什么？

2. 学习医学昆虫的意义何在？

3. 解释完全变态、不完全变态的含意，并举例说明。

4. 昆虫传播病原体的方式有哪几种？

5. 了解昆虫的生态学对昆虫传播病原体的作用及防制有何意义？

6. 如何判定媒介昆虫？何谓虫媒病？

7. 蝇类的哪些形态结构、生态习性与传病有关？

8. 三属蚊类成虫的鉴别特征是什么？五种常见蝇类如何辨认？

9. 白蛉为什么容易消灭？

10. 蚊、蝇、蚤、白蛉各传播什么疾病？

11. 硬蜱、软蜱、恙螨各传播什么疾病？

12. 疥螨有何致病作用？传播途径如何？怎样防治疥螨？

13. 昆虫对人体的危害有哪几类？举例说明。

（司开卫　程彦斌）

附：医学寄生虫学总结表与复习题

表 6 - 13　医学蠕虫小结表

虫种	中间宿主或媒介	感染期	感染途径	主要寄生部位	致病情况
蛔虫	无	感染性含蚴卵	经口	小肠	夺取营养；消化道症状，阻塞肠道及胆管；毒素刺激
鞭虫	无	含蚴卵	经口	盲肠	一般无症状
蛲虫	无	含蚴卵	经口	盲肠	肛门瘙痒
钩虫	无	感染性蚴	经皮肤	小肠（上部）	皮炎；肺部症状；贫血；消化道症状；异嗜症
丝虫	蚊	感染性蚴	经皮肤	淋巴系统	淋巴管炎，淋巴结炎；丝虫热；乳糜尿，橡皮肿
旋毛虫	猪、鼠、猫、人	囊包蚴	经口	小肠、肌肉	肠炎；肌炎 基本病变：嗜酸性脓肿，肉芽肿，纤维化
日本血吸虫	钉螺	尾蚴	经皮肤	门脉系统	病变部位：肝肠为主 临床：血吸虫病（急性、慢性、晚期）

续表 6 - 13

虫种	中间宿主或媒介	感染期	感染途径	主要寄生部位	致病情况
肝吸虫	沼螺、涵螺、豆螺；淡水鱼虾	囊蚴	经口	肝胆管	胆道、胆囊炎症
姜片虫	扁卷螺；菱、荸荠、茭白（媒介）	囊蚴	经口	小肠（上部）	夺取营养、消化道症状
肺吸虫	川卷螺；溪蟹、蝲蛄	囊蚴	经口	肺（脑）等	破坏肺、脑组织，形成囊肿、脓肿；头痛、癫痫、胸痛、咯血、皮下结节等
猪带绦虫	猪（人）	虫卵、猪囊尾蚴	经口	成虫：小肠囊尾蚴：皮下、脑、肌肉、眼等	夺取营养，消化道症状；猪囊尾蚴病
牛带绦虫	牛	牛囊尾蚴	经口	小肠	夺取营养，消化道症状
细粒棘球绦虫	人、羊、牛等	卵	经口	肝、肺等	包虫病；压迫或损害肝、肺等脏器；有时可引起过敏性休克
微小膜壳绦虫	可有中间宿主如甲虫、蚤、螨等	卵	经口	小肠	消化道症状，神经症状

（张 旭）

表 6 - 14　医学蠕虫小结表

虫种	检查方法	流行情况	保虫宿主	预　防	治疗药物
蛔虫	粪检虫卵	儿童较成人多，农村较城市多	无	个人卫生；粪便管理	甲苯咪唑、丙硫咪唑
鞭虫	粪检虫卵	普遍	无	个人卫生；粪便管理	甲苯咪唑、丙硫咪唑
蛲虫	玻璃胶纸查虫卵	儿童多见	无	个人卫生；环境卫生	甲苯咪唑、丙硫咪唑
钩虫	粪检虫卵、钩蚴培养法	农村多见	无	个人防护；粪便管理；改良种植和施肥方法	甲苯咪唑、丙硫咪唑
丝虫	晚上取血检查微丝蚴	黄河以南十五省、市、自治区	无	防蚊灭蚊	甲苯咪唑、苏拉明、海群生
旋毛虫	活体检查囊包	西藏、云南等地	猪、鼠、猫、犬等	加强肉类检查；改善养猪方法；消灭老鼠	噻苯咪唑、甲苯咪唑、氟苯咪唑
日本血吸虫	粪检虫卵或毛蚴；活体检查虫卵	长江以南十三个省、市、自治区	牛、犬等家畜、野生动物	粪便管理、消灭钉螺；安全用水和个人防护；处理保虫宿主	吡喹酮
肝吸虫	粪便十二指肠液查虫卵	广东、台湾等省	猫、犬、食鱼动物	不食生鱼虾；改进养鱼方法；消灭病猫、犬	吡喹酮、氯喹啉、硫双二氯酚
姜片虫	粪检虫卵	浙江、广东、江西、江苏等省	猪	预防感染；粪便管理；治疗病猪	吡喹酮、硫双二氯酚
肺吸虫	检查痰或粪便中的虫卵	黑龙江、吉林、辽宁、浙江、四川及台湾等省	猫、犬、虎、豹等	不生食溪蟹、蝲蛄；消毒痰液；捕杀病猫、病犬等	吡喹酮、硫双二氯酚

续表 6 – 14

虫种	检查方法	流行情况	保虫宿主	预　防	治疗药物
猪带绦虫	查粪中孕节或虫卵（囊尾蚴病诊断难）	各地均有，北方及西南较多	无	肉类检查；不吃生猪肉；粪便管理	甲苯咪唑、吡喹酮、槟榔与南瓜子
牛带绦虫	查节片，玻璃胶纸查虫卵	内蒙、西藏、贵州	无	肉类检查；不吃生牛肉；粪便管理	同上
细粒棘球绦虫	血清试验，X线检查等	西北、内蒙等畜牧区		个人卫生；处理病犬及犬粪；处理病牛、羊脏器	手术摘除
微小膜壳绦虫	查粪便中虫卵	普遍	鼠	个人卫生；环境卫生；除"四害"、灭鼠	同猪带绦虫，需反复治疗

（张　旭）

表 6 – 15　常见人体寄生虫卵形态鉴别特征

虫卵	平均大小（μm）	形状	颜色	卵壳	内含物
蛔虫卵（受精）	60 × 45	椭圆形	棕黄色	厚，壳外有一层波浪状的蛋白质膜，此膜有时可脱落壳呈无色	一个大而圆的卵细胞
蛔虫卵（未受精）	90 × 42	长椭圆形或不规则	棕黄色	壳和蛋白质膜都较受精卵薄	大小不等的屈光颗粒
鞭虫卵	50 × 25	纺锤形	黄褐色	较厚，两端各有一个透明塞状突起	一个椭圆形的卵细胞
蛲虫卵	55 × 25	柿核形	无色	较厚	多数已含幼虫
钩虫卵	60 × 40	椭圆形	无色	薄	四个细胞或多个细胞或幼虫

续表 6 - 15

虫卵	平均大小（μm）	形状	颜色	卵壳	内含物
日本血吸虫卵	95 × 60	椭圆形	淡黄色	薄，一侧有一小棘	毛蚴
华枝睾吸虫卵	29 × 17	电灯泡形	黄褐色	厚，顶端有小盖，有肩峰，底端有一小突起	毛蚴
肺吸虫卵	90 × 55	卵圆形	金黄色	厚薄不均，有明显的盖	一个卵细胞和十多个卵黄细胞
姜片虫卵	135 × 83	椭圆形	淡黄色	薄，有一个不明显的小盖	一个卵细胞和 20 ~ 40 个卵黄细胞
带绦虫卵	37	圆或类圆形	棕黄色	壳薄，一般已脱落，所看到的为有放射状条纹的胚膜	六钩蚴
微小膜壳绦虫卵	54 × 42	类圆形	无色	薄，壳与胚膜间有4 ~ 8条丝状物自胚膜的两极伸出	六钩蚴
缩小膜壳绦虫卵	79 × 70	类圆形	淡棕黄色	略厚，壳与胚膜间无丝状物	六钩蚴

（张　旭）

表 6-16　医学原虫小结表

虫种	昆虫宿主	感染期	感染途径	主要寄生部位	致病情况	检查方法	流行情况	保虫宿主	防治原则(预防)	治疗药物
疟原虫	按蚊	子孢子	经皮肤	红细胞、肝细胞	疟疾发作、贫血、脾肿大	血液检查疟原虫	南方较多北方较少	无	防蚊灭蚊、保护健康人、防	青蒿素、氯喹、奎宁、伯喹、乙胺嘧啶及磺胺类
黑热病原虫	白蛉	前鞭毛体	经皮肤	单核吞噬细胞系统	发热、肝脾肿大、血中三系细胞减少、抵抗力减退	穿刺骨髓及淋巴结、皮肤、活组织检查利杜体	长江以北16个省、市、自治区	犬	防蛉灭蛉、消灭疗病犬	葡萄糖酸锑钠、二脒替、戊烷脒
阴道毛滴虫	无	滋养体	接触	女性阴道、尿道及男性泌尿系统	滴虫性阴道炎及男性尿道炎及尿路感	阴道或前列腺分泌物及尿液沉淀物检查滋养体	世界性、女性感染率高	无	个人卫生、公共卫生	口服药:灭滴灵 局部用药:蛇床子药膏(液);洁尔阴洗液、高锰酸钾、乳酸液
兰氏贾第鞭毛虫	无	成熟包囊	经口	小肠黏膜胆管系统	腹痛、腹泻、胆囊炎	查粪便及十二指肠液中常见的包囊、滋养体	全球性、是我国常见的寄生虫之一	无	个人卫生、公共卫生	灭滴灵、氯喹等
溶组织内阿米巴	无	成熟包囊	经口	结肠	阿米巴痢疾、肝脓肿等	粪便检查包囊及滋养体	一般散发、农村多见	无	粪便管理、个人及饮食卫生、消灭苍蝇	灭滴灵、喹碘方、巴龙霉素、氯喹
弓形虫	无	囊合子、滋养体、包囊及裂殖体包囊	经口、鼻、眼或破损的皮肤、黏膜;经胎盘	细胞内寄生、人为中间宿主、猫为终宿主;主	先天性弓形虫病引起胎儿畸形、急性感染引起组织损症	免疫诊断、病原学诊断	世界性	猪、羊、鸡等	管理家畜、防止水源和食物被污染、不吃生肉、生蛋、生乳品等	急性感染时用磺胺类药物和乙胺嘧啶有一定疗效

表 6-17　医学昆虫小结表（生态）

虫种	形态特点	生活史	孳生地	栖息地	食性	重要种类
按蚊	体灰色，翅有白斑，体与停落面成一角度	全变态	清水	室内阴暗处	雌蚊吸血	中华按蚊、微小按蚊
库蚊	淡褐色，翅透明，体与停落面平行	全变态	污水等		雌蚊吸血	淡色库蚊、致倦库蚊等
伊蚊	体黑色间有白斑，体与停落面平行	全变态	小型积水	室内阴暗处	雌蚊吸血	白蚊伊蚊
白蛉	体较小，灰黄色被毛，翅纺锤形与体成45度角	全变态	泥土中	室内外阳光处	雌蛉吸血	中华白蛉
蝇	体暗灰色或具金属光泽，触角三节，有触角芒	全变态	臭烂的有机物中	室内外阳光处	杂食性	金蝇、舍蝇、麻蝇、绿蝇
蚤	体左右偏平，触角于触角沟内，足粗壮且长	全变态	泥土中	动物体、巢穴、室内	雌、雄均吸血	印鼠客蚤
虱	体背腹扁平，足末端形成抓握状	不全变态	人的毛发与内衣上		雌、雄均吸血	人体虱、人头虱
臭虫	体背腹扁平，口器分节，折向腹面	不全变态	室内各种缝隙中		雌、雄均吸血	热带臭虫、温带臭虫
硬蜱	假头位于体前端，有盾片	不全变态	野外（森林、草原）		雌雄成虫、若虫均吸血	全沟硬蜱
软蜱	假头位腹面，无盾片，幼虫甚小，体表有羽状毛，体背面有盾片	不全变态	洞穴及室内墙缝		雌雄成虫、若虫均吸血	乳突钝缘蜱
恙螨	幼虫甚小，体表有羽状毛，体背面有盾片	不全变态	幼虫寄生于鼠		幼虫吸吮宿主体液	地里恙螨
疥螨	体小、足末端有吸垫或长鬃	不全变态	寄生于表皮角质层		啮食角质层组织	人疥螨
革螨	气门沟长、胸叉，雌螨腹面多块骨板	不全变态	巢穴、室内外、鼠体等		专性吸血、兼性吸血	柏氏禽刺血、格氏血历螨

（司开卫）

表 6－18 医学昆虫小结表

媒介种类	对人类的危害	传播方式和途径	病原体	防治
蚊	疟疾	唾液注入	疟原虫	灭幼虫：消灭孳生地；药物防治；生物防治
	流行性流行性乙型脑炎、登革热	唾液注入	病毒	
	丝虫病	感染性蚴从皮肤	丝虫	灭成虫：物理方法；药物防治，用有机磷、有机氯等
白蛉	黑热病	口腔堵塞，吸血时反流感染	杜氏利什曼原虫	药物灭蛉；消除孳生地
蝇	痢疾、伤寒等	机械性传播、污染食物	病毒、细菌原虫和蠕虫	消除蝇的孳生地；灭蝇蛆；灭蛹；灭蝇
	蝇蛆病	幼虫寄生	蝇幼虫	
蚤	鼠疫、地方性斑疹伤寒	反流及排粪污染皮肤	细菌、立克次氏体	灭鼠、灭蚤
虱	流行性斑疹伤寒	排粪或压碎污染皮肤	普氏立克次体	个人卫生、灭虱（热力、药物）
	回归热等	压碎污染皮肤	螺旋体	
硬蜱	森林脑炎、蜱媒出血热等蜱瘫痪	唾液注入，经卵经变态传递	病毒毒素	个人防护、动物药浴、草原轮放
软蜱	蜱性回归热等	唾液注入，基节液污染皮肤，经卵、经变态传递	螺旋体	个人防护、药物处理及环境卫生
革螨	流行性出血热、森林脑炎	经卵传递，叮刺皮肤而感染	病毒	灭鼠、环境卫生、药物灭螨个人及集体防护
疥螨	疥疮	寄生	人疥螨	治疗患者，加强个人卫生

（司开卫）

第七章

心血管系统

实验一　心脏解剖学
The Anatomy of the Heart

【实验目的】

1. 掌握：心血管系统的组成；体循环和肺循环的途径；心脏的位置、外形和各腔的形态结构；房间隔、室间隔与房室隔的形态结构；心传导系统的组成（窦房结、房室结、房室束及左、右束支）、位置和功能；左、右冠状动脉的起始、行径、重要分支（前室间支、旋支、后室间支、窦房结支和房室结支）及三大主干（前室间支、旋支和右冠状动脉）的分布区域；冠状窦的位置与开口。

2. 了解：心的毗邻；房间隔和室间隔缺损的常见部位；心壁的构造（心外膜、心肌层、心内膜、心骨骼）；心大、中、小静脉的径行。

【实验仪器与材料】

1. 多媒体课件，挂图。

2. 手摸和装缸标本：脉管系统（心包打开，示心的位置、外形、血管和心包）整尸一具，离体的带有大血管的完整成人心（示心表面结构），离体切开四心壁的心（示各心腔内结构），离体的血管剥制的心和陈列室装缸的心血管铸型标本，心肌标本，去心房的心示纤维环，心包，手摸和装缸心传导系。

3. 模型：心放大模型一个。

【实验内容与方法】

（一）观看录像

观看多媒体教学录像"心脏解剖"。

（二）复习理论知识

提问式复习以下理论课内容：脉管系统的概论，心血管系统和淋巴系统组成，体循环和肺循环途径，右半心腔的形态结构。

（三）示教标本及模型

1．脉管系统组成

利用实验室整尸标本和陈列室整尸心血管铸型标本，观察和理解脉管系统组成。

2．心脏位置及毗邻

在陈列室和实验室整尸标本上，观察位于胸腔中纵隔内的心及毗邻结构。重点观察心在正中线上的偏移情况、长轴倾斜的方向及直接与胸前壁相邻的部位。

在游离心标本上，首先根据心尖朝向左前下方摆正心脏的位置，然后观察心的一尖、一底、二面、三缘和四条沟。观察心脏外形各部与心腔的对应关系。心尖圆钝，由左心室构成。心底连大血管，朝向右后上方，由左心房和右心房构成，二者之间有后房间沟分界。胸肋面大部由右心房和右心室构成，小部则有左心室和左心房构成，左、右心室间有前室间沟分界；膈面由左心室和右心室构成，借后室间沟分界。下缘呈水平位，由右心室和左心室构成；右缘垂直，由右心房构成（注意观察右心房向左前方突出的右心耳）；左缘倾斜，由左心室和左心房构成，左心房向前突出的耳状结构为左心耳。位于心房与心室间近似环行的冠状位浅沟即为冠状沟。膈面上房间沟、后室间沟及冠状沟交汇处即为房室交点。

3．心腔

（1）右心房：在游离开窗心脏标本上，观察右心房壁的特点（壁薄，内面有光滑区和粗糙区）。右心房借右侧缘的界沟分为前部的固有心房和后部的腔静脉窦两部，在内面两者以纵行的界嵴（外面适对应界沟）为分界线。观察起自界嵴平行排列的梳状肌及向左前上方突出形成的右心耳。腔静脉窦有三个入口（即上腔静脉口、下腔静脉口和冠状窦口），腔静脉窦的后内侧壁为房间隔（观察房间隔右侧面中下部有一呈明显凹陷的卵圆窝），腔静脉窦的出口即右房室口，通向右心室。

房间隔前上部的右心房内侧壁由主动脉窦向右心房凸起而形成主动脉隆凸，为心导管术的一个标志。

观察 Koch 三角：右心房的冠状窦口前内缘、三尖瓣隔侧尖附着缘和 Todaro 腱之间的三角区，称 Koch 三角。Todaro 腱为下腔静脉口前方心内膜下可触摸到的一个腱性结构，它向前经房间隔附着于中心纤维体（右纤维三角），向后与下腔静脉瓣相延续。Koch 三角的前部心内膜深面有房室结，其尖对着膜性室间隔的房室部。

（2）右心室：在游离开窗心脏标本上观察右心室。右心室借右房室口左下方隆起的室上嵴分为流入道和流出道两部。流入道又称固有心腔或窦部，由右房室口伸延至右心室尖，内面粗糙，有许多纵横交错的肌性隆起，称为肉柱。打开右心室胸肋面暴露内腔结构，观察内侧壁（室间隔）上的隔缘肉柱，连于前、后和内侧壁呈乳头状隆起的前、后、内乳头肌组及所连的腱索，以及右房室口的三尖瓣，理解防止逆流的三尖瓣复合体（由三尖瓣环、瓣膜、腱索和乳头肌组成）。流出道又称动脉圆锥或漏斗部，内壁光滑无肉柱，呈锥体状，上端有肺动脉口通肺动脉干（观察肺动脉口的肺动脉瓣）。

（3）左心房：依据胚胎发育来源，左心房可分为前部的左心耳和后部的左心房窦（又称固有心房）。在游离开窗心脏标本上，观察左心房窦后壁两侧各有两个入口（即左肺上、下静脉口和右肺上、下静脉口），左心房窦前下部有一个出口（即左房室口）通左心室。

（4）左心室：在游离开窗心脏标本上观察左心室。左心室与右心室相似，也分为流入道和流出道，两者以左房室口的二尖瓣前尖为界。流入道居左后下方，内壁粗糙，有肉柱及向心腔内突出呈乳头状的乳头肌，观察其上连接的细长白色腱索与左房室口处瓣膜的关系；体会二尖瓣复合体（由二尖瓣环、瓣膜、腱索和乳头肌组成）的作用。流出道居右前上方，经主动脉口至主动脉。在主动脉口观察主动脉瓣、主动脉窦及其内冠状动脉的开口。

4. 心的构造

（1）心纤维支性架：心纤维支架又称心纤维骨骼，由致密结缔组织构成，位于左、右房室口、肺动脉口和主动脉口的周围，为心肌纤维和心瓣膜的附着处，在心肌运动中起支持和稳定作用。心纤维支架包括左右纤维三角、4 个瓣膜口的纤维环（肺动脉瓣环、主动脉瓣环、二尖瓣环三尖瓣环）、圆锥韧带、室间隔膜部和瓣膜间隔等。在去心房及大血管的示心瓣膜和纤维环标本的上面观时，清晰可见左纤维三角和右纤维三角（又称中心纤维体），其他结构可用手指触摸探查体会。

（2）心壁：在心脏冠状切面标本上，观察心内膜、心外膜及心肌。需要注意的是，瓣膜是由心内膜形成的；心外膜即为浆膜性心包的脏层。在观察过程中，也要注意心肌纤维的方向。

（3）心间隔：于冠状切心标本上，观察房间隔、室间隔和房室间隔的位置，并理解它们的构造，重点观察卵圆窝、室间隔膜部和理解室间隔膜部与房室间隔的关系。拿起打开心四腔壁示心间隔的标本，对光观察，可见心间隔薄弱处有透光感。试讨论发生房间隔缺损或室间隔缺损时心脏内部发生的异常血流动力学变化。

5. 传导系

在心脏模型上，定位心传导系各组成部分的位置。在陈列室标本上观察位于上腔静脉与右心耳交界处的界沟上 1/3 的心外膜深方的窦房结、位于房室隔内心内膜深方的房室交界区（注意它由房室结、房室结的心房扩展部和房室束的近侧部 3 部分组成）、穿右纤维三角的房室束，以及经室间隔膜部分出的左、右束支。在碘染色的牛心腔标本上，观察深紫色细丝状的 Purkinje 纤维网。

6. 心的血管

（1）冠状动脉：在游离心标本及血管灌注模型上，观察左、右冠状动脉的位置、走行、分支及分布范围。

1）左冠状动脉：在肺动脉干与左心耳之间查找起于主动脉的左冠状动脉窦的左冠状动脉主干，观察其分出的旋支和前室间支。前室间支在前室间沟内走行，观察其向左、右心室前壁发出的分支及向深面至室间隔的分支，理解前室间支的供血范围。旋支在冠状沟左侧内走行，观察其走行及分布于左室侧壁的左缘支、左室后壁的左室后支和向上细小的心房支。

2）右冠状动脉：在心的胸肋面，于右心房与左心室之间的冠状沟内辨认右冠状动脉的起始部，观察右冠状动脉的走行及分支，包括右心室前壁的动脉圆锥支、心右缘的右缘支、右心房细小的心房支、右室后壁的右室后支、左室后壁的左室后支、左侧冠状沟内的右旋支、后室间沟内的后室间支及其向室间隔的分支，理解右冠状动脉的供血区域。

请同学们仔细辨认自己所观察心脏的窦房结和房室结动脉的来源和经行。

（2）心的静脉：在游离心标本上，逐一观察前室间沟内的心大静脉、后室间沟内的心中静脉、右侧冠状沟内的心小静脉及三者在左心房与左心室间的冠状沟内汇合形成的冠状窦和开口。并注意心前静脉和心最小静脉的位置。

（四）学生自行观察标本和模型

学生自行观察标本和模型，教师指导答疑。

（五）小结

学生小结心腔形态、心脏血供及心传导系统，教师指导总结。

【注意事项】

1. 认真观察心脏的细微结构，避免走马观花。另外，应结合自身心脏触诊，更进一步体会心脏的位置和毗邻。

2. 标本应轻拿轻放，避免人为撕扯。

【思考题】

1. 心脏内部是靠什么结构保证血液的单向循环流动？

2. 先天性心脏病发生时，会导致患者的血液循环出现什么问题？

3. 冠心病发生的结构基础是什么？可以用什么方法来治疗？

4. 心脏保持正常节律的结构基础是什么？

5. 心尖的体表投影点在何处？

（许杰华）

实验二　动脉解剖学
The Anatomy of the Artery

【实验目的】

1. 掌握：肺动脉干及其分支的行径，动脉韧带的位置；主动脉的起止、行径及其分部；升主动脉的起止、位置和分支；主动脉弓的起止、位置和分支；左、右颈总动脉的起始、位置和行径；颈动脉窦和颈动脉小球的形态、位置与功能概况；颈外动脉主要分支的行径和分布；颈内动脉在颈部的行径；锁骨下动脉、腋动脉、肱动脉、桡动脉和尺动脉的起止、行径和分支分布；胸主动脉的起止和行径；肋间后动脉的行径和分布；支气管动脉和食管动脉的行径；腹主动脉的起止、行径和分支；腹腔干、肠系膜上动脉、肠系膜下动脉以及它们的分支的行径和分布；肾动脉、睾丸动脉或卵巢动脉的行径和分布；髂总动脉的起止和行径；子宫动脉的行径和分布；髂外动脉、股动脉、腘动脉、胫前动脉、胫后动脉和足背动脉的起止、行径和分布。

2. 了解：动脉在整个人体中的分布规律和器官内血管的配布规律。

【实验仪器与材料】

1. 多媒体及课件，挂图。

2. 标本：整尸一具（示主动脉各部及其发出的冠状动脉、头臂干、左颈总动脉、左锁骨下动脉、肋间后动脉、髂总动脉、髂内动脉、髂外动脉；肾动脉、腰动脉、睾丸或卵巢动脉、腹腔干、胃左动脉、肝总动脉、脾动脉、肝固有动脉、胃右动脉、胃十二指肠动脉、胃网膜左动脉、肠系膜上动脉、空回肠动脉、回结肠动脉、阑尾动脉、右结肠动脉、中结肠动脉、肠系膜下动脉、左结肠动脉、乙状结肠动脉和直肠上动脉），陈列室各动脉装缸标本。

3. 模型：陈列室动脉铸型标本。

【实验内容与方法】

（一）观看录像

观看多媒体录像"人体动脉"。

（二）复习理论知识

以提问方式复习有关理论课内容。

（三）示教学习肺循环动脉

在打开胸前壁的整尸标本上，观察从右心室发出的肺动脉干及其分支（左、右肺动脉），以及连于肺动脉干分叉处和主动脉弓下缘间的动脉韧带。

（四）示教学习体循环动脉

1. 主动脉

在整尸标本上，观察左心室发出的主动脉的行程（穿膈至第4腰椎）及分部（升主动脉、主动脉弓及降主动脉）。寻找、辨认主动脉各段的重要分支：包括升主动脉发出的冠状动脉、主动脉弓凸侧自右向左分出的头臂干、左颈总动脉和左锁骨下动脉，以及降主动脉以膈为界分为胸主动脉和腹主动脉。

2. 头颈部动脉

（1）颈总动脉：在整尸标本上，分别观察发自头臂干的右颈总动脉和发自主动脉弓的左颈总动脉。观察左、右颈总动脉在平甲状软骨上缘高度分为颈内动脉和颈外动脉，并在分叉处寻找位于颈内动脉起始处略微膨大的颈动脉窦及分叉处后壁的颈动脉小球。

（2）颈外动脉：在整尸标本上，找寻、辨认颈外动脉的重要分支，包括向前发出的甲状腺上动脉、舌动脉及面动脉，向后发出的枕动脉、耳后动脉及两个终末支（颞浅动脉和上颌动脉），以及上述动脉的次级分支，并熟悉颈外动脉的供血范围。注意颈外动脉各分支的定位标志，如舌骨大角是寻找舌动脉起始部的标志；面动脉可在咬肌前缘与下颌底交汇处触摸到搏动点；颞浅动脉可在耳屏前触及搏动等。

（3）颈内动脉：垂直上升经颈动脉管外口进入颈动脉管而入颅腔·（详见感觉和神经区段）。

3. 上肢动脉

（1）锁骨下动脉：在整尸标本上，观察起自头臂干的右锁骨下动脉和起于主动脉弓的左锁骨下动脉（活体上在锁骨中点上方可触摸到该动脉的搏动）。找寻、辨认锁骨下动脉的分支——椎动脉、甲状颈干及胸廓内动脉。理解胸廓内动脉常作为冠状动脉搭桥手术的供血血管原因。

（2）腋动脉：在整尸标本上观察辨认腋动脉的分段及各段的分支，包括胸外侧动脉、胸肩峰动脉、肩胛下动脉及旋肱后动脉与旋肱前动脉。理解肱骨外科颈骨折时对血管的影响。

（3）肱动脉及其分支：在整尸标本上观察肱动脉的起始经行及其在肘关节前方的桡骨颈高度分为内侧的尺动脉和外侧的桡动脉的情况。对照血管走行的位置，触摸桡动脉搏动，体会中医把脉。观察桡、尺二动脉的终末分支。

（4）掌浅弓和掌深弓：在整尸标本上观察位于指浅、深屈肌腱和蚓状肌表面的掌浅弓，注意其由桡动脉掌浅支和尺动脉终末支吻合而成的情况，辨认掌浅弓发出的指掌侧总动脉及其分支指掌侧固有动脉。扒开指浅、深屈肌腱和蚓状肌，在其深方找寻掌深弓。掌深弓由桡动脉终末支和尺动脉掌深支吻合而成，从其凸侧发出掌心动脉，观察其至掌指关节附近由深方而浅出与指掌侧总动脉会合共同形成指掌侧固有动脉的部位。理解同时存在掌浅弓和掌深弓的生理及临床意义。

4. 胸部动脉

在整尸标本上，用镊子提起胸主动脉，观察由其后外侧壁上发出的肋间后动脉和肋下动脉（壁支）。在肋间隙内观察其行程，注意动脉常与静脉、神经伴行于肋沟内。观察胸主动脉发至食管、气管、主支气管和心包的分支（脏支）。

5. 腹部动脉

在整尸标本上观察腹主动脉及其分支（壁支和脏支）。

（1）壁支：以经过的部位命名，包括膈下动脉、腰动脉及骶正中动脉。

（2）成对脏支：均以营养的器官命名，包括肾动脉、肾上腺中动脉及卵巢（睾丸）动脉。注意观察：①肾动脉在到达肾门之前尚发出肾上腺下动脉至肾上腺。②卵巢（睾丸）动脉细而长。睾丸动脉向下外行经腹股沟管参与精索的构成，分布于睾丸和附睾。

（3）不成对脏支：①腹腔干及其主要分支和次级分支。腹腔干为一短的动脉干，长 1cm 左右，其主要分支包括胃左动脉、肝总动脉及脾动脉。在胃小弯左侧辨认胃左动脉。在肝十二指肠韧带下端辨认肝总动脉分出的肝固有动脉和胃十二指肠动脉。沿肝十二指肠韧带向上观察肝固有动脉，其在上行中发出走行于胃小弯右侧的胃右动脉；肝固有动脉在进入肝门前分为左、右支（观察位于胆囊三角内的发自于右支的胆囊动脉）。将胃和十二指肠翻起观察胃十二指肠动脉在幽门后方的下缘分为沿胃大弯右侧走行的胃网膜右动脉和达胰头、十二指肠的胰十二指肠上动脉。将胃翻起，观察经胰体上方左行的脾动脉以及在脾门附近脾动脉发出的胃短动脉、胃网膜左动脉和脾支。②肠系膜上动脉及其分支。在小肠系膜根部找寻肠系膜上动脉主干。将空、回肠翻向左侧，向下查看肠系膜上动脉的分支（包括胰十二指肠下动脉、空、回肠动脉、回结肠动脉、右结肠动脉和中结肠动脉）。③肠系膜下动脉及其分支。该动脉发出后向左下方走行，发出左结肠动脉、乙状结肠动脉和直肠上动脉。

6. 盆会阴部动脉（髂内动脉）

在陈列室盆会阴正中矢状切标本上，观察髂内动脉的走行及分支（壁支和脏支）。

（1）壁支：观察包括穿过闭膜管的闭孔动脉和通过臀部的梨状肌上、下孔的臀上、下动脉。

（2）脏支：观察包括分别供应膀胱体和底的膀胱上、下动脉，营养子宫的子宫动脉（注意其与输尿管的关系），阴部内动脉及直肠下动脉等。

7. 下肢动脉

在整尸标本上，观察髂外动脉经腹股沟韧带中点深面后移行为股动脉。在腹股沟韧带中点上方，观察由髂外动脉发出的腹壁下动脉和旋髂深动脉。

（1）股动脉：在下肢血管铸型标本上，查看股动脉的分支及其下行经收肌管、收肌腱裂孔达腘窝后移行为腘动脉的情况。活体上于腹股沟韧带中点下方触探股动脉搏动。在股动脉起始部，观察股动脉的主要分支股深动脉及其分支分布。

（2）腘动脉：在下肢血管铸型标本上，于膝关节后方查看腘动脉经行及发出的细小分参与膝关节动脉网形成的情况，观察腘动脉在腘窝下角处分为胫前动脉和胫后动脉两终支。

（3）胫后动脉：在下肢血管铸型标本上，观察腘动脉直接延续的胫后动脉经小腿浅、深层肌间下行，穿踝管至足底分为足底内、外侧动脉。找寻胫后动脉在小腿后面向外侧发出的腓动脉。

（4）胫前动脉：在下肢血管铸型标本上，观察由腘动脉发出的胫前动脉，向前穿小腿骨间膜至小腿前群肌，而后经踝关节前方移行为足背动脉。在活体于内踝与外踝连线的中点触摸足背动脉搏动。

（五）学生自行观察标本和模型

学生自行观察标本和模型，教师指导答疑。

（六）小结

学生自行小结主动脉分部及各部的主要分支名称及供血区域，教师答疑。

【注意事项】

1. 注意爱护标本。动脉标本极易脱水干燥，在实习过程中注意非观察区域的要及时遮盖保湿，实习完毕后务必将尸体包裹好。

2. 严禁用锐利工具挟持和撕拉动脉。

3. 观察陈列室血管铸型标本时勿拥挤，以免由于推挤而打碎标本缸、损坏标本或伤及自己。

【思考题】

1. 什么是动脉？

2. 动脉里流的都是动脉血吗？

3. 动脉的血压为什么高于静脉？

（许杰华）

实验三　静脉和淋巴系统解剖学
The Anatomy of Veins and Lymphatic System

【实验目的】

1. 掌握：静脉系的组成及静脉的配布和结构特点；上、下腔静脉，头臂静脉，颈内及锁骨下静脉的组成、收纳范围和汇入；静脉角概念；颈外静脉、头静脉、贵要静脉、肘正中静脉、大隐静脉和小隐静脉的起始、行径及汇入；肝门静脉的组成、行径、分支和属支；肝门静脉系的结构特点及与上、下腔静脉系间的交通部位、交通途径；淋巴系统的组成；胸导管和右淋巴导管的起始、行径、汇入静脉部位及收集范围；脾的形态和位置。

2. 了解：静脉血液回流的因素；几种特殊静脉（硬脑膜窦、板障静脉和导静脉等）的特点；局部淋巴结的概念；主要淋巴结群的分布部位；各淋巴结群的收集范围与输出淋巴管去向。

【实验仪器与材料】

1. 多媒体及课件，挂图。

2. 标本：整尸一具（示上腔静脉及其属支、颈外静脉、面静脉、下颌后静脉、颈内静脉、静脉角、下腔静脉、睾丸静脉、奇静脉、头臂静脉、肝门静脉和胸导管），陈列室装缸静脉标本，陈列室装缸的墨染上、下肢浅淋巴管标本和胸导管标本，陈列室装缸的各部淋巴结标本。

【实验内容与方法】

（一）观看录像

观看多媒体教学录像"静脉及淋巴"。

（二）示教肺循环静脉

应用实验室的整尸静脉，结合心脏左心房的入口和左、右肺门，观察左、右各两条的肺上、下静脉。

（三）示教体循环静脉

应用实验室的整尸静脉，查看开口于右心房的三个静脉系：上腔静脉系、心静脉系和下腔静脉系。为学生示教体循环静脉在人体的分布概况。

静脉是运送血液回心的血管，起于毛细血管，终于心房。与动脉相比，数量多、官腔大、管壁薄、弹性小。在结构和配不上还有以下特点：①有静脉瓣。②体循环静脉分浅、深两类。③静脉间的吻合比较丰富。④有结构特殊的静脉如硬脑膜窦和板障静脉。

1. **上腔静脉系**

上腔静脉系由上腔静脉及其属支组成，收集头颈部、上肢和胸部（心和肺除外）等上半身的静脉血。

（1）头颈部静脉：①在陈列室头颈部静脉标本上，查看面动脉后方与其伴行的血管为面静脉。②上颌静脉与颞浅静脉在腮腺内向下合成下颌后静脉。其后支与耳后静脉、枕静脉汇合成颈外静脉，经胸锁乳突肌浅层斜行向下汇入锁骨下静脉或颈内静脉（寻找颈外静脉的标志性结构——胸锁乳突肌）。③颈内静脉自颅底颈静脉孔向下依次伴行颈内动脉、颈总动脉，与锁骨下静脉汇成头臂静脉。颈内静脉为头颈部最大的深静脉，收集颈总动脉供应区域的血液。

（2）上肢静脉：①在陈列室上肢浅静脉标本上，寻找头静脉和贵要静脉，观察其行程及起始部，在肘关节前方辨认连于贵要静脉和头静脉之间的肘正中静脉。②在陈列室上肢深静脉标本上，观察尺静脉、桡静脉和肱静脉与相应动脉的伴行关系（注意动静脉数目是否相同）。③观察由颈内静脉与锁骨下静脉在胸锁关节后方汇合形成的静脉角（有无淋巴导管注入？）。

（3）胸部静脉：①在陈列室胸后壁标本上，观察位于脊柱前面右侧的奇静脉和左侧下部的半奇静脉及上部的副半奇静脉，观察其起始和回流情况，注意观察右肺根上方的奇静脉弓。②观察右头臂静脉和左头臂静脉，注意二者长短和走行的差异；观察上腔静脉注入右心房的部位及奇静脉弓注入上腔静脉的部位。

2. 下腔静脉系

下腔静脉系由下腔静脉及其属支组成，收集下肢、盆会阴及腹部的静脉血。

（1）下肢静脉：①在陈列室下肢浅静脉标本上，观察大隐静脉的起止、行程，及其注入隐静脉裂孔前收纳的主要属支：腹壁浅静脉、旋髂浅静脉、股外侧浅静脉、股内侧浅静脉及阴部外静脉。讨论大隐静脉易发生曲张的原因。观察小隐静脉的起止、行程。②在下肢深静脉标本上，观察胫前、后静脉与相应动脉的数目，以及腘静脉、股静脉和髂外静脉的相互延续。

（2）盆会阴部静脉：在陈列室盆会阴正中矢状切标本上，观察伴行髂内动脉的分支的髂内静脉属支。注意盆部静脉于脏器周围都先吻合成静脉丛，然后再汇合成相应静脉（理解形成盆静脉丛的意义）。

（3）腹部静脉：①在陈列室标本上，观察在脊柱右侧由左、右髂总静脉于第5腰椎前方汇合而成的下腔静脉。它向上经肝的腔静脉沟，穿膈注入右心房，收纳腹主动脉壁支和脏支的供血区域的静脉血。

3. 肝门静脉系

（1）在陈列室整尸标本上，于肝十二指肠韧带内观察肝门静脉。其位居胆总管和肝固有动脉两者的后方，向上分为左、右支进入肝门。注意观察肝门静脉在胰颈后方由脾静脉和肠系膜上静脉汇合而成的情况。在实验室整尸血管标本上，辨认肝门静脉的7条属支：脾静脉、肠系膜上静脉、肠系膜下静脉、胃左静脉、胃右静脉、胆囊静脉和附脐静脉。

（2）在门－腔静脉吻合挂图上，观察门－腔静脉吻合情况，包括食管静脉丛、直肠静脉丛、脐周静脉网；讨论门－腔静脉吻合的意义。理解肝硬化患者出现腹水、呕血、便血和脐周静脉曲张的解剖基础。

（四）淋巴管道

1. 淋巴管和淋巴干

（1）在陈列室注射墨汁的游离标本上，观察上、下肢皮下组织内的细线状的淋巴管的分布情况，理解人体各部淋巴管的配布。

（2）在陈列室淋巴标本上，找寻九大淋巴干的位置，熟悉它们各自的收容范围。

2. 胸导管和右淋巴导管

（1）在陈列室躯干标本上，观察食管与脊柱间走行的胸导管，分别向上、向下追踪观察其起止和行程：胸导管自第 12 胸椎下缘上行，经膈的主动脉裂孔入胸腔，在食管后方的主动脉与奇静脉之间上行，于胸骨角平面经食管后方转到脊柱左侧，再沿食管左缘上升到颈根部，约平第 7 颈椎水平通过左颈总动脉后方注入左静脉角。在第 1 腰椎前方观察胸导管起始部膨大的乳糜池，注意是否由肠干和左、右腰干汇合形成。

（2）在陈列室躯干标本上，于左静脉角处观察胸导管末端，检查其末端是否有左颈干、左锁骨下干和左支气管纵隔干汇入。在右静脉角处观察右淋巴导管，检查其是否由右颈干、右锁骨下干和右支气管纵隔干汇合形成。

（五）淋巴器官

1. 胸腺

在陈列室整童尸内分泌标本上，观察胸腺的位置、形态和毗邻。

2. 脾

在陈列室躯干标本上，于左季肋区胃底与膈之间，第 9～11 肋间深面，与胃、左肾、胰尾和结肠左曲相邻的脾。观察游离脾标本，注意观察脾的膈、脏两面，前、后两端和上、下两缘的形态结构，特别是脏面中央处的脾门和上缘前部的脾切迹。该切迹是临床触诊脾脏的依据。

3. 淋巴结

（1）在挂图上，观察淋巴结的形态及其输入、输出管。与淋巴结凸侧相连的是输入淋巴管，与凹侧相连的是输出淋巴管，注意淋巴结的配布规律，并讨论其是如何发挥防御功能的。

（2）在陈列室标本上，查看头部淋巴结：枕淋巴结、乳突淋巴结、腮腺淋巴结、下颌下淋巴结和颏下淋巴结；颈部的颈前淋巴结和颈外侧淋巴结；胸壁淋巴结和胸腔器官淋巴结（纵隔前淋巴结、纵隔后淋巴结、肺淋巴结、肺门淋巴结、气管支气管淋巴结和气管旁淋巴结等）；腹腔器官淋巴结（胃左、右淋巴结、胃网膜左、右淋巴结，幽门上、下淋巴结，肝淋巴结，胰淋巴结和脾淋巴结；肠系膜淋巴结，回结肠淋巴结，右结肠淋巴结，中结肠淋巴结和肠系膜上淋巴结；左结肠淋巴结，乙状结肠淋巴结，直肠上淋巴结和肠系膜下淋巴结），重点观察腹股沟处的腹股沟浅淋巴结和腋窝的腋淋巴结：腹股沟浅淋巴结分上、下群两群（注意各群位置并结合教材熟悉其收容淋巴液的范围）；腋窝淋巴结的分5群（沿腋静脉远侧端观察外侧淋巴结；沿胸外侧血管观察胸肌淋巴结；沿肩胛下血管观察肩胛下淋巴结；在腋窝中部观察中央淋巴结及沿腋静脉近侧端排列的尖淋巴结）（结合教材关于乳房淋巴回流体会乳腺癌可能的淋巴转移途径）。

（六）学生自行观察标本和模型

学生自行观察标本和模型，教师指导答疑。

（七）小结

学生自行小结上、下肢浅静脉，肝门静脉及其与上、下腔静脉系的侧支吻合，淋巴系统的组成及各级淋巴管，尤其是胸导管。教师提问检查实习情况。

【注意事项】

1. 静脉壁薄，很容易受损，因此观察静脉标本时要小心，切勿用镊子夹持。
2. 实习结束后注意裹好尸体标本，严防标本干化。

【思考题】

1. 静脉血压低，靠什么结构来保证其血液的正常流向？
2. 上、下肢有哪些重要的浅静脉？其临床应用及相关的疾病有哪些？
3. 肝门静脉在结构和功能上与其他器官的静脉有何不同？
4. 乳腺癌根治术为何要对腋窝淋巴结做清扫术？
5. 胸导管收集哪些区域的淋巴？试述胸导管的起始、经行和汇入静脉的部位。

（许杰华）

实验四　心血管系统组织学
The Histology of Cardiovascular System

【实验目的】

1. 掌握：心脏壁以及中、小动脉的结构特点并能在镜下熟练辨别。
2. 了解：大动脉、静脉及毛细血管的结构。

【实验仪器与材料】

1. 多媒体电脑和心血管系统组织学录像。

2. Motic 显微互动系统。

3. 组织学切片：中等动、静脉，大动脉，心脏。

4. 电镜照片：连续性毛细血管和有孔毛细血管透射电镜照片，周细胞扫描电镜照片。

【实验内容与方法】

（一）观看录像

观看多媒体教学录像"循环系统"。

（二）复习理论知识

复习毛细血管、动脉、静脉和心脏的主要形态结构，提问大课所讲重要内容。

（三）观察毛细血管、动脉、静脉和心脏

1. 中等动、静脉（兔 HE 37 号）

（1）肉眼：结构疏松的组织有几个圆腔隙。

（2）低倍：动脉腔小、圆，壁厚；静脉腔大，不圆，壁薄，可见瓣膜。

（3）高倍：

1）中等动脉：腔面有内皮，稍外有一波状走行、亮红色细带的内弹性膜，其与内皮之间的组织即为内皮下层，有时不易分辨。中膜为多层环行平滑肌组成。外膜比中膜薄，为结缔组织。

2）中等静脉：管腔扁或圆，壁薄，内弹性膜不明显。中膜亦由平滑肌组成，但层数少，排列稀疏。外膜较中膜厚，其内可见小血管，称营养血管。腔中可切上瓣膜，由内膜突入管腔而成，表面覆以内皮，内为结缔组织构成。

3）切片上亦可见到小动、静脉，请观察。毛细血管最细，常由 1～2 个内皮细胞围成。

2. 大动脉（人 HE 38 号）

（1）肉眼：管壁厚，染色红，凹面多为腔面。

（2）低倍：内膜明显，中膜最厚，含多层弹性膜，外膜比中膜薄。

（3）高倍：内皮细胞核突向管腔，内皮下层为薄层组织，内弹性膜数层、较细，与中膜分界不清。中膜的弹性膜折光强，呈亮红色、波状环行排列，其间有少量平滑肌纤维及结缔组织纤维。外膜为结缔组织，可见营养血管。

3. 大动脉（人 醛复红 40 号）

（1）肉眼：标本为一紫色圆环。

（2）低倍：中膜内含多层染为紫色的弹性膜，呈波状环行排列。

4. 心脏（羊 HE 21 号）

（1）肉眼：切片为长方形，呈淡红色。

（2）低倍：长方形的两个长边均有单扁上皮覆盖，一侧上皮下有三五成群的大细胞（束细胞），该侧上皮即为内皮，对侧为间皮。内皮紧下方为薄层结缔组织，为内皮下层。束细胞所在的一层为心内膜下层。再下即为心肌膜，厚，肌纤维走行不定。心外膜由薄层结缔组织覆盖以间皮构成，可见脂肪细胞。

（3）高倍：束细胞粗大，切面呈圆形或不规则，可见双核；核周胞质较多，染色浅淡；肌丝较少，主要在周边，染色红。

（四）电镜照片

1. 连续性毛细血管

此为连续性毛细血管透射电镜照片。照片中央的腔隙为毛细血管管腔，左上侧为内皮细胞核。注意观察该类毛细血管内皮连续，薄层胞质内有许多吞饮小泡，内表面有若干胞质突起伸入管腔。内皮突起之间可见细胞连接。电子密度很低的基膜完整包绕在内皮外周。

2. 有孔毛细血管

此为有空毛细血管透射电镜照片。照片中央的腔隙为毛细血管腔，右下侧为内皮细胞核。胞核上方的细胞质中可见高尔基复合体和中心体。注意观察该类毛细血管内皮上有很多小孔，使通透性大大增加。电子密度很低的基膜完整包绕在内皮外周。

3. 周细胞

此为周细胞扫描电镜照片。表面从右上至左下的管状结构为毛细血管。血管外表面被若干周细胞包绕。注意观察周细胞的胞体、突起及其分支。

【注意事项】

1. 静脉瓣膜两侧均有内皮覆盖，注意与脱落的内膜区分。

2. 毛细血管内红细胞若在制片过程中被冲洗掉，则不易与毛细淋巴管区分。

【思考题】

1. 三类毛细血管的共同结构特点及不同之处是什么？其分布和功能特点是

什么？

2. 大、中、小动脉的构造有什么不同？各与其功能有何关系？

（周劲松）

实验五　心血管系统疾病病理学
The pathology of the Cardiovascular System

【实验目的】

1. 掌握：风湿性心脏病的病理变化、临床病理联系其转归；慢性心瓣膜病的形态特点及对血流动力学的影响；风湿性心内膜炎和细菌性心内膜炎的病变特征；高血压病各期的基本病理变化，内脏病变期心、肾、脑和视网膜的病理变化及其危害性；动脉粥样硬化的基本病理变化尤其是冠状动脉粥样硬化和冠心病的病理变化及其危害性。

2. 了解：动脉瘤的形成及其危害；心肌病的主要类型及病理特点；克山病、心肌炎的主要病理变化。

【实验仪器与材料】

病理大体标本	病理组织切片
1. 风湿性疣性心内膜炎	1. 风湿性全心炎
2. 风湿性心瓣膜病（或伴有肺动脉血栓形成或伴有左心房球形血栓形成）	2. 良性高血压之肾脏
	3. 恶性高血压之肾脏
3. 高血压病之心脏肥大	4. 主动脉粥样硬化
4. 高血压病之肾脏（原发性颗粒性固缩肾）	5. 冠状动脉粥样硬化
5. 高血压病之脑出血	6. 克山病之心脏
6. 主动脉粥样硬化（Ⅰ、Ⅱ、Ⅲ、Ⅳ期）	
7. 脑底动脉粥样硬化	
8. 冠状动脉粥样硬化（伴心梗或室壁瘤形成）	
9. 主动脉夹层动脉瘤	
10. 克山病之心脏	
11. 室间隔决损（膜部或肌部）	
12. 房间隔缺损	
13. 动脉导管未闭	

【实验内容与方法】

（一）病理大体标本的观察要点

1. 风湿性疣性心内膜炎

（1）二尖瓣（或主动脉瓣、三尖瓣）的闭锁缘上有一排呈串珠样排列的、针头帽大的、呈灰黄色的、半透明的疣状物（赘生物）。

（2）心腔扩大，心尖变钝圆，乳头肌及肉柱变扁平。

（3）部分标本的瓣膜仍菲薄，腱索纤细；但有的标本瓣膜增厚，腱索变粗、变短。

2. 风湿性心瓣膜病（二尖瓣狭窄伴闭锁不全，合并肺动脉血栓形成）

（1）心脏体积增大，左、右心房及右心室均扩大，左、右心室壁均增厚，但以右心室最为明显（0.8cm）。

（2）二尖瓣明显增厚变硬，瓣膜相互粘着，腱索变粗、变短，瓣膜孔狭小。

（3）肺动脉内有血栓形成（何种血栓？）

（4）肺体积变小，切面较致密，有铁锈样色素沉积。

3. 风湿性心瓣膜病（二尖瓣狭窄伴左心房内球形血栓形成）

（1）心脏体积增大，左心房明显扩张，右心室扩张且心室壁增厚，右心房扩张。

（2）二尖瓣明显增厚，腱索变粗、变短，瓣膜相互融合，瓣膜孔狭小，三尖瓣、主动脉瓣亦有不同程度的增厚。

（3）左心房为一巨大的球形血栓充满。

4. 高血压性心脏肥大

（1）心脏体积增大，左心室肌壁增厚（正常成人左心室壁厚约 0.8 ~ 1.0cm），但瓣膜改变不明显。

（2）左心室腔无明显扩张，乳头肌、肉柱肥大隆起。

5. 原发性颗粒性固缩肾

（1）肾脏体积缩小，表面呈细颗粒状（有的标本有出血点，有的有壁薄透亮的潴留囊肿）。

（2）切面见肾皮质变薄，皮、髓质界限不清。

（3）部分标本可见弓形动脉或叶间动脉管壁增厚，管腔呈鱼口状（哆开状）。

（4）肾盏周围有较多的脂肪组织填充。

6. 脑出血

标本示脑水平切面，见左侧丘脑处有 2.5cm×1.0cm 暗红色出血区。

7. 主动脉粥样硬化

胸、腹主动脉内膜面有散在的、浅黄色的斑点及条纹，微微高出内膜表面，此为脂质条纹期（早期）。还可看到一些大小不等、呈灰白色蜡滴状、突出于内膜表面的病灶，此为纤维斑块。另外，还可看到一些大小不等的褐黄色病灶，部分表面已有溃破形成，这种病灶在切面上可见内膜中有较多褐黄色的粥样物质。部分病灶可见有石灰样的钙化灶。

8. 脑动脉粥样硬化（或伴有出血）

（1）标本显示脑基底动脉及脑底动脉环，动脉变得僵直，透过管壁可见灰白色或灰黄色粥样硬化病灶，致使血管粗细不匀、颜色不一。

（2）横切面可见血管壁呈新月状增厚，管腔变小。

（3）部分标本见丘脑部有出血灶。

9. 冠状动脉粥样硬化伴陈旧性心肌梗死

（1）冠状动脉僵直，纵行剖开，在近开口处见内膜面有灰黄色、隆起的粥样病灶，管腔变狭。

（2）心脏体积增大，左心室扩张，左室前壁近心尖部及室中隔处心肌变薄，呈灰白色（为什么？），界限不清。

（3）部分标本病变的肌壁向外凸出，形成室壁瘤，或伴有血栓形成（为什么？）。

10. 主动脉夹层动脉瘤

（1）心脏体积增大，左室壁明显增厚，心腔扩张。

（2）主动脉内膜可见不同程度的粥样硬化病灶。

（3）在距主动脉夹层瘤的近心端，可见内膜有一纵行破口，主动脉壁自此处开始被分为两层。

11. 克山病的心脏

心脏体积增大，心尖变圆，横径加宽，外形呈球状。心腔扩张，心肌壁内见多数灰黄色或灰白色病灶。这些病灶透过心内膜也可以见到，即从内膜面观察亦见多数大小不等的花斑状病灶。

12. 先天性心脏病之常见类型

室间隔缺损（肌部和膜部），动脉导管未闭，房间隔缺损。

（二）病理组织切片的观察要点

1. 切片 49 号

（1）心肌间质中，小血管旁可见细胞聚集成圆形或梭形病灶——风湿肉芽肿。

（2）其肉芽肿的中央，能看到红染无结构的碎片或颗粒——胶原纤维纤维素样坏死。其周围有嗜碱性的大细胞（风湿细胞）围绕。风湿细胞的特点为：体积大，呈圆形或多边形，胞质丰富，略带嗜碱性，有一个或多个胞核，核大，核膜清楚，染色质常浓集于中心，如核为圆形，则似枭眼（枭眼细胞），或纵切面呈毛虫样（毛虫样细胞），此外有少量淋巴细胞、单核细胞及浆细胞浸润。

（3）心内膜亦可看到个别的风湿肉芽肿。

（4）心外膜可见血管充血、水肿，伴有炎细胞浸润。

病理诊断：

2. 切片 50 号（A）

（1）肾脏组织中，部分肾小球入球动脉管壁增厚，内膜下有均质红染玻璃样物质沉积，较大的动脉内膜纤维性增厚。

（2）部分肾小球萎缩、纤维化甚至玻璃样变性，其周围的肾小管萎缩甚至消失，间质增生（为什么？）

（3）部分肾小球肥大，肾小管扩张（为什么？）

病理诊断：

3. 切片 50 号（B）

（1）肾脏组织中，部分肾小球入球动脉或部分球丛血管壁发生纤维素样坏死，其特点为：血管壁结构模糊，红染，呈颗粒状、丝状、碎片状，有时可见红细胞，部分病变的血管腔扩张，球囊内及肾小管中可见红细胞。

（2）部分肾小球有萎缩、纤维化，肾小管萎缩，间质增生。

（3）部分肾小球肥大，肾小管扩张且有多量管型形成。

病理诊断：

4. 切片 36 号（D）

（1）冠状动脉管腔狭窄，内膜明显增厚，以靠近心肌侧为最甚，致使内膜呈新月形增厚。

（2）增厚处的内膜，表面是由玻璃样变性的纤维组织构成，深部可见粥样病灶，呈淡染的无结构的组织碎屑及排列杂乱的针形空隙。可有钙化及泡沫细胞形成，炎细胞的浸润。

（3）若标本为主动脉，其血管内膜增生呈"帽状覆盖"，结构同前述。

病理诊断：

5. 切片 100 号

（1）肉眼见心肌内有多数淡染区域。

（2）镜下见病灶区心肌纤维脱失，仅留网状支架。病灶内微血管充血，有少量炎细胞浸润，少数病灶中央可见网状支架已塌陷，形成瘢痕。病灶周围有时见到凝固性坏死或溶解性坏死的心肌纤维。

病理诊断：

【注意事项】

1. 心脏大体标本的观察顺序。

2. 动脉粥样硬化血管的病理变化。

3. 绘图示风湿细胞核的形态特点。

【思考题】

1. 为什么说风湿病是一种与 A 组溶血性链球菌有关的变态反应性疾病？如何预防？

2. 个体在感染链球菌后，有的人发生急性风湿病，而有的人则发生急性肾小球肾炎，二者很少发生于同一患者，为什么？

3. 风湿病的基本病变如何？何谓阿少夫小体？

4. 二尖瓣狭窄和二尖瓣关闭不全是如何产生的？在心脏和全身可引起哪些后果？

5. 高血压病与症状性高血压有何不同？与高血压病发生有关的因素有哪些？

6. 试述动脉粥样硬化症的发病机制。

7. 动脉硬化和动脉粥样硬化有何不同？

8. 亚急性细菌性心内膜炎与风湿性心内膜炎如何鉴别？

（崔 刚）

实验六　心血管活动的调节及传出神经系统药物对血压的影响

The Regulation of Cardiovascular Activity and Effects of Efferent Nervous System Drugs on Blood Pressure

【实验目的】

1. 掌握：家兔动脉血压的直接测量方法以及药物对动脉血压的影响。

2. 了解：通过动脉血压的变化间接观察心血管活动的神经体液调节。

【实验原理】

（一）神经调节

1. 交感和迷走神经

交感兴奋→NE + β_1 受体
$\begin{cases} Ca^{2+} \text{内流增加} \begin{cases} \text{窦房结 0 期去极化加快→心率加快} \\ \text{房室交界 0 期去极化加快→传导加快} \\ \text{心肌收缩力增强} \end{cases} \\ If \text{增加→4 期自动去极化加快→自律性增加} \end{cases}$

迷走兴奋→ACh + M 受体
$\begin{cases} Ca^{2+} \text{内流降低} \begin{cases} \text{窦房结 0 期去极化减慢→心率减慢} \\ \text{房室交界 0 期去极化减慢→传导减慢} \\ \text{心肌收缩力减弱} \end{cases} \\ K^+ \text{外流增加} \begin{cases} \text{静息电位绝对值增大→自律性降低} \\ 4 \text{期 Ik 减弱→自律性降低} \end{cases} \end{cases}$

2. 心血管中枢

脊髓可以完成最初级的心血管反射；延髓是基本的心血管中枢；延髓以上的心血管中枢参与对心血管活动和机体其他功能间的复杂的整合。

3. 心血管反射

（1）颈动脉窦和主动脉弓压力感受性反射（减压反射）：是一种负反馈调节，对在正常范围内血压变化最敏感（60～180mmHg，尤其是 60～100mmHg），对在短时间内发生的血压变化起作用（持续性高血压时减压反射在一个高水平上进行，无法将血压调回至正常水平）。

$$BP\uparrow(\downarrow)\rightarrow\begin{cases}颈动脉窦\\主动脉弓\end{cases}压力感受器\begin{array}{c}\xrightarrow{+(-)窦神经\rightarrow舌咽神经}\\\xrightarrow{+(-)主动脉弓神经\rightarrow迷走神经}\end{array}延脑心血管中枢$$

$$\left.\begin{array}{l}心交感中枢紧张性\downarrow(\uparrow)\\心迷走中枢紧张性\uparrow(\downarrow)\\\qquad BP\downarrow\\交感缩血管中枢紧张性\downarrow(\uparrow)\end{array}\right\}\rightarrow\left\{\begin{array}{l}心脏活动\downarrow(\uparrow)\rightarrow心输出量\downarrow(\uparrow)\\\\\\血管平滑肌舒张(收缩)\rightarrow外围阻力\downarrow(\uparrow)\end{array}\right\}$$

（2）心肺感受器引起的反射：调节血量及体液的量和成分，作用比减压反射弱，对机械牵张和化学物质的改变敏感

过程：机械牵张和化学物质→心肺感受器↑→迷走紧张性↑，交感紧张性↓→血压↓

（3）化学感受性反射：（颈动脉体、主动脉体化学感受器）在正常情况下不起作用；在血压低于 60mmHg 时才起作用；对延髓的影响以影响呼吸中枢为主。

过程：$PO_2\downarrow$，$PCO_2\uparrow$，$H^+\uparrow$→化学感受器↑→迷走紧张性↓，交感紧张性↑→血压↑

同时还可以刺激延髓呼吸中枢→呼吸加深、加快（主）

（二）体液调节

肾上腺素和去甲肾上腺素：肾上腺素主要起强心作用；去甲肾上腺素主要起升压作用。

1. 肾上腺素

肾上腺素主要与 β 受体结合，与 α 受体亲和力弱。

给家兔静脉注射 1:10 000 肾上腺素 0.25ml/kg 后，血压先升高（$β_1$受体 + α 受体 - $β_2$受体效应），之后血压降低（$β_2$受体效应，也称为后扩张效应，因为 $β_2$受体对低浓度的肾上腺素更为敏感）。如果在静脉注射肾上腺素之前先用 α 受体阻断剂，再静脉注射肾上腺素，则只观察到血压降低，这种现象称为肾上腺素的翻转效应。

2. 去甲肾上腺素

去甲肾上腺素主要与 α 受体结合，与 β 受体亲和力弱；

给家兔静脉注射 1:10 000 去甲肾上腺素 0.25ml/kg 后，血压明显升高（α 受体效应），稍后心率明显降低（通过减压反射，反射性使心率减慢）。

3. 乙酰胆碱

乙酰胆碱可作用于心肌细胞的 M 受体导致心率变慢，心肌收缩力减弱，同

时激动血管内皮细胞的 M 受体，引起血管舒张，因此使血压下降。但由于血压下降在在体的情况下通过减压反射又可反射性地引起心率加快，所以心率表现为先慢后快．

【实验对象】

家兔。

【实验仪器与材料】

1. 试剂：20% 乌拉坦溶液，0.3% 肝素生理盐水溶液；1∶10 000 去甲肾上腺素溶液，1∶10 000 肾上腺素溶液，1∶100 000 乙酰胆碱。

2. 器材：计算机，BL-420 生理信号采集与处理系统，血压换能器，动脉插管，电刺激器，兔手术台，哺乳动物手术器械（包括玻璃针），注射器（1ml、20ml），手术灯。

【实验内容与方法】

1. 称重、麻醉与固定

用 20% 乌拉坦溶液按 5ml/kg 的剂量注入兔耳缘静脉，待动物麻醉后（肌张力↓、呼吸↓、角膜反射↓），仰卧固定于实验台上。

2. 手术

（1）剪毛。

（2）于颈正中线切开或剪开颈部皮肤 5~7cm，逐层分离颈部软组织，露出气管。动物呼吸困难时可做气管插管。

（3）寻找右侧颈总动脉鞘，内包含颈总动脉、迷走神经、减压神经和交感神经。仔细分辨三条神经：迷走神经最粗，交感神经次之，减压神经最细。分离左侧颈总动脉时不要过度牵拉，而且要分离得长一些，然后其下穿两根线备用。

3. 颈总动脉插管

（1）在左侧颈总动脉的近心端夹动脉夹，用丝线结扎远心端。动脉夹与结扎线之间距离最好大于 2cm。

（2）用眼科剪在结扎线的近处作一斜形切口，向心脏方向插入充满肝素生理盐水的动脉插管。注意：动脉插管尽可能插得深一些，并固定紧，以防滑脱（注意三通管的使用）。

4. 记录血压曲线

松开近心端的动脉夹。打开计算机，进入 BL-420 生物信号处理系统，选择

"输入信号"并选择"压力"，开始描记正常血压曲线。

5. 观察项目

（1）观察正常血压曲线。

（2）耳缘静脉注射 1:10 000 去甲肾上腺素 0.25ml/kg，观察血压曲线的变化。

（3）耳缘静脉注射 1:10 000 肾上腺素 0.25ml/kg，观察血压曲线的变化。

（4）刺激减压神经中枢端（头端）：用玻璃针小心地分离出右侧的减压神经（最细，位置最靠内侧），避免过度牵拉。下方穿一根丝线，结扎并将右侧减压神经剪断，保留中枢端，以中等强度（5V 左右）连续电刺激其中枢端，观察血压曲线的变化。

（5）刺激迷走神经外周端（近心端）：用玻璃针小心地分离出右侧的迷走神经（最粗，位置最靠外侧），避免过度牵拉。下方穿一根丝线，结扎并剪断右侧迷走神经，保留外周端，以中等强度（5V 左右）的连续电刺激刺激其外周端，观察血压曲线的变化。

（6）耳缘静脉注射 1:100 000 乙酰胆碱 0.1ml/kg，观察血压曲线的变化。

注意：①前三步的只分离左侧颈总动脉，做动脉插管。②第 4 步之前分离右侧减压神经并刺激之。如果效应不明显，在确定其是减压神经的基础上向近头端继续分离，尽量减少损伤，并刺激之。③第 5 步之前分离迷走神经并刺激之。

【注意事项】

1. 保护耳缘静脉，或将头皮针固定以方便药物的注射。

2. 打开颈总动脉鞘后，最好先分离减压神经，再分离其他组织。

3. 分离神经时要用玻璃针，不要过度牵拉神经，不要用手或镊子夹神经，以免破坏神经的活性。开始记录后用湿的盐水纱布覆盖伤口。

4. 将动脉插管紧紧固定，以免滑脱。

5. 注射药物时，保证药物完全进入到耳缘静脉内；联合注射两个药物时，事先准备好所需药物和生理盐水，保证注射的连续性。

6. 实验中每观察一个项目后，最好待血压恢复后再进行下一个项目的观察。

【思考题】

1. 刺激迷走神经外周端（近心端）和刺激减压神经中枢端（头端）引起的血压下降、心率减慢机制是否相同？

2. 静脉注射 1:50 000 的肾上腺素 0.25ml/kg，血压和心率如何改变？为什么？

3. 静脉注射 1:50 000 的去甲肾上腺素 0.25ml/kg，血压和心率如何改变？为什么？

4. 静脉注射 1:100 000 乙酰胆碱 0.1ml/kg，血压和心率如何改变？为什么？

（胡 浩）

实验七　心律失常及抗心律失常药物的影响
The Arrhythmia and Effects of Anti – arrhythmic Drug

【实验目的】

1. 掌握：抗心律失常药物的作用及机制。

2. 了解：常见心律失常动物模型的制备方法。

【实验原理】

氯化钡可增加浦氏纤维 Na^+ 内向电流，抑制 K^+ 外流，促进舒张期自动去极化，使心肌细胞自律性增高，诱发室性心律失常。水合氯醛与氯化钡产生协同作用，诱发大白鼠出现双向性心律失常。抗心律失常药物奎尼丁、利多卡因及 β 受体阻滞剂有明显对抗作用，能延缓心律失常的发生或缩短心律失常持续时间。

制作实验性心律失常模型的方法很多，概括起来有以下几种：①电刺激引起的心律失常；②结扎冠状动脉引起的心律失常。结扎冠脉一定时间后松扎，可制作缺血 – 再灌注心律失常模型，除观察心电图的改变外，尚可观察血清中心肌酶的改变以及心肌梗死面积等指标。③药物诱导的心律失常。常用于诱发心律失常的药物有蛙巴因、乌头碱、氯仿 – 肾上腺素、氯化钡、氯化钙、强心苷等。

【实验对象】

大白鼠。

【实验仪器与材料】

1. 试剂：10% 水合氯醛，10% 氯化钡溶液，0.5% 利多卡因，生理盐水等。

2. 器材：计算机，BL – 420 生理信号采集与处理系统，动物用心电图导联线（末端带针），大白鼠手术台，注射器，手术剪，镊子，棉球，针头（4 号、7 号）等。

【实验内容与方法】

（1）大白鼠 1 只，称重后腹腔注射水合氯醛 300mg/kg （10%，0.3ml/100g）

麻醉，仰卧位固定于大白鼠手术台上，四肢皮下插入心电图导联线（右前肢为白色线，左前肢为黄色线，左后肢为红色线，右后肢为黑色线），描记标准肢体 II 导联心电图。

（2）由大白鼠舌下静脉注射氯化钡 4mg/kg（用时将 10% 氯化钡稀释成 0.4% 的溶液，每 100mg 体重给 0.1ml）。观察心电图，记录心律失常出现的时间。待心律失常明显时静脉注射生理盐水 0.1ml/100g，观察记录心律失常消失的时间。

（3）另取 1 只大白鼠，以同法诱发心律失常，待心律失常明显时，缓慢舌下静脉注射利多卡因 5mg/kg（0.5%，0.1ml/100g），观察并描记心律失常消失的时间。

（4）比较两鼠心电图的变化，判断给药后心律失常持续时间有无缩短。

【注意事项】

1. 根据经验，麻醉不用其他药品。

2. 除利多卡因外，还可用普萘洛尔 2mg/kg、奎尼丁 10mg/kg 抗心律失常；亦可用这些药物预防给药，比较心律失常出现的时间及持续时间。

3. 氯化钡诱发心律失常是双相性心动过速、室性早搏，约持续 15min。

4. 给药途径可以是股静脉、颈静脉、舌下静脉或尾静脉，多采用舌下静脉。舌下静脉注射时，速度要快，注射完后用棉球压迫片刻。

5. 在实验时可全程记录，结束后可进行返演，以比较给药前后心电图的变化。

【思考题】

1. 试分析氯化钡致心律失常的离子机制。

2. 利多卡因属于哪类抗心律失常药物？其抗心律失常的离子机制是什么？主要临床应用有哪些？

（胡　浩）

实验八 急性心力衰竭动物模型的制备及实验性治疗
The Establishment of Acute Heart Failure Animal Model and Experimental Therapy

【实验目的】

1. 掌握：抗心力衰竭药物的作用及机制。

2. 了解：心力衰竭的病理生理机制以及常见心力衰竭模型的制备方法。

【实验原理】

在心力衰竭的生理学、药理学和临床医学的研究中，需要建立动物心力衰竭模型。心输出量、血压、左室功能是心力衰竭动物模型制作的主要观察指标。

1. 常用观察指标

将心导管插入左心室，可以测量反映左心室收缩、舒张功能的一系列参数，是研究药物对心血管机能影响的常用手段。常用的观察指标如下（图7-1）。

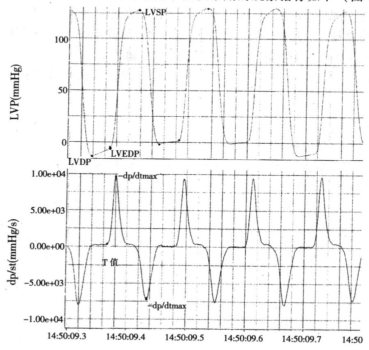

图7-1 将心导管插入左心室常用的观察指标

（1）左心室内压（LVP）：左心室内血液对心室壁的侧压力。

（2）左心室收缩压（LVSP）：左心室内压的最高值，即快速射血期末的心室内压，当前后负荷升高或心肌收缩力加强时左室收缩压上升。

（3）左心室舒张最低压（LVDP）：左心室内压的最低值，即快速充盈期末的心室内压。

（4）左心室舒张末压（LVEDP）：左心室舒张末或房缩期末或快速射血期开始时的室内压，代表左室前负荷，是分析心功能的重要参数。

（5）左室内压变化速率（dp/dt）：对左室内压一阶求导后得到，反映心肌收缩力的一个较好指标。

（6）左室内压最大变化速率（$\pm dp/dt_{max}$）：分为左室内压最大上升速率（$+dp/dt_{max}$）（出现在等容收缩期）与左室内压最大下降速率（$-dp/dt_{max}$）（出现在等容舒张期）两种。$+dp/dt_{max}$受心率及前后负荷的影响并与其正相关。$-dp/dt_{max}$反映心肌舒张时收缩成分延长的最大速率，是测定心肌舒张功能最常用的指标之一。

（7）T值（$t-dp/dt_{max}$）：左室开始收缩至左室内压最大上升速率的时间。当心肌收缩力加强、心率增加以及外周阻力下降时，该值减小。

2. 现已建立的动物心力衰竭模型

（1）加重前负荷：包括快速大量输液，二尖瓣、三尖瓣和主动脉瓣关闭不全，动静脉短路和左房主动脉吻合等。

（2）加重后负荷：包括有主动脉缩窄、主动脉狭窄、肺动脉缩窄和肺动脉狭窄。

（3）冠脉缺血：冠状动脉的结扎、夹闭。

（4）心室快速起搏：多用于建立慢性心力衰竭模型，血流动力学指标较稳定。

（5）心肌毒及抑制药物：阿霉素多用于建立慢性心力衰竭模型，普萘洛尔、戊巴比妥钠、维拉帕米多用于建立急性心力衰竭模型。

维拉帕米是苯烷胺类钙离子拮抗剂，其诱导心力衰竭的药理学基础有以下三方面：①对心脏的抑制作用，即负性频率、负性传导及负性肌力作用，且为剂量依赖性。②扩张血管作用，即对外周血管具有明显的扩张作用，使外周阻力降低，平均动脉压下降。③减少冠脉血流，降低心肌血供。

【实验对象】

家兔（雌雄不拘）。

【实验仪器与材料】

1. 试剂：20%乌拉坦溶液，1%普鲁卡因，0.3%肝素生理盐水，生理盐水，1:10 000 肾上腺素，1:10 000 去甲肾上腺素，0.1%普萘洛尔，1:100 000 异丙肾上腺素注射液，去乙酰毛花苷注射液，维拉帕米注射液。

2. 器材：兔手术台，注射器（1ml、10ml、50ml），BL－420 生理信号采集与处理系统，压力换能器两套，气管插管，手术器械。

【实验内容与方法】

1. 称重、麻醉

取健康家兔 1 只，称重后经耳缘静脉按 5ml/kg 注入 20%乌拉坦，待肌张力降低后将其仰卧固定于兔手术台上。

2. 手术

分离左侧股动脉并插入动脉插管，记录动脉血压。分离出气管以备气管插管。经耳缘静脉注射 0.3%肝素溶液（2ml/kg）准备心室插管。

3. 左心室插管

将右侧颈总动脉分离出 2~3cm，用丝线结扎远心端，用动脉夹夹闭近心端。在颈总动脉靠近远心端结扎线处用眼科剪刀剪开一小口，将充满肝素生理盐水的心导管插入。打开计算机进入 BL－420 生理信号采集与处理系统，在 1 通道显示动脉血压波形。一手捏住动脉切口处，另一手将导管缓缓插入深处，当导管进入左心室时，可以观察到动脉血压的波形突然变为左心室内压的波形（插入深度约 5~7cm）。将心导管结扎于颈总动脉上。对心室内压取微分一阶导数，显示于另外一个通道，得到左室内压速率变化信号。

4. 正常指标记录

动物状态稳定 10min 后，记录以下数据作为前对照：动脉血压、左心室收缩压（LVSP）、左心室舒张末压（LVEDP）、左室内压最大变化速率（$\pm dp/dt_{max}$）和 T 值。

5. 造模

0.25%维拉帕米（原液稀释 10 倍）以每分钟 40 滴的速度给入，待收缩压、LVSP 下降后减慢速度，以每分钟 10 滴的速度持续给入，使得收缩压维持在下降 20%或 $\pm dp/dt_{max}$ 下降 40%。

6. 观察项目

经另一侧耳缘静脉给药，然后做记录。

（1）经耳缘静脉注射 1∶10 000 肾上腺素 0.2ml/kg，观察上述指标的改变。

（2）经耳缘静脉注射 1∶10 000 去甲肾上腺素 0.2ml/kg，观察上述指标的改变。

（3）经耳缘静脉注射 1∶100 000 异丙肾上腺素 0.3ml/kg，观察上述指标的改变。

（4）经耳缘静脉注射去乙酰毛花苷 0.1ml/kg，观察上述指标的改变。

（5）经耳缘静脉注射 0.1% 普萘洛尔 0.3ml/kg，观察上述指标的改变。

【注意事项】

1. 将心导管插入左心室时，因为主动脉瓣的影响可能不易成功，这时需动作轻柔、反复尝试，避免刺穿心脏造成大量出血。血压曲线的最低值突然接近基线是插管成功的标志。

2. 本次实验手术部位多，创伤大，应特别注意及时止血。

3. 给维拉帕米后，血压下降后立即减慢输液速度，缓慢维持给入。

4. 可在造模前先给一次去乙酰毛花苷 0.05~0.1ml/kg，造模后再给一次，以观察强心苷对正常心脏和衰竭心脏的作用（但不可过量）。普萘洛尔最后给。

5. 做好标记，及时观察给药前后的变化。

【思考题】

经耳缘静脉分别注射肾上腺素、去甲肾上腺素、异丙肾上腺素、去乙酰毛花苷和普萘洛尔后，心功能各指标有何改变？为什么？

（胡　浩　臧伟进）

第八章

肿瘤和血液系统

实验一　血液组织学
The Histology of Blood

【实验目的】

1. 掌握：血液中各有形成分的结构特点，并能在血涂片中正确识别。

2. 了解：血细胞发生过程中的形态变化规律；油镜使用方法。

【实验仪器与材料】

1. 多媒体电脑和血液组织学录像。

2. Motic 显微互动系统。

3. 组织学涂片：血涂片

4. 电镜照片：红细胞扫描电镜照片，嗜酸性粒细胞、淋巴细胞和血小板透射电镜照片。

【实验内容与方法】

（一）观看录像

观看多媒体教学录像"血液和血发生"。

（二）复习理论知识

复习血液组成和有形成分的主要形态结构，提问大课所讲重要内容。

（三）油镜使用方法

油镜的使用方法见第一章第五节有关内容。

（四）观察血液涂片（人 Wright 染色 17 号）

1. 肉眼

淡红色宽带状血膜。

2. 低倍

大量小红点（红细胞）间杂有少量紫色小点（白细胞）。

3. 油镜

（1）红细胞：圆形无核，中央浅染，周边色深（为什么?），数量极多。

（2）白细胞：其数量多少顺序依次为中性粒细胞、淋巴细胞、单核细胞、嗜酸粒细胞、嗜碱粒细胞。

1）中性粒细胞：核呈紫色，多分为 2~5 叶，叶间有细丝相连。胞质内含有细小、均匀的淡紫色嗜天青颗粒。少数细胞呈杆状核。

2）淋巴细胞：小淋细胞核大呈球形，染色质致密结块，呈深紫色，一侧可有缺痕，胞质少，天蓝色。大、中淋巴细胞较少，核大，胞质亦多。在淋巴细胞中可见紫色嗜天青颗粒。

3）单核细胞：最大，核呈卵圆形、肾形或马蹄形，有折痕，染色质呈疏散的网状，胞质丰富，灰蓝色，可见嗜天青颗粒。

4）嗜酸粒细胞：少，核多分二叶，胞质内充满粗大且大小一致的亮红色嗜酸性颗粒。

5）嗜碱粒细胞：极少，不易寻找。嗜碱性颗粒大小不一，分布不匀，呈深紫色，可以盖在核上而使核界不清。

（3）血小板：小，常聚集成群，单个呈圆形、卵圆形或不规则形，常含数个紫色嗜天青颗粒。

（五）电镜照片

1. 红细胞

此为红细胞扫描电镜照片。可清晰观察到红细胞周边厚、中央薄，为双凹圆盘状。

2. 嗜酸性粒细胞

此为嗜酸性粒细胞透射电镜照片。细胞左侧和下方为分叶的细胞核。该细胞的电镜特点为胞质中有电子密度较高的颗粒，颗粒呈椭圆形，含纵向排列的电子密度很高的致密芯。

3. 淋巴细胞

此为淋巴细胞透射电镜照片。淋巴细胞中央为电子密度较高的细胞核，占据大部分细胞体积。胞质较少，呈环形，电子密度低，可见少量高尔基复合体、线粒体和溶酶体。细胞表面有少量突起。

4. 血小板

此为血小板透射电镜照片。中央颗粒区中有若干电子密度高的致密颗粒，其周边的周围区电子密度低，含管泡状结构。

【注意事项】

1. 使用油镜后，应及时清洗镜头和玻片。

2. 涂片过程中，血细胞可能会损伤，因此会出现一些破裂的白细胞，甚至会有无胞质的裸核细胞。此类细胞不适于辨认。

3. 嗜酸性粒细胞和嗜碱性粒细胞属于少见和罕见细胞，若发现时可经老师确认后在全班示教。

【思考题】

1. 血液有形成分包括哪些？简述它们的正常值、百分比、形态结构特点和功能。

2. 血小板的光镜与电镜结构如何？有何功能？

3. 血细胞发生的形态变化规律是什么？

4. 油镜为何能提高显微镜的分辨率？

（周劲松）

实验二　红细胞渗透脆性观察、药物溶血反应与血型鉴定
The Observation of Erythrocyte Osmotic Fragility，Hemolytic Reaction of a Drug，Examination of Blood Group

一、红细胞渗透脆性观察

【实验目的】

1. 掌握：红细胞的渗透脆性的测定方法。

2. 了解：红细胞的生理特性对于实现其正常功能的重要意义。

【实验原理】

红细胞膜是一个半透膜，它允许一些脂溶性物质（如 O_2、CO_2 及水分子）自由通透。因此，将正常红细胞放置于不同浓度的 NaCl 溶液中时，可见到在等渗溶液中红细胞的形态与大小不变；在渗透压递减的一系列溶液中，红细胞逐渐膨

大以致破裂溶解。对低渗盐溶液抵抗力最小的红细胞最早出现溶血，被认为其具有最大渗透脆性。反之，渗透脆性最小的红细胞对低渗盐溶液有最大抵抗力，最后出现溶血。红细胞的最小和最大渗透抵抗力分别用开始出现溶血与刚达到完全溶血时其所处的 NaCl 溶液的浓度来表示。

【实验对象】

健康家兔（雌雄不拘）。

【实验仪器与材料】

1. 试剂：2% 红细胞悬液 10ml，0.9% NaCl 溶液，蒸馏水。

2. 器材：10ml 试管（10 个），5ml 移液管 3 个，吸耳球 1 个，试管架 1 个，离心机。

【实验内容与方法】

1. 实验方法

将 10 支小试管按 1～10 顺序编号，并排列在试管架上。按照表 8-1 所示，每个试管加入 1ml 2% 红细胞悬液，并加入不同量的生理盐水和蒸馏水，迅速用拇指封住管口，轻轻、缓慢颠倒 1～2 次，混匀后在室温下放置 40～60min 或者以 2000～2500r/min 的转速离心 3min 后观察结果，寻找最大渗透脆性和最小渗透脆性。

表 8-1 低渗盐溶液对红细胞渗透脆性的影响

试 管 号	1	2	3	4	5	6	7	8	9	10
2% 红细胞悬液	1	1	1	1	1	1	1	1	1	1
0.9% NaCl 溶液（ml）	2	1.6	1.4	1.2	1.0	0.8	0.6	0.4	0.2	0
蒸馏水（ml）	0	0.4	0.6	0.8	1.0	1.2	1.4	1.6	1.8	2.0
NaCl 溶液浓度（%）	0.9	0.78	0.72	0.66	0.6	0.54	0.48	0.42	0.36	0.3
备 注	阴性									阳性

2. 观察结果

所得结果分为三种：无溶血、不完全（部分）溶血和完全溶血。

（1）试管内液体分层，下层呈混浊红色，上层为清淡无色或极淡黄色，表示无溶血。

（2）试管内液体分层，下层呈混浊红色，上层呈透明红色，表示不完全（部分）溶血。

（3）试管内液体不分层，完全变成透明红色，管底有红细胞膜沉积，表示完全溶血。

【注意事项】

1. 吸管不能混用。

2. 吸取溶液时必须仔细观察移液管的刻度，做到准确无误。

3. 试管中加入红细胞悬液后混匀时，不可用力、快速振荡，以免人为造成红细胞破裂。

4. 观察实验结果时勿将试管从试管架上拿出，应水平端起试管架进行观察。

二、药物溶血反应

【实验目的】

1. 掌握：药物溶血反应的判定方法。

2. 了解：注射剂型药物安全性的评价指标。

【实验原理】

溶血是指红细胞破裂、溶解的一种现象。某些药物，尤其是注射剂的毒副作用之一是引起红细胞膜破裂、造成溶血反应。因此，在新药研发或药品生产中，都需要对注射剂药品进行药物溶血实验测定。

【实验对象】

健康家兔（雌雄不拘）。

【实验仪器与材料】

1. 试剂：2% 红细胞悬液 20ml，0.9% NaCl 溶液，蒸馏水，利多卡因。

2. 器材：10ml 试管（7 个），5ml 移液管 3 个，吸耳球 1 个，试管架 1 个，离心机，水浴锅。

【实验内容与方法】

1. 实验方法

2% 红细胞悬液制备同前。取试管 7 只，编号后置于试管架上，按表 8 - 2 加入各种溶液。其中，第 6 管不加供试药品，为空白对照管；第 7 管仍不加供试药品，并用蒸馏水替代生理盐水，为阳性对照。将各管摇匀后置于 37℃ 水浴中保温，1h 后取出观察并记录结果，或者以 2000 ~ 2500r/min 的转速离心 3min 后观察结果。

表 8-2 利多卡因溶血反应观察表

试 管 号	1	2	3	4	5	6	7
利多卡因（ml）	0.1	0.2	0.3	0.4	0.5	—	—
生理盐水（ml）	2.4	2.3	2.2	2.1	2.0	2.5	蒸馏水 2.5
2%红细胞混悬液（ml）	2.5	2.5	2.5	2.5	2.5	2.5	2.5

2. 结果观察

以肉眼观察，实验结果分为无溶血、部分溶血、完全溶血和红细胞凝集四种。

（1）试管内液体分层，下层呈混浊红色，上层为清淡无色或极淡黄色，表示无溶血。

（2）试管内液体分层，下层呈混浊红色，上层呈透明红色，表示部分溶血。

（3）试管内液体不分层，完全变成透明红色，管底有红细胞膜沉积，表示完全溶血。

（4）虽无溶血，但红细胞彼此粘连，摇动后不能分散，表示出现红细胞凝集。

凡是 1h 后第 3 管或第 3 管以前的各管出现溶血、部分溶血或红细胞凝集现象的药品，不宜作静脉注射。

【注意事项】

温度和观察时间可能对药物的溶血实验产生影响，应统一在 37℃ 条件下以观察第 60min 的结果为准。

三、血型鉴定

【实验目的】

1. 掌握：ABO 血型的鉴定方法。

2. 了解：ABO 血型的分型依据及血型鉴定的临床意义。

【实验原理】

血型鉴定是将单克隆抗 A 抗体和抗 B 抗体与受试者红细胞分别混合后，观察有无凝集反应，从而推断出受试者红细胞膜上凝集原的有无及类型，确定受试者的血型。临床输血时，可因血型不合而引起红细胞凝集，从而使红细胞的功能丧失，危及患者的生命。

【实验对象】

健康志愿者。

【实验仪器与材料】

1. 试剂：抗 A 抗体，抗 B 抗体，生理盐水。

2. 器材：采血针，玻片，牙签，75% 酒精棉球，干棉球，碘酒棉球。

【实验内容与方法】

1. 实验方法

在玻片的两端分别滴抗 A 抗体、抗 B 抗体各一滴，并进行标记。用碘酒棉球消毒指端或耳垂，再用酒精棉球消毒后，用采血针刺破皮肤，轻挤少量血液。用洁净玻璃棒两端各蘸取少量血液，分别加入两种抗体中，并用玻璃棒轻轻搅动片刻或摇动混匀，静置 3～5min 以上观察。用消毒干棉球置于伤口上并按压 2～3min。

2. 观察结果

肉眼观察有无红细胞凝集，可参考图 8－1 进行判断。如果不能作出明确判断，可在显微镜下进行仔细观察。

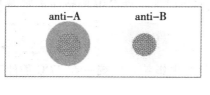
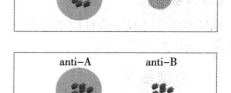
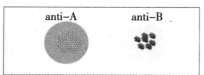

图 8－1　血型鉴定

【注意事项】

1. 避免将抗 A 抗体与抗 B 抗体混淆。

2. 采血前严格消毒，采血后注意及时止血。

【思考题】

1. 同一个体的红细胞渗透脆性是否一样？
2. 何为红细胞的最大脆性和最小脆性？
3. 通过本次试验将对今后的临床工作有什么指导意义？
4. 如何鉴定并判断出你的血型？
5. 经血型鉴定后，若是同型血，是否可直接输血？为什么？

（胡 浩）

实验三　细胞和组织的适应和损伤（一）
The Adaptation and Injury of Cell and Tissue（1）

【实验目的】

1. 掌握：萎缩、变性和坏死的概念和特征；常见变性的形态学特征；坏死的类型、病理变化和结局。

2. 了解：细胞损伤的原因及基本过程；坏死对机体的影响。

【实验仪器与材料】

病理大体标本	病理组织切片
1. 心脏萎缩	1. 心肌褐色萎缩
2. 肾压迫性萎缩（肾盂积水）	2. 肾近曲小管上皮细胞的水肿
3. 脑压迫性萎缩	3. 肝细胞脂肪变性
4. 肾细胞水肿	4. 脾中央动脉玻璃样变性
5. 肝脂肪变性	5. 脾（肾）的凝固性坏死
6. 脂肪心	6. 淋巴结的干酪样坏死及钙化
7. 脾被膜玻璃样变性（糖衣脾）	7. 肾细小动脉的纤维素样坏死
8. 主动脉粥样硬化（硬化斑块）	
9. 脾（肾）凝固性坏死	
10. 肺出血性凝固性坏死	
11. 肺（淋巴结．肾）的干酪样坏死	
12. 小脑（脑）的液化性坏死	
13. 手（足）指（趾）的干性坏疽	
14. 阑尾的湿性坏疽	

【实验内容与方法】

(一) 病理大体标本的观察要点

1. 心脏褐色萎缩

(1) 心脏体积明显缩小，心外膜皱缩，外膜中的冠状动脉及其分支明显迂曲。

(2) 心肌呈褐色。

2. 肾的压迫性萎缩 (肾盂积水)

(1) 肾体积增大。

(2) 切面见肾盂、肾盏显著扩大，肾组织变薄，整个肾如一多房性囊肿改变。

3. 脑压迫性萎缩 (脑积水)

(1) 脑表面见脑回变平，脑沟变浅。

(2) 脑水平切面及矢状切面分别见侧脑室及第三脑室明显扩张。

(3) 中脑导水管中段变细，内表面粗糙不平。

4. 肾细胞水肿

(1) 肾脏略增大。

(2) 切面轻度外翻，皮质苍白，无光泽。

5. 肝脂肪变性 (脂肪肝)

(1) 肝脏体积增大，切面外翻，肝实质膨出。

(2) 肝组织颜色变黄。

6. 脂肪心

心外膜脂肪组织明显增多，覆盖整个心脏表面。

7. 脾被膜玻璃样变性 (糖衣脾)

(1) 标本为脾的一部分。

(2) 脾被膜明显增厚，均质，半透明，如透明软骨。

8. 主动脉粥样硬化 (显示硬化斑块改变)

(1) 标本为主动脉的一段。

(2) 见内膜面有灶性隆起的斑块，呈灰白色、半透明，如蜡滴状。

9. 脾凝固性坏死 (脾贫血性梗死)

(1) 标本为增大的脾脏的一部。

（2）被膜下有一灰白色界限清楚的病灶，切面上呈楔形或梯形，基底靠近被膜，干燥致密，并略隆起于表面。

10. 肺出血性凝固性坏死（肺出血性梗死）

（1）标本为肺的一部分。

（2）切面见一病灶呈楔形，位于胸膜下，颜色为黑褐色，质地致密，干燥，边界清楚。

11. 淋巴结的干酪样坏死（结核性淋巴结炎）

（1）淋巴结明显增大，切面见一不规则形病灶。

（2）此病灶呈灰白色或灰黄色，质较松软，如干酪样，易于脱落。

12. 小脑液化性坏死

（1）小脑半球内可见一圆形腔隙（脓腔）。

（2）腔隙内容物已流出，腔内面附有一些灰黄色物质（脓液）。

（3）腔隙周围有灰白色半透明纤维组织（脓肿膜）。

13. 手（足）指（趾）干性坏疽

（1）手（足）指（趾）远端变成黑色，呈干缩状。

（2）与周围组织分界清楚。

14. 阑尾组织湿性坏疽（急性坏疽性阑尾炎）

（1）阑尾组织明显肿胀。

（2）病变部分颜色呈污黑褐色。

（二）病理组织切片的观察要点

1. 切片 12 号

此为心脏切片标本，见部分心肌纤维明显变细，核着色增重，胞核两端之肌细胞质内见黄褐色的颗粒状色素沉积。

病理诊断：

2. 切片 10 号

标本为肾组织。肾近曲小管上皮细胞明显肿大，致管腔变小；近曲小管上皮细胞胞质着色较红；胞质内可见大量淡红染细颗粒状物质。

病理诊断：

3. 切片 17 号

标本为肝脏。肝小叶结构规则，部分肝细胞明显肿大，胞质内可见大小不一的透亮空泡。含较大空泡的肝细胞胞核呈新月形，位于胞体一侧。

病理诊断：

4. 切片 9 号

脾脏中央动脉管壁增厚，管腔变窄，动脉内膜下有均质红染界限清楚的玻璃样物质沉积。

病理诊断：

5. 切片 50 号（B）

此为肾脏的入球动脉或肾小球球丛之一部分。血管壁明显红染，原有组织结构不清，病变的界限模糊。

病理诊断：

6. 切片 5 号

脾脏的部分区域结构消失而红染，仅见原有的组织轮廓。

病理诊断：

7. 切片 93 号

肉眼见组织切片上有两块组织。镜下见一块组织由红染的无细胞结构的坏死组织构成，其中可见散在的蓝染的细胞核碎屑，坏死区中央有蓝染的不规则的钙盐沉积；另一块组织可见大小不同的病灶，病灶中央可见大小不同的红染的坏死灶。

病理诊断：

【注意事项】

1. 尸检录像要求学生简单记录有关的病变，注意各脏器的检查手法。

2. 强调病理大体标本和组织切片的观察方法和要求。

【思考题】

1. 萎缩、变性及坏死的本质区别是什么？其后果各如何？

2. 决定坏死肉眼类型的因素都有哪些？各举例说明。

（雷 霆）

实验四　细胞和组织的适应和损伤（二）和代偿与修复
The Adaptation and Injury of Cell and Tissue（2） Compensation and Repair

【实验目的】

1. 掌握：再生、机化、修复、化生的概念；不同类型创伤愈合的特点；肉芽组织的形态特征，发生、发展及其在创伤愈合中的作用。

2. 了解：各种组织的再生方式。

【实验仪器与材料】

病理大体标本	病理组织切片
1. 皮肤的线形瘢痕	1. 炎性肉芽组织
2. 心瓣膜硬化	2. 动脉血栓形成伴机化
3. 脾（肾）的陈旧性梗死	3. 支气管黏膜鳞状上皮化生
4. 心脏肥大	4. 子宫颈黏膜息肉伴鳞状上皮化生
5. 子宫肥大（妊娠）	5. 心肌肥大
6. 肠狭窄上段代偿性扩张	

【实验内容与方法】

（一）病理大体标本的观察要点

1. 皮肤的线形瘢痕

皮肤组织见一瘢痕形成，呈线形，色较淡而光亮。

2. 心瓣膜硬化

二尖瓣、主动脉瓣及三尖瓣之瓣膜增厚，弹性减弱，瓣膜变硬呈灰白色。

3. 脾的陈旧性梗死

（1）标本系脾脏的一部分。

（2）可见一个或数个下陷病灶，切面见病灶灰白色，致密，分界清楚。

4. 心脏肥大

心脏明显增大，左心室壁明显增厚，乳头肌及肉柱亦明显变粗大。

5. 子宫肥大（妊娠）

标本系带一侧附件的子宫。子宫体积明显增大，约 6cm×12cm×8cm。子宫形状改变不明显。子宫肌壁明显增厚，约 3cm，宫颈管增长约 4 cm，宫底腔蜕膜有出血（胎盘剥离面）。

6. 肠腔扩张（肠壁肥厚）

标本示部分肠段明显狭窄，肠壁明显增厚，狭窄处的上段肠腔高度扩张。

（二）病理组织切片的观察要点

1. 切片 22 号

取自创面的小块组织。系由大量新生毛细血管及成纤维细胞构成，其中有大量炎细胞。渗出的炎细胞以淋巴细胞及浆细胞为主，毛细血管大都向创面垂直生长，创面表面高低不平。深部可见血管减少，胶原纤维增多。

病理诊断：

2. 切片 14 号

动脉管壁明显增厚，管腔内为血栓阻塞，其周边部成纤维细胞及新生毛细管长入。

病理诊断：

3. 切片 24 号

光镜下见心肌纤维明显变粗，心肌细胞核变大呈方形，染色深。

病理诊断：

4. 切片 23 号

支气管黏膜的部分区域被以未角化的复层鳞状上皮所替代。

病理诊断：

5. 切片 112 号

取自部分宫颈内膜息肉，光镜下见宫颈黏膜被覆柱状上皮，部分腺体上皮变为未角化的复层鳞状上皮。

病理诊断：

【注意事项】

1. 一期愈合与二期愈合的区别。

2. 肉芽组织的变化过程。

【思考题】

1. 为什么说肉芽组织在人类的组织修复中特别重要？举例说明肉芽组织的功能。

2. 举例说明肉芽组织增生对人体的有利影响和不利后果。

3. 机体内进入不能吸收的异物及其他病理性产物后，其最终如何转归？

4. 什么叫化生？举例说明最常见的几种化生过程。

（雷 霆）

实验五 局部血液循环障碍病理学
The Pathology of Local Circulatory Disturbances

【实验目的】

1. 掌握：淤血的概念及肝、肺淤血的病变特点及后果；血栓形成的条件，血栓类型及后果；梗死的主要类型和形态特征。

2. 了解：体内栓子运行的途径；常见栓塞的类型及对机体的影响。

【实验仪器与材料】

病理大体标本	病理组织切片
1. 慢性肝淤血	1. 慢性肝淤血
2. 肺褐色硬化	2. 肺淤血、肺水肿
3. 慢性淤血性肝肿大	3. 慢性肺淤血（示"心力衰竭细胞"）
4. 肝门静脉（左心室、主动脉、肺动脉）的闭塞性（附壁性）血栓或左心房的球形血栓	4. 静脉内混合血栓形成
5. 二尖瓣硬化	5. 脾贫血性梗死
6. 肺动脉的血栓性栓塞	6. 肺出血性梗死
7. 脾（肾）贫血性梗死	7. 肺羊水栓塞
8. 肺（肠）出血性梗死	

【实验内容与方法】

（一）病理大体标本的观察要点

1. 慢性肝淤血（槟榔肝）

标本示肝脏。可见表面和切面均有暗黑褐色小点及网纹分布于灰黄色的背景上。

2. 肺褐色硬化

标本为肺的一部分。切面肺组织较致密，呈暗褐色，布有多数散在的铁锈色小点。

3. 血栓

标本示肝门静脉及其分支（或主动脉，左心室）内有固体物阻塞（或附着）。该固体物可见由红褐色（或黑褐色）与灰白色的梁状结构交替排列而成。

4. 心瓣膜疣形血栓

标本示心脏。二尖瓣（或三尖瓣）瓣膜闭锁缘表面有成排的米粒大小的灰黄色疣状物牢固附着。

5. 二尖瓣硬化

标本示心脏。二尖瓣瓣膜明显增厚、变硬，腱索融合、变粗、变短。

6. 肺动脉的血栓性栓塞

标本示肺动脉主干及其主要分支完全被血栓性栓子所阻塞。（注：该例生前患下肢血栓性静脉炎，后猝死。）

7. 肺出血性梗死

肺切面可见一梯形（或三角形）的病灶位于胸膜下，色暗红或黑褐，质地致密，干燥，其界限清楚并稍隆起于表面。

8. 脾的贫血性梗死

脾体积稍肿大，表面可见一病灶。切面见病灶呈楔形或梯形，位于脾被膜下。其基底靠脾被膜，尖端指向脾门。色灰白，质地坚实，干燥，界限清楚，其周有出血带环绕。

（二）病理组织切片的观察要点

1. 切片 1 号

肝小叶结构规则，小叶中央静脉及其周围的肝血窦明显扩张，窦内含多量红细胞，肝细胞明显萎缩甚至消失。相邻的肝小叶以扩张的肝血窦互相连接。

病理诊断：

2. 切片 8 号

肺泡壁毛细血管显著扩张，充满红细胞。肺泡腔内充满淡红的内容物，其中可见有少量红细胞。

病理诊断：

3. 切片 26 号

肺泡壁稍增厚，毛细血管扩张、充血。肺泡腔内可见有多少不等的吞噬有黄褐色色素（含铁血黄素）的巨噬细胞。

病理诊断。

4. 切片 3 号

扩张的静脉腔为血栓所充满。血栓内可见染为淡红色细颗粒状的血小板梁构成的支架。血小板梁粗细不一，表面附有白细胞。血小板梁之间可见纤维素网，网眼中充满红细胞。

病理诊断：

5. 切片 6 号

标本为肺脏。肉眼见肺的部分区域（大致呈规则的四边形）明显深红染。光镜下见该区位于肺膜下，病灶区肺组织结构模糊，肺泡壁轮廓隐约可见，肺泡腔内充满红细胞，病灶区周围的肺组织可见明显淤血。肺小动脉腔内可见红色血栓。

病理诊断：

6. 切片 5 号

标本为脾脏。肉眼见脾的部分区域（相当于一个梯形病灶的一部分）着色淡。光镜下见该区位于脾被膜下，病灶区脾组织细胞结构模糊，仅见原有的组织结构轮廓；病灶周边部有充血、出血带。

病理诊断：

7. 切片 19 号

标本为肺脏，肺组织明显充血，多数微血管腔内充有多少不一的角化上皮，呈菱形，有折光性。并可见黄褐色的颗粒状物。

病理诊断：

【注意事项】

1. "心衰细胞"的概念和形态。

2. 显微镜下羊水成分的确定。

【思考题】

1. 肝淤血见于哪些情况？进一步转归如何？

2. 急性肺淤血见于哪些原因？慢性肺淤血最常见的原因是什么？试述其进一步结局。

3. 试通过所观察的血栓标本分析各具体血栓形成的主要条件。

4. 如何区别血栓和死后血凝块？

5. 血栓、栓子、梗死、坏死、坏疽相互间的关系和异同如何？

（崔　刚）

实验六　炎症病理学（一）
The Pathology of Inflammation（1）

【实验目的】

1. 掌握：炎症的基本病理变化；炎症的结局；急性炎症常见类型；浆液性、纤维素性渗出性炎主要病理特征及其临床病理联系。

2. 了解：急性炎症的发生、发展过程及其局部表现与全身反应。

【实验仪器与材料】

病理大体标本	病理组织切片
1. 流行性乙型脑炎的脑组织	1. 流行性乙型脑炎
2. 纤维素性化脓性心包炎	2. 纤维素性心外膜炎伴早期机化
3. 咽、喉、气管白喉	3. 大叶性肺炎
4. 菌痢（结肠的假膜性炎）	4. 菌痢
5. 大叶性肺炎	

【实验内容和方法】

（一）病理大体标本的观察要点

1. 流行性乙型脑炎的脑组织

脑的冠状切面上可见丘脑神经核，大脑皮质布有多数微小白色略透明的点状软化灶，脑膜血管扩张充血。

2. 纤维素性化脓性心包炎

心包壁层已剪开，心外膜（心包脏层）表面与壁层内面粗糙，均见被覆一层灰白色或灰黄色膜样渗出物，分布大致均匀。渗出物脱落后，其下的心外膜依旧光滑。

3. 白喉

喉、气管、支气管黏膜覆有一层灰白色膜状渗出物，即假膜。会厌及喉部的假膜附着紧密（固膜），气管及支气管中的假膜大部分已脱离或脱落（浮膜），其下的黏膜依然可见，无光泽。

4. 菌痢

结肠黏膜表面覆有一层灰黄色或暗褐色的膜性渗出物，除个别区域假膜已脱落，形成浅表性溃疡外，其他部位的假膜与肠黏膜紧密相连。

5. 大叶性肺炎

病变累及整个肺叶或其大部分，病变区肺体积增大，质地坚实，切面为灰黄色，呈细颗粒状，颗粒脱落后遗留细小网眼。

（二）病理组织切片的观察要点

1. 切片 88 号

（1）标本为大脑皮层。

（2）脑膜及脑实质血管扩张充血，脑实质中血管周围有炎细胞浸润，除见到神经细胞变性、坏死外，可见筛状软化灶及胶质小结形成。

病理诊断：

2. 切片 13 号

（1）标本为心脏。

（2）心外膜及其下方的浅层心肌间质血管充血，间质水肿，有多量炎细胞浸润。主要为浆细胞、淋巴细胞及少量中性粒细胞。

（3）心外膜表面覆有厚层纤维素性渗出物，其间有大量变性、坏死的中性粒细胞，并可见新生毛细血管及少量成纤维细胞自心外膜长入。心外膜可见浆细胞及淋巴细胞浸润。

病理诊断：

3. 切片 54 号

（1）标本为肺组织。

（2）肺泡壁明显增厚，有炎细胞浸润。

（3）肺泡内充满纤维素及中性粒细胞，少数区域尚见有不少的红细胞。

病理诊断：

4. 切片 79 号

（1）标本为结肠。

（2）黏膜有深浅不等的坏死，其上覆有纤维素性渗出物．

（3）深部组织极度充血、水肿，有炎细胞浸润，尤以血管周围为多。

病理诊断：

【注意事项】

1. 显微镜下炎性渗出物机化的改变。

2. 各种炎细胞的形态特点及病理意义。

【思考题】

1. 炎症和以前所学的基本病理过程在反应特点上有何不同？

2. 炎症的基本病变各包括哪些主要的病理变化？

3. 渗出液和漏出液有何不同？区别它们有何意义？

4. 什么叫调理吞噬、表面吞噬及趋化作用？

5. 体表炎症外观上有何表现？它们的病理基础是什么？

6. 炎症如何进行组织分型？浆液性炎、纤维素性炎有何异同？

（崔 刚）

实验七　炎症病理学（二）
The Pathology of Inflammation（2）

【实验目的】

1. 掌握：脓肿、表面化脓、瘘管、窦道、蜂窝织炎、炎性肉芽肿、炎性假瘤、炎性息肉的概念及基本形态特征。

2. 了解：炎症的结局；慢性炎症的发生、发展过程。

【实验仪器与材料】

病理大体标本	病理组织切片
1. 化脓性阑尾炎	1. 脑脓肿
2. 急性肺脓肿	2. 急性蜂窝织炎性阑尾炎

续表

病理大体标本	病理组织切片
3. 脑脓肿	3. 肠伤寒
4. 慢性肺脓肿	4. 淋巴结结核
5. 化脓性脑膜炎	
6. 出血热肾脏	
7. 肠黏膜炎性息肉	
8. 肠伤寒（髓样肿胀期）	
9. 慢性粟粒性肺结核	

【实验内容与方法】

（一）病理大体标本的观察要点

1. 化脓性阑尾炎

阑尾肿胀，浆膜面可见小血管扩张充血，并有灰黄色脓性渗出物覆盖。切面阑尾腔扩张，充塞着灰黄和褐色的渗出物，管壁也增厚，层次不易分辨。

2. 肺脓肿（急性）

肺内有一个或多个散在分布的黄绿色化脓灶，脓液已凝固（部分病灶内脓液已排出，仅剩圆形脓腔），脓肿灶边界清楚，病灶周围组织往往因充血而呈暗红色。

3. 脑脓肿

小脑半球内有一个脓肿，部分脓液已排出，脓腔内仍含有一些已凝固的脓液，其周有脓肿膜包绕。

4. 肺脓肿（慢性）

肺叶之下有一不整形腔隙，内含灰白色已凝固的脓性分泌物，其周围相当范围内肺组织呈灰白色实变纤维化，该区域内各级支气管壁增厚，管腔扩张。

5. 化脓性脑膜炎

脑膜明显充血，变混浊。蛛网膜下腔中积有黄色混浊的脓性渗出物。脑回变宽，脑沟变浅。

6. 流行性出血热肾脏

肾脏体积明显增大，包膜有大量出血灶。切面见肾髓质高度充血、出血，呈黑褐色，皮质灰黄，出血少，二者形成鲜明对比。

7. 肠黏膜炎性息肉

肠壁增厚，部分黏膜因上皮呈高度增生而形成多数短小的"息肉"突入肠腔。

8. 肠伤寒

标本系回肠下段。可见集合淋巴结明显肿胀，边缘隆起如花坛状，底部如脑回状。孤立淋巴结亦见肿胀。

9. 慢性粟粒性肺结核

整个肺脏切面可见多数如米粒大或稍大的病灶，均匀散在分布，呈灰白色、半透明，边界清楚。

（二）病理组织切片的观察要点

1. 切片 20 号

（1）标本系脑组织，其中有数个小脓肿。

（2）脓腔内含有大量中性粒细胞及变性、坏死的中性粒细胞，并可见染为紫蓝色的细菌团。

（3）脓肿周围脑组织血管充血。

病理诊断：

2. 切片 59 号

（1）标本系阑尾的横切面。阑尾腔内充满大量脓性渗出物。

（2）黏膜部分区域坏死脱落形成溃疡，黏膜层、黏膜下层、肌层及浆膜层血管充血，结构疏松，有大量炎细胞浸润，以中性粒细胞为主，尤以肌层为甚。并伴有部分肌纤维溶解，部分浆膜表面覆有纤维素性渗出物。

病理诊断：

3. 切片 77 号

（1）切片为小肠。

（2）部分肠壁可见大量增生的巨噬细胞。有的巨噬细胞质有吞噬的细胞碎片及红细胞、淋巴细胞等。

（3）整个肠壁可见小血管充血。

病理诊断：

4. 切片 21 号

（1）淋巴结内有多数结核肉芽肿。

（2）观察肉芽肿的细胞成分及其排列。

（3）辨认郎罕氏巨细胞及类上皮细胞。

病理诊断：

【注意事项】

1. 显微镜下脓性渗出物的形态特点。

2. 炎性增生的主要病理特点。

【思考题】

1. 深部脓肿和浅部脓肿如何转归？脓肿形成后为什么必须切开引流？如不切开引流会如何发展？

2. 毒血症、菌血症、败血症及脓毒败血症本质区别何在？尸检时如何从肉眼观察鉴别脓毒血症和败血症？

3. 炎性增生主要累及哪些细胞成分？哪些原因容易引起慢性炎症？哪些原因可促进急性炎症转变为慢性炎症？

4. 试比较急性炎症及慢性炎症（即二者各有何特点）。

（崔 刚）

实验八 肿瘤病理学（一）
The Pathology of the Neoplasm（1）

【实验目的】

1. 掌握：肿瘤的一般形态与结构；肿瘤的异型性；肿瘤的生长方式及扩散；良性肿瘤与恶性肿瘤的区别。

2. 了解：肿瘤的分级与分期；常见肿瘤如乳头状瘤、腺瘤、纤维瘤、平滑肌瘤一般形态特点。

【实验仪器与材料】

病理大体标本	病理组织切片
1. 皮肤乳头状瘤	1. 皮肤乳头状瘤
2. 膀胱乳头状瘤	2. 乳腺纤维腺瘤
3. 子宫平滑肌瘤	3. 子宫平滑肌瘤

病理大体标本	病理组织切片
4. 纤维瘤	4. 纤维瘤
5. 皮肤鳞状细胞癌	5. 骨肉瘤
6. 乳腺癌局部淋巴结转移	
7. 脑的转移性癌	
8. 肝的转移性癌	
9. 腹膜的种植性肿瘤转移	

【实验内容与方法】

（一）病理大体标本的观察要点

下面提出观察分析肿瘤标本的四项原则，既是肿瘤实习中的要求，又是诊断肿瘤的具体步骤，应贯彻在所有肿瘤的学习中：①如何确定为肿瘤。肉眼上一般形成明显肿物，该处正常组织结构破坏或消失，注意观察肿物的部位、大小、颜色、形状及数目。光镜下可见肿物主要由增殖的肿瘤细胞构成。②已确定为肿瘤的要进一步辨别是良性肿瘤还是恶性肿瘤。注意肿瘤的生长方式，边界是否清楚，有无包膜，有无出血、坏死及溃疡形成，有无转移。光镜下注意瘤细胞的分化、成熟度如何以及有无浸润现象。③最后确定肿瘤的组织类型，即肿瘤的诊断名称。④在身体多个部位同时见有肿瘤时，应分析何者为原发瘤，何者为转移瘤。肉眼上原发瘤一般都是一个，转移瘤数量往往是多个，并需结合组织切片来最后确定。

举例如下。

1. 皮肤乳头状瘤

皮肤表面可见一大的隆起肿物，表面和切面均呈乳头状结构。肿物突向表面呈乳头状，属何种生长方式？

2. 平滑肌瘤

肿瘤位于子宫壁内，边界清楚，切面为灰白色，呈编织状结构。注意肿瘤是单一还是多发，以及属何种生长方式。

3. 纤维瘤

标本为部分肿块，大小为多少？表面被有完整的包膜，切面见瘤组织由灰白色的纤维束纵横交错编织而成。标本的一处尚可见一不规则的囊腔，系瘤组织囊性变所致。

4. 皮肤鳞状细胞癌

皮肤表面见灰白色隆起的肿瘤性增生，表面高低不平，略似菜花状。有的中央形成巨大溃疡，溃疡边缘向外翻开，如火山口状。

5. 乳腺癌伴腋窝下淋巴结转移

（1）标本为乳房，表面的皮肤呈橘皮状，乳头下陷。

（2）切面见肿瘤组织呈灰白色，如蟹足状向周围淡黄色的脂肪组织内浸润，二者分界不清。

（3）在部分标本中，肿瘤旁可见数个淋巴结（取自腋窝），见其体积肿大，切面呈灰白色，干燥，与乳房内所见者相同。（注：正常淋巴结切面呈灰红色，湿润而有光泽。）

6. 肝转移癌

标本为部分肝脏。表面及切面可见数个大小不等的灰白色瘤结，其位于肝表面的瘤结中心部下陷。（注：标本取自胰腺癌患者。）

7. 卵巢瘤的腹膜转移

标本为结肠组织的一段，见浆膜面分布有多数自米粒大至黄豆大的结节。结节表面呈灰白色，部分区域呈灰黑色。（注：该例生前患卵巢癌。）

（二）病理组织切片的观察要点

1. 切片 32 号

标本取自皮肤。部分表皮增生，表面呈多数乳头状突起。乳头的中轴为毛细血管及纤维结缔组织，表面被覆的上皮细胞层次增多，但分化良好，核的染色、细胞形态及排列与正常表皮近似。瘤组织与正常组织分界明显，无浸润性生长。

病理诊断：

2. 切片 104 号

标本取自乳腺。有完整的纤维性包膜，肿瘤实质由呈腺管状排列的腺上皮及纤维组织构成。大部分腺管状结构有两层细胞，内为立方状或柱状腺上皮，外为胞浆透亮的肌上皮细胞，细胞分化良好，无明显异型性。

病理诊断：

3. 切片 31 号

标本取自子宫。肉眼见有一瘤结，与周围组织界限清楚，瘤组织的实质与正常平滑肌相似，然而排列紊乱，肌纤维束纵横交错，呈编织状。

病理诊断：

4. 切片 25 号

镜下见肿瘤组织由胶原纤维和纤维细胞构成。其间质为血管及少量疏松结缔组织。瘤细胞和纤维成分排列成束，互相交错。

病理诊断：

5. 切片 29 号

标本取自骨。重点观察肿瘤细胞的异型性。

（1）瘤细胞大小、形态不一，有瘤巨细胞。

（2）瘤细胞着色不一，一般较深。核浆比例失调，核较大，深染。染色质凝聚呈不规则团块，有的可见核仁，有多数正常及病理核分裂象。

（3）瘤细胞排列弥散，与间质相混杂。

（4）可见有形成软骨组织的能力。部分肿瘤性软骨已钙化或骨化。

病理诊断：

【注意事项】

1. 恶性肿瘤病理性核分裂的形态。

2. 肿瘤良、恶性的确定。

【思考题】

1. 如何区别肿瘤性增生和非肿瘤性增生（肉眼、镜下及病史等）？

2. 良性肿瘤和恶性肿瘤有何根本不同？

3. 肉眼上如何区别肝（或肺）转移癌和原发性肝（肺）癌？

4. 骨肉瘤患者为什么术前都要进行胸部 X 线检查？

5. 外科医生检查乳腺包块时为什么要触诊患者的腋窝淋巴结？

6. 良、恶性肿瘤对局部和全身的影响有何不同？

（崔　刚）

实验九　肿瘤病理学（二）
The Pathology of the Neoplasm（2）

【实验目的】

1. 掌握：肿瘤的命名原则及分类；良性肿瘤与恶性肿瘤的区别；癌与肉瘤

的区别；癌前病变、非典型增生及原位癌的概念。

2. 了解：肿瘤的分级与分期；常见肿瘤如乳头状瘤、腺瘤、鳞状细胞癌、腺癌、移行上皮细胞癌、纤维瘤、脂肪瘤、纤维肉瘤、骨肉瘤等的好发部位及一般形态特点。

【实验仪器与材料】

病理大体标本	病理组织切片
1. 卵巢乳头状囊腺瘤	1. 食道鳞状细胞癌
2. 卵巢黏液囊腺瘤	2. 胃腺癌
3. 阴茎鳞状细胞癌	3. 结肠腺癌
4. 溃疡性胃癌	4. 乳腺导管浸润癌
5. 乳腺癌	5. 纤维肉瘤
6. 纤维瘤	6. 淋巴结内转移性癌
7. 皮下脂肪瘤	
8. 血管瘤	
9. 皮下纤维肉瘤	
10. 股骨骨肉瘤	
11. 卵巢畸胎瘤	

【实验内容与方法】

（一）病理大体标本的观察要点

1. 卵巢黏液性囊腺瘤

肿瘤取自卵巢（大小如何？）。表面呈灰白色，有包膜，光滑。切面见肿瘤为多房性，囊腔内充满胶冻状的黏液。

2. 卵巢乳头状囊腺瘤

肿瘤为囊性、多房，部分囊内壁有乳头状结构。

3. 阴茎鳞状细胞癌

标本为阴茎的纵剖面。其前端已被菜花状肿瘤组织所取代，一些区域已溃烂。切面见肿瘤组织呈灰白色，向表面作乳头状生长，并向深部浸润到阴茎海绵体。

4. 皮下纤维肉瘤

部分肿瘤表面连有小块皮肤，肿瘤组织与周围组织分界不清，但有的区域似有"包膜"。切面见瘤组织呈灰红色，均匀、湿润，有明显的出血、坏死及黏液样变区域。

5. 骨肉瘤（股骨骨肉瘤）

标本为股骨下段。可见股骨下段明显增大，局部表面被有骨膜。切面见骨髓腔内充有灰白色或淡灰红色的瘤组织，呈浸润性生长，部分骨皮质被破坏，并将骨膜顶起。仔细观察，可见有自骨皮质向外呈放射状排列的纹理，其中灰黄色者为瘤组织，下端的关节面未被破坏。

（二）病理组织切片的观察要点

1. 切片 37 号

（1）标本为食管，见管壁的大部分已被瘤组织破坏。

（2）瘤组织自黏膜层向深部浸润生长，在黏膜下层及肌层内形成大小及形状不一的癌巢。癌巢之间为肿瘤间质。

（3）部分癌巢之中心部为角化珠，其周围的细胞颇似棘状细胞，最外层者似基底细胞。

（4）肿瘤细胞有明显的异型性，可见病理性核分裂。

病理诊断：

2. 切片 4（B）号

（1）标本为胃组织，见其一端有一团染色较深的肿瘤组织自黏膜层向下浸润至黏膜下层。

（2）肿瘤细胞排列成腺管样结构，但腺管的大小、形状、细胞层次多少均不一致。

（3）肿瘤细胞有明显之异型性。

病理诊断：

3. 切片 66 号

此为结肠切片。见部分肠壁已为瘤组织所破坏。瘤组织分泌大量黏液。部分区域可见腺管结构，瘤细胞呈印戒状，飘泊于黏液之中。

病理诊断：

4. 切片 45 号

标本取自乳腺。见乳腺组织已为肿瘤组织所破坏。瘤细胞大致呈立方形，胞核大小不一、排列成条索和团块。癌巢之间充有多少不一的间质。注意观察肿瘤的组织异型性及细胞异型性。

病理诊断：

5. 切片 28 号

标本为肿瘤组织。肿瘤实质呈束状，交错排列，其间夹有血管，血管壁薄（个别血管腔内充有血栓）。瘤细胞相似于成纤维细胞，呈梭形，胞浆较少，着色淡红色。核大，呈长圆形，有核仁，其大小形态略不一致；一般着色较深，可见核分裂象，瘤细胞间有少量胶原纤维。

病理诊断：

6. 切片 38

淋巴结结构已部分为瘤组织所破坏。瘤细胞异型性明显，大部分肿瘤组织呈巢状排列，部分瘤细胞散在于淋巴窦中。

病理诊断：

【注意事项】

1. 特殊类型的肿瘤及其命名。

2. 癌与肉瘤的区别。

【思考题】

1. 鳞癌、腺癌、单纯癌的好发部位有哪些？

2. 癌和肉瘤在镜下的最根本的区别是什么？

3. 认识组织的异型性和同型性在诊断肿瘤上有何意义？

4. 哪些肿瘤在发生上已肯定与遗传因素有关？

5. 做好肿瘤早期诊断的意义是什么？如何早期诊断宫颈癌、肺癌、食管癌和肝癌？

6. 我国常见的肿瘤都有哪些？

（崔　刚）

实验十　造血系统疾病病理学
The Pathology of the Hematopoitic System

【实验目的】

1. 掌握：恶性淋巴瘤的概念、主要类型、病理特点及临床病理联系；白血病的概念、主要类型、病理特点及临床病理联系。

2. 了解：淋巴结反应性增生和恶性组织细胞增生症的基本概念。

【实验仪器与材料】

病理大体标本	病理组织切片
1. 肠系膜淋巴结何杰金氏淋巴瘤	1. 脾何杰金氏淋巴瘤（混合细胞型）
2. 何杰金氏淋巴瘤脾	2. 结节性低分化淋巴细胞性淋巴瘤（小无裂细胞性淋巴瘤）
3. 何杰金氏淋巴瘤肝	3. 免疫母细胞性淋巴瘤
4. 淋巴结非何杰金氏淋巴瘤	4. 伯基特淋巴瘤
	5. 皮肤菌样霉菌病

【实验内容与方法】

（一）病理大体标本的观察要点

1. 肠系膜淋巴结何杰金氏病

标本示淋巴结明显肿大、融合，结构已被破坏。瘤组织呈灰白色，质地细腻。

2. 何杰金氏淋巴瘤脾

标本为脾脏。可见体积肿大，切面散布有多数灰黄色或灰白色大小不等的结节状组织，脾的原有结构已被破坏。

3. 何杰金氏淋巴瘤肝

标本为肝脏，可见体积肿大，切面散在多数大小不等的灰黄色的结节状组织，肝脏的原结构已被破坏。

4. 淋巴结非何杰金氏淋巴瘤

标本为淋巴结。其体积明显肿大，结构已被破坏。瘤组织呈色灰白，结构细腻，为鱼网状，周围无包膜。

（二）病理组织切片的观察要点

1. 切片 47 号

镜下见淋巴结原有结构已大部被瘤组织破坏。瘤细胞呈弥漫排列，与间质界限不清。多数瘤细胞与淋巴细胞相似，可见核分裂象。间质有多数分布均匀的血管。淋巴结的被膜亦见瘤细胞浸润。

病理诊断：

2．切片 48 号

镜下见脾脏内散有许多大小不等的结节，结节的分布与白髓有关。结节内除见多数瘤巨细胞外，亦可见典型的司－瑞细胞（R－S 细胞）。瘤细胞之间可见均质红染的纤维组织增生，并见数量不等的淋巴细胞、单核－巨噬细胞、浆细胞和嗜酸性粒细胞等。

病理诊断：

3．切片 46 号

标本为淋巴结。可见淋巴结原有结构已被破坏，由瘤组织代替。瘤细胞呈弥漫性分布，体积明显增大，胞浆丰富，核大呈圆形，其中央有一明显的嗜酸性核仁，核分裂象易见。间质与瘤细胞分界不清，淋巴结被膜及被膜外可见瘤细胞浸润。

病理诊断。

4．切片 63 号

标本为皮肤。在真皮内可见大小不等的瘤细胞浸润。大部分瘤细胞与淋巴细胞相似，核膜皱折或有线性沟纹，呈脑回状；核仁清楚，少数细胞大，胞浆透亮，单核或多核，呈多形性。

病理诊断：

5．切片 57 号

标本为淋巴结。淋巴结原有结构大部已被瘤组织破坏。瘤细胞呈弥漫排列，大小一致，体积较淋巴细胞大，核呈圆形。瘤细胞之间散在胞浆丰富、淡染透亮的巨噬细胞，胞浆内可见被吞噬的细胞残屑，呈"满天星"现象。

病理诊断：

【注意事项】

1．淋巴瘤的分类。

2．R－S 细胞的形态特点。

【思考题】

1．淋巴瘤最常发生在什么部位？

2．淋巴瘤的组织分型及各型特征有何临床意义？

（崔　刚）

第九章

呼吸系统

实验一 呼吸系统解剖学
The Anatomy of the Respiratory System

【实验目的】

1. 掌握：呼吸系统的组成和功能；上、下呼吸道的概念；鼻旁窦的位置和开口部位；喉的位置，喉软骨形态结构、连结，喉腔的形态结构；气管、支气管的位置和形态结构；左、右支气管的形态结构差别；肺的形态、位置和分叶；肺内支气管和肺段；胸膜和胸膜腔的概念；胸膜的配布、分部及胸膜隐窝的位置和临床意义。

2. 了解：喉肌的位置和作用；纵隔的概念和区分。

【实验仪器与材料】

1. 多媒体电脑及课件，挂图。

2. 手摸和装缸标本：头颈正中矢状切（示鼻、咽、喉）；包括肺、胸膜、纵隔结构的标本（打开胸壁，原位观察）；完整喉、气管、支气管、肺相连标本；从后壁打开的喉、正中矢状面切开喉的标本；左右肺、左右肺段；胸膜。

3. 模型：正中矢状切鼻，额状及正中矢状切开喉，肺。

【实验内容与方法】

（一）复习提问（边提问边复习）

复习呼吸系统组成，喉的位置及构成，喉腔的区分、形态结构和通连，以及肺的位置、区分及形态结构。

（二）鼻腔、鼻旁窦和胸膜概述

结合多媒体课件重点讲解鼻腔分部及其形态，鼻旁窦的位置、通连及其临床意义；胸膜的概念、区分、胸膜隐窝。概要介绍纵隔的概念和区分。

（三）观看录像

观看多媒体教学录像"呼吸系统"。

（四）观察呼吸系统标本及模型

1. 鼻

利用完整鼻标本或模型观察外鼻。外鼻分为鼻根、鼻背、鼻尖和鼻翼。取头颈正中矢状切标本观察鼻腔。鼻腔被鼻中隔分成左、右两腔，每侧鼻腔以鼻阈为界，分为前部（鼻前庭）、后部（固有鼻腔）两部，鼻前庭位于鼻腔前下方鼻翼内面，壁内衬皮肤，生有粗短的鼻毛。观察固有鼻腔外侧壁。固有鼻腔内覆黏膜，鼻黏膜分两部分，位于上鼻甲与其相对的鼻中隔及二者上方鼻腔顶部的鼻黏膜区域统称为嗅区，富有感受嗅觉刺激的嗅细胞；鼻腔其余部分黏膜区域称为呼吸区，含有丰富的静脉丛和鼻腺。可见外侧壁上的上、中、下鼻甲，每个鼻甲的下方有前后纵行的空隙称为鼻道。上鼻甲的下方为上鼻道，中鼻甲下方为中鼻道，下鼻甲下方为下鼻道。位于蝶窦与上鼻甲后上方处为蝶筛隐窝。查找鼻旁窦和鼻泪管在鼻腔的开口。

2. 喉

利用头颈正中矢状切标本观察喉位置。

（1）喉的软骨：在喉软骨标本上观察。①甲状软骨：为喉所有软骨中最大的一块，由两个对称四边形软骨板构成。二板前缘于正中线上约以直角相连形成前角，前角上端向前突出称喉结，可在体表摸到，成年男性特别突出。二板后缘游离并向上、向下各形成一突起，分别称上角和下角。下角与环状软骨形成环甲关节。②环状软骨：位于甲状软骨的下方。为唯一一块呈完整环形的软骨。环状软骨的后部高阔称环状软骨板，前部低窄为环状软骨弓。③杓状软骨：左、右各一，坐落在环状软骨板上缘正中两侧的上方，形如三棱锥形，尖向上，底向下。底与环状软骨板形成环杓关节，底有向前、向外分别伸出的声带突和肌突。④会厌软骨：形如树叶，下部细长，上部宽阔，下端贴附在甲状软骨前角的内面，前面稍隆凸，后面凹陷对向喉腔。

（2）喉的连结：在喉的模型或标本上观察。理解环甲关节、环杓关节的构成及运动。①弹性圆锥：为弹性纤维组成的膜状结构，自甲状软骨前角的后面，向下、向后附着于环状软骨上缘和杓状软骨声带突。此膜的上缘游离，紧张于甲状软骨前角与杓状软骨声带突之间，称声韧带。弹性圆锥前份较厚，位于甲状软骨下缘与环状软骨弓上缘之间，称环甲正中韧带。②方形膜：由会厌软骨的侧缘和甲状软骨前角的后面向后附着于杓状软骨的前内侧缘。此膜下缘游离，称前庭韧带。③甲状舌骨膜：连于甲状软骨上缘与舌骨之间。④环状软骨气管韧带：连于环状软骨下缘与第1气管软骨环之间。

（3）喉肌：在喉的标本和模型上观察喉肌的位置并理解其作用。重点观察环甲肌和环杓后肌。

（4）喉腔：在喉的标本和模型上观察。从后壁打开喉腔，观察到在侧壁上有上、下两对矢状位黏膜皱襞。上方的皱襞为前庭襞，两侧前庭襞之间的裂隙称前庭裂；下方的皱襞为声襞，两侧声襞之间的裂隙为声门裂的膜间部。声门裂的后2/5位于两杓状软骨之间，称软骨间部。声门裂是喉腔的最狭窄部位。借前庭裂、声门裂将喉腔分为三部分：喉前庭、喉中间腔和声门下腔。喉中间腔的两侧突入前庭襞与声襞之间的部分称喉室。

3. 气管及支气管

气管由14~17个缺口向后的"C"形气管软骨和平滑肌及结缔组织围成。起自环状软骨下缘（第6颈椎下缘处），下行至第4、5胸椎交界处（胸骨角水平）分为左、右主支气管分别进入两肺。打开后壁，观察气管杈内的气管隆嵴，理解其临床意义。观察左、右主支气管的形态差异（右侧粗、短、直，左侧细、长、斜）。

4. 肺

在胸腔内观察肺的位置。利用游离的肺标本及模型观察肺形态与区分，肺有1尖、1底、2面、3缘。①肺尖高出锁骨内侧1/3上方达2.5cm左右。②肺底又称膈面，坐落于膈上面。③肋面对向肋及胸骨。④内侧面亦称纵隔面，肺门位于此面上。⑤前缘锐。左肺的前缘下部有心切迹。⑥下缘为围绕肺底的边缘。⑦后缘圆钝。两肺均可见自后上斜向前下的斜裂，右肺还有一自斜裂水平向前达肺前缘的水平裂。左肺借斜裂分上、下两叶。右肺被斜裂和水平裂分为上、中、下三叶。肺根为进出肺的结构（主支气管、肺动脉、肺静脉、支气管动脉、支气管静脉、神经和淋巴管等）被结缔组织包裹后的合称，而这些结构出入肺的部位称肺门。注意观察出入左、右肺门结构的位置关系。

用肺段标本和陈列室肺段铸型理解肺段定义和临床意义。

5. 胸膜

仔细观察脏胸膜和壁胸膜，理解胸膜腔及胸膜隐窝概念。据胸膜所在位置的不同，将其分为两部分：紧贴在肺表面的叫脏胸膜，衬与胸壁内面、膈上面和纵隔两侧的为壁胸膜。壁胸膜因其所在部位不同又分为四部分：衬在胸廓内面的部分称肋胸膜；覆在膈上面的称膈胸膜；贴在纵隔两侧的称纵隔胸膜；位于肺尖部分的称胸膜顶，伸入颈根部，常超过锁骨内侧 1/3 上方 2 ~ 4cm。在壁胸膜各部相互移行处，与胸膜腔一起留有的间隙，肺缘不深入其间，称胸膜隐窝，如肋膈隐窝、肋纵隔隐窝膈纵隔隐窝。理解这些隐窝的临床意义。

6. 纵隔

通过标本或模型理解纵隔的概念和区分。纵隔为两侧纵隔胸膜间的脏器与结缔组织的总称。通常以胸骨角平面为界将纵隔分为上纵隔和下纵隔，下纵隔又以心及心包为界分为前、中、后纵隔。观察位于纵隔各部所含的结构。

（五）学生自行观察标本和模型

学生自行观察标本和模型，教师指导答疑。

（六）小结

小结喉腔的形态结构及其通连，以及左、右肺门结构排列关系。

【注意事项】

1. 理解在此观察到的鼻旁窦与骨性鼻旁窦的区别及其各窦特点与开口。
2. 声韧带与声带区别。
3. 左右肺形态结构区别。
4. 胸腔与胸膜腔区别。

【思考题】

1. 鼻旁窦的临床意义如何？
2. 发音时声音的高、低、大、小与声带和声门有何关系？
3. 肺段在临床上的意义如何？
4. 异物坠入气管易进入哪个肺？为什么？
5. 用解剖学知识解释临床上出现呼吸困难的结构基础。

（钱亦华）

实验二　呼吸系统组织学
The Histology of the Respiratory System

【实验目的】

1. 掌握：气管及其分支的结构特点；肺的组织结构。

2. 了解：肺内支气管树管壁的变化规律。

【实验仪器与材料】

1. 多媒体电脑和呼吸系统组织学录像。

2. Motic 显微互动系统。

3. 组织学切片：气管，肺。

4. 电镜照片：呼吸上皮扫描电镜照片，肺泡 II 型细胞透射电镜照片。

【实验内容与方法】

（一）观看录像

观看多媒体教学录像"呼吸系统"。

（二）复习理论知识

复习肺、气管及其分支的结构特点和主要形态结构，提问大课所讲重要内容。

（三）观察气管和肺

1. 气管（人 HE 72 号）

（1）肉眼：紫蓝色长条结构为软骨环，试区分黏膜面和外膜面。

（2）镜下：由内向外辨认、区分黏膜、黏膜下层和外膜。

1）黏膜：上皮为假复层柱状纤毛上皮，夹有杯状细胞。固有层内可见腺导管。

2）黏膜下层：疏松结缔组织中除血管、神经外，还含有许多混合腺、淋巴细胞。高倍下区分黏液性、浆液性和混合性腺泡。

3）外膜：由结缔组织和透明软骨环组成，缺口处为致密结缔组织并含有平滑肌和混合性腺。

2. 肺（人 HE 73 号）

（1）肉眼：标本呈海绵状，其中有少数空腔是肺内支气管和肺动脉小分支。

（2）低倍：辨认区分肺导气部的小支气管、细支气管、终末细支气管，以及呼吸部的呼吸性支气管、肺泡管、肺泡囊和肺泡。

（3）高倍：根据黏膜上皮、杯状细胞、腺体、软骨和平滑肌区分导气部各段。根据肺泡开口确定呼吸部。

1）肺内支气管和小支气管：管壁结构基本同气管，但管径渐变细，管壁变薄，上皮亦变薄，腺体减少，软骨成小块，平滑肌成束。

2）细支气管：上皮为单层柱状纤毛上皮，但杯状细胞、腺体与软骨块更少或消失，平滑肌相对增多。注意与肺内小动脉区别。

3）终末细支气管：上皮变为单层柱状或立方，部分细胞有纤毛。杯状细胞、腺体及软骨块均消失，平滑肌环行成层，黏膜皱襞明显。

4）呼吸性细支气管：管壁上有肺泡通连，上皮变为单层柱状或立方，无纤毛。以上各段多伴有相应大小的肺动脉分支。

5）肺泡管：有许多肺泡开口，残留极少管壁，在相邻肺泡之间的隔的末端呈结节状膨大，上皮为单层立方或扁平形。

6）肺泡囊：几个肺泡共同开口处，无管壁残存。

7）肺泡和肺泡隔：肺泡为不规则形囊泡，一侧开向肺泡管，壁薄（试区分Ⅰ型和Ⅱ型肺泡上皮细胞）。相邻肺泡之间的结缔组织为肺泡隔，内有丰富的毛细血管，内皮细胞亦难区分。在肺泡隔和肺泡腔内有散在的巨噬细胞，胞质中含有黑色灰尘颗粒，称尘细胞。

（四）电镜照片

1. 呼吸上皮

此为呼吸上皮扫描电镜照片。上皮表面具有许多纤毛的是柱状细胞，其余圆形结构为杯状细胞表面观。

2. 肺泡Ⅱ型细胞

此为肺泡Ⅱ型细胞透射电镜照片。照片中肺泡Ⅱ型细胞呈椭圆形，细胞核电子密度适中，细胞表面有若干细小突起。注意观察细胞质中大量板层样或指纹样颗粒。照片上部可见其与Ⅰ型肺泡细胞之间的细胞连接。

【注意事项】

肺内呼吸管道组织结构的变化为连续性的，无严格界限。比较难以确认的是终末细支气管和呼吸性细支气管。

【思考题】

1. 试述肺泡的微细结构及功能。
2. 什么叫肺泡壁和肺泡隔？它们的结构如何？

（周劲松）

实验三　呼吸系统疾病病理学
he Pathology of the Respiratory System

【实验目的】

1. 掌握：大叶性肺炎、小叶性肺炎和间质性肺炎的病理变化及临床病理联系；慢性支气管炎、肺气肿、肺心病、支气管哮喘和支气管扩张症的病变及发病机制；鼻咽癌、肺癌的主要病理类型和临床病理特点。

2. 了解：矽肺的主要病变特点及其形成过程。

【实验仪器与材料】

病理大体标本	病理组织切片
1. 大叶性肺炎灰色肝样变期	1. 大叶性肺炎灰色肝样变期
2. 小叶性肺炎	2. 小叶性肺炎
3. 弥漫性肺泡性肺气肿	3. 间质性肺炎
4. 肺源性心脏病	4. 小叶中心型肺气肿
5. 支气管扩张症	5. 燕麦细胞癌
6. 肺癌（中心型，周边型、弥漫型）	6. 肺泡细胞癌
7. 肺癌脑内转移	

【实验内容与方法】

（一）病理大体标本的观察要点

1. 大叶性肺炎（灰色肝样变期）

（1）病变占据整个肺叶或其大部分。病变区体积增大，质地变实。

（2）切面色灰黄，呈颗粒状（大部分颗粒脱落，留下小网眼）。

2. 小叶肺炎（标本均为小儿肺脏）

（1）病变呈灶性，分布不均，多以肺下叶较密集。色灰白或灰黄，略高起于切面，其结构致密。

（2）有些区域病灶互相融合，超越一个小叶的范围，形成较大的病灶。

3. 肺气肿

肺体积增大，肺组织含气量增加呈海绵状。肺泡弥漫性扩张，个别肺泡扩张明显呈小囊状，有时小囊内可见血管悬梁。

4. 肺源性心脏病

（1）标本显示右心。右心室腔扩大，心室壁增厚，心尖部钝圆。

（2）肉柱和乳头肌变粗，肺动脉圆锥膨隆。

5. 支气管扩张症

（1）在肺切面上可见支气管明显扩张，扩张的支气管呈囊状、柱状、或串珠状等不同形态，扩张之支气管有的已延伸至肺膜下。

（2）支气管壁明显增厚，黏膜表面较粗，管腔内可见脓性物质。

（3）支气管周围肺组织有不同程度纤维化。

6. 支气管肺癌（肺门型）

（1）标本为肺的切面。肺门处有一较大的灰白色肿块。支气管黏膜亦因肿瘤组织生长而变厚。

（2）注意肺门淋巴结及其周围肺组织有无变化。

7. 支气管肺癌（外周型）

标本为部分肺的切面。可见一灰白色圆形肿块位于肺的外周部分。

8. 支气管肺癌（弥漫型）

（1）标本为部分肺的切面，可见布满多数大小不一的灰白色肿瘤性结节，肿瘤组织与其周围组织分界不清。

（2）有的肿瘤结节中心坏死、崩解，形成小腔。

9. 支气管肺癌脑内转移

大脑半球的额状切面上可见脑组织内有数个灰褐色结节，约黄豆大，其界限较清楚。

（二）病理组织切片的观察要点

1. 切片 54 号

（1）病变为弥漫性，肺泡内充满纤维素及中性粒细胞，少数区域尚见有不少的红细胞。

（2）大部分肺泡壁增宽，有炎细胞浸润，呈贫血状。

病理诊断：

2. 切片 55 号

（1）病变为灶性，多发、散在，多以病变的细支气管为中心，管壁充血、水肿,有炎细胞浸润,管腔内充满多数中性粒细胞及脱落上皮细胞。

（2）其周围的肺泡内有多少不等、性状不一的渗出物,多为脓性。肺泡壁增厚,可见充血、炎细胞浸润。

（3）病灶外周的肺组织呈气肿改变。

病理诊断:

3. 切片 60 号

（1）肺泡壁、细支气管周围和肺间质内有大量炎细胞浸润,以淋巴细胞、单核细胞为主。肺泡壁明显增宽。

（2）肺泡腔内不含炎性渗出物或仅有少量浆液。

病理诊断:

4. 切片 109 号

（1）呼吸性细支气管和肺泡扩张明显,肺泡壁变薄甚至断裂,肺泡壁毛细血管床明显减少。细支气管周围,肺间质内有炎细胞浸润。

（2）肺泡管、肺泡囊扩张。

病理诊断:

5. 切片 72 号

（1）肺组织结构已为肿瘤组织所破坏。肿瘤细胞体积较小,核呈卵圆形或短梭形,深染,胞浆少。排列成巢状,癌巢间隔以间质,部分区域瘤组织已发生坏死。

（2）肿瘤周围肺组织呈炎症改变。

病理诊断:

6. 切片 34 号

肺组织原有结构依然保存,但肺泡扩张,肺泡内壁衬以高柱状上皮,有时呈乳头状向腔内突起。细胞有异型性。

病理诊断:

【注意事项】

1. 支气管各段的结构与支气管病变形成的关系。

2. 肺部病变与相应的临床表现。

【思考题】

1. 大叶性肺炎和小叶性肺炎有何异同?

2. 慢性支气管炎和肺气肿最终会引起何种合并症?

3. 肺气肿时，肺含气量增多，为什么患者往往表现为缺氧？

4. 为什么肺气肿引起的肺性心脏患者当呼吸道感染时，往往易引起心力衰竭症状加重？

5. 支气管通常没有鳞状上皮，为什么会发生鳞癌？

6. 外周型肺癌和中心型肺癌的临床表现、预后和影响有何不同？

（崔　刚）

实验四　呼吸运动的调节及其影响因素
The Regulation of Respiratory Movement and Influencing Factors

【实验目的】

1. 掌握：呼吸运动曲线的描记方法。

2. 了解：血液化学成分改变、迷走神经和药物等对呼吸运动曲线的影响并理解其机制。

【实验原理】

呼吸是生命活动的重要指征之一。通过呼吸运动机体摄入 O_2 并排出 CO_2，以保证机体新陈代谢和其他各种功能的正常进行。

正常的呼吸运动是在中枢神经系统的调节下进行的，体内、外各种因素可以直接或通过不同的感受器间接地作用于呼吸中枢，从而使机体产生与其相适应的呼吸运动。

轻度的血氧分压降低可以刺激颈动脉体和主动脉体外周化学感受器，使呼吸加深、加快，重度的血氧分压降低可直接抑制呼吸中枢，使呼吸变浅、变慢。CO_2 刺激呼吸是通过两条途径实现的：一是刺激中枢化学感受器，二是刺激外周化学感受器反射性地兴奋呼吸中枢使呼吸加深、加快。血液中 H^+ 浓度升高可刺激外周化学感受器，使呼吸加深、加快。

迷走神经中含有引起肺牵张反射的传入神经，当吸气运动使肺扩张时，该神经纤维兴奋，冲动传入中枢后引起吸气切断机制，吸气神经元活动抑制，吸气停止转为呼气运动，从而加速吸气、呼气运动的交替。当切断迷走神经后，中断了肺扩张的传入通路，反射作用减弱，出现"深大呼吸"。

增大无效腔减少了肺泡通气量，降低了气体更新率，造成血氧分压下降、

CO_2 分压增高，引起呼吸加深、加快；同时，增加解剖无效腔使气道阻力增加，也导致呼吸运动加强。

尼可刹米既可直接兴奋延脑呼吸中枢，也可刺激颈动脉体和主动脉体化学感受器反射性兴奋呼吸中枢，还可提高呼吸中枢对 CO_2 的敏感性，从而加强呼吸运动。

【实验对象】

家兔，体重 $2.0 \sim 2.5\text{kg}$（雌雄不限）。

【实验仪器与材料】

1. 试剂：20% 乌拉坦，5% 乳酸，2.5% 尼可刹米。

2. 器材：计算机，BL-420 生物信号采集与处理系统，张力换能器，哺乳动物手术器械，兔台，气管插管，注射器，80cm 长橡皮软管一根，缺氧瓶，盛有 CO_2 的气囊一个。

【实验内容与方法】

1. 手术

自兔耳缘静脉缓慢注射 20% 乌拉坦 5ml/kg，待兔麻醉后将其背位固定于兔台上。沿颈部正中线切开皮肤 $5 \sim 7\text{cm}$，分离皮下组织及肌肉，暴露气管，并在其下穿线备用。分离气管两侧的迷走神经，并在其下穿线备用。剪去家兔剑突处的皮毛，暴露并游离剑突软骨。

2. 气管插管

在第三、第四气管软骨环之间向上做一倒 "T" 形切口，插入气管插管并用线将其结扎固定。

3. 装置连接

将系有线的弯钩大头针勾在已暴露的剑突软骨上，线的另一端系于张力换能器上，张力换能器与计算机第一通道插孔相连接。启动计算机，进入 BL-420 生物信号采集与处理系统的主界面。从"输入通道"的选项中选择相应通道的张力，开始实验。

4. 观察项目

（1）描记正常呼吸运动曲线。

（2）缺氧对呼吸运动的影响：将气管插管的一侧橡皮软管与装有钠石灰的缺氧瓶相连，使动物呼吸钠石灰瓶中的空气，观察呼吸运动曲线的变化。待呼吸运动曲线发生明显变化后去掉缺氧瓶，使呼吸运动恢复正常。

（3）高浓度 CO_2 对呼吸运动的影响：将气管插管的一侧橡皮软管与盛有 CO_2 气囊的导气管相连，打开气囊导气管的夹子，使 CO_2 随动物吸气进入气管，观察呼吸运动曲线的变化。待呼吸运动曲线发生明显变化后去掉 CO_2 气囊，使呼吸运动恢复正常。

（3）增大无效腔对呼吸运动的影响：将气管插管的一侧橡皮软管与 80cm 长的橡皮软管相连，观察呼吸运动曲线的变化。待呼吸运动曲线发生明显变化后去掉橡皮管，使呼吸运动恢复正常。

（4）血中 H^+ 浓度增高对呼吸运动的影响：由耳缘静脉快速注入 5% 乳酸溶液 1ml/kg，观察呼吸运动曲线的变化。

（5）尼可刹米对呼吸运动的影响：由耳缘静脉注入 2.5% 尼可刹米 1ml/kg，观察呼吸运动曲线的变化。

（6）迷走神经对呼吸运动的影响：描记一段正常的呼吸曲线后，切断一侧的迷走神经，观察呼吸运动曲线的变化。

【注意事项】

1. 手术过程中操作要细心轻柔，避免出现大出血而影响家兔正常的机能状态。

2. 每项实验做完后，待呼吸运动曲线恢复正常后再进行下一项实验，要注意前后对照。

【思考题】

1. 缺氧和高浓度 CO_2 对呼吸运动曲线有什么影响？这种影响的发生机制是什么？

2. 静脉分别注射尼可刹米和乳酸后，呼吸运动曲线会发生哪些变化？两者发生的机制是否相同？

3. 迷走神经在正常呼吸运动中的作用是什么？剪断颈部一侧的迷走神经后呼吸运动曲线会发生什么变化？

（胡　浩）

第十章

消化系统

实验一 消化系统和腹膜解剖学
TheAnatomy of The Alimentary System and Peritoneum

【实验目的】

1. 掌握：消化系统的组成和功能；上、下消化道的概念；咽峡的定义；腭的形态、结构；牙的种类和排列，牙的形态；舌的形态和黏膜结构；大唾液腺（腮腺、颌下腺、舌下腺）的位置、形态和腺管的开口；咽的位置、形态和分部；鼻咽部重要结构、腭扁桃体的位置；食管的位置和分部、生理性狭窄的位置和临床意义；胃的形态、分部和位置；小肠的分部；十二指肠的位置、形态、分部及结构特点；空、回肠的位置、结构及两者的区别；大肠的分部、形态及其特征性结构；盲肠和阑尾的位置、形态结构；阑尾根部的体表投影（Mcburney点）；直肠的形态、位置和构造；肛管内面的主要结构；肝的形态和位置；胆囊的形态、位置、功能及胆囊底的体表投影；胆汁产生及其排出径路；胰的形态、位置；腹膜的位置、分布和结构特点；腹膜与腹膜腔的概念；腹膜与腹、盆腔脏器关系的三种类型；小网膜、大网膜的位置及构成；网膜囊的概念；系膜的名称和附着；男、女性盆腔的陷凹。

2. 了解：口腔的分部及界限；唇、颊的形态、结构；牙周组织的构造和作用；舌肌的一般配布和机能；咽淋巴环的位置和功能；胃壁的结构；结肠的分部及各部的位置；Meckel 憩室的位置、形成及其临床意义；肛门内、外括约肌的位置；肛门外括约肌的分部；肝的主要功能；腹膜的功能；腹膜的皱襞和隐窝；腹膜腔的分区和间隙。

【实验仪器与材料】

1. 多媒体电脑及课件，挂图。

2. 标本：消化系统整体标本（头颈矢状切连打开的胸、腹、盆腔标本）。头颈部正中矢状切面标本。游离、原位的乳牙和恒牙标本。舌标本，唾液腺标本。咽腔（后壁切开）、咽肌标本。消化管各段离体、切开标本：游离胃、胃冠状切；游离胰十二指肠（示胆总管及十二指肠大乳头）；游离空、回肠，剖开的空、回肠；结肠和盲肠连阑尾，盲肠部切开；直肠连骶、尾骨、直肠肛管切开。游离肝（示肝门结构、第二肝门）、肝铸型标本，肝连肝外胆道、十二指肠和胰标本。成人腹膜标本。男、女性盆腔正中矢状切标本。

【实验内容与方法】

（一）观看录像

观看多媒体教学录像"消化系统"。

（二）复习理论知识

提问式复习大课所讲重要内容：消化系统组成；胃的位置、形态、区分和构造；肝的形态结构和肝外胆道系统组成及功能；网膜的结构。

（三）示教讲解标本

先在整体标本上观察消化系统的组成（消化管和消化腺）及位置，并理解其功能。然后在游离标本上观察各器官形态及其结构。对于口腔、牙、舌和口咽等部分内容，除观察标本外，同学之间可相互作活体观察。

1. 消化管

（1）口腔：取头颈部正中矢状切面标本并对照活体进行以下观察。

1）查看口腔的围成及分部（口腔前庭和固有口腔）。

2）观察口唇、颊及颊黏膜，注意颊黏膜上腮腺管的开口部位。

3）观察腭：位于口腔与鼻腔之间，前部为硬腭，由上颌骨腭突和腭骨水平板以及表面覆盖黏膜构成，后部是由骨骼肌和黏膜构成的软腭。同学相互间张口做"啊"的动作，观察口腔后部较狭窄通道（即咽峡）的围成，注意辨认腭帆、腭垂、腭舌弓、腭咽弓和腭扁桃体。软腭后部游离部分为腭帆，腭帆后缘中央向后下方的突起是腭垂；自腭帆向两侧延伸形成两条弓形皱襞，即前方的腭舌弓和后方的腭咽弓，二者之间的隐窝是扁桃体窝，内有腭扁桃体。

4）观察牙的位置、排列，理解其分类，并观察各类牙的形态、构造及牙周组织。理解牙的形态与功能的关系。

5）观察舌的形态、分部及舌背面的黏膜，注意根据位置和形态区分丝状乳头、菌状乳头、叶状乳头、轮廓乳头和舌扁桃体。翘起舌尖，观察位于舌下面正中的舌系带及两侧的黏膜隆起（即舌下阜、舌下襞）。在头颈正中矢状切标本上，观察舌内肌和舌外肌。

6）在头颈部唾液腺标本上，于面侧区的外耳道前下方寻找腮腺，观察其形态和导管，探查导管的开口部位；于下颌体内侧寻找下颌下腺，观察其形态和导管；于舌下襞黏膜内寻找舌下腺，观察其形态和导管，探查导管的开口部位。

（2）咽：在头颈正中矢状切标本上，进行以下观察。

1）观察咽的位置（上起颅底，下至第 6 颈椎下缘）及形态（上宽下窄、前后略扁的肌性管道）；辨认软腭游离缘和会厌上缘，咽以此分为鼻咽、口咽和喉咽。

2）在鼻咽侧壁上查看弓形隆起的咽鼓管圆枕，于其下方和后方探查咽鼓管咽口及咽隐窝。

3）在口咽和鼻咽处寻找咽淋巴环（鼻咽侧壁的咽鼓管扁桃体，后壁的咽扁桃体，口咽的腭扁桃体、舌扁桃体，围绕在口咽和鼻咽周围呈环形分布），理解咽淋巴环的作用。在喉口两侧寻找观察梨状隐窝。

4）探查咽的六个交通：向前分别经鼻后孔、咽峡和喉口通鼻腔、口腔和喉腔；向两侧经咽鼓管咽口通鼓室；向下与食管延续。

（3）食管

1）在整体标本上观察食管的位置、分部及狭窄部位。理解狭窄的临床意义。

2）在切开游离食管胃标本上，观察食管壁构造和内面黏膜的纵行皱襞，与胃贲门延续处查看有无食管括约肌存在。

（4）胃

1）在整体标本上于左季肋区和腹上区寻找胃，观察其形态及毗邻。注意胃前壁的游离面及后壁的"胃床"结构（胰、左肾、左肾上腺、横结肠及其系膜形成），理解其临床意义。

2）在游离胃标本上，摆好位置后观察胃的形态和分部，注意分辨前后两壁、大小两弯、出入两口。在两弯上分别辨认贲门切迹和角切迹。在胃大弯远侧寻找中间沟，此沟将幽门部分为幽门窦和幽门管。用手轻捏两口，感受贲门较柔软（无明显括约肌），幽门较硬（有较厚的环形括约肌）。

3）在剖开胃壁的标本上，观察胃黏膜的外形及结构，注意小弯侧黏膜皱襞的走行规律。

4）在显示胃肌层的标本上观察各层肌纤维的走行。

（5）小肠：在整体标本上观察小肠的位置、分部（十二指肠、空肠和回肠）及特点。

1）十二指肠：在肝胰十二指肠标本上，观察十二指肠的分部及其与胰的位置关系。十二指肠呈"C"形，从右侧环绕胰头，分为上部、降部、水平部和升部。①上部：紧接幽门，位于肝的下方，从前上走向右后下。上部近幽门处的内表面黏膜光滑平坦，为十二指肠球，是溃疡及穿孔的好发部位。②降部：垂直下行于胰头的右侧，在第3腰椎水平向左移行为水平部。在切开的降部后内侧壁上寻找纵行的十二指肠纵襞。十二指肠大乳头位于其下端，探查其连通。观察有无十二指肠小乳头。③水平部：从右至左横过下腔静脉及第3腰椎，至腹主动脉前方移行为升部。④升部：在主动脉前方斜向左上方行走至第2腰椎水平移行为空肠，二者的转折处为十二指肠空肠曲。轻拉十二指肠空肠曲，在其上后方寻找触摸十二指肠悬韧带（即Treitz韧带）。该韧带由十二指肠悬肌（自右膈脚连于十二指肠空肠曲上后壁）和包绕其下段表面的腹膜皱襞共同构成，将十二指肠空肠曲固定于腹后壁，是手术中确认空肠起始的重要标志。

2）空肠和回肠：①在整体标本上鉴别空肠和回肠。空肠位于左上腹，回肠居右下腹，二者无明显分界线。用手触摸肠壁的厚度，较厚者为空肠，薄者是回肠。提起肠系膜探查系膜根部，并用透光的方法观察肠系膜内血管弓的多少。1～2级弓的肠管是空肠，3～4级弓的是回肠。②在肠管纵行切开的标本上，环形黏膜皱襞高而密，对光观察时有许多散在的芝麻大小不透光的结节（即孤立淋巴滤泡）者为空肠，环形黏膜皱襞低而疏且有成片的椭圆形不透光区（即集合淋巴滤泡）者是回肠。

（6）大肠

1）在整体标本上，观察大肠的位置及分部（盲肠、阑尾、结肠、直肠和肛管）。在结肠上辨认结肠和盲肠外形的三大特征（结肠带、结肠袋和肠脂垂），并与小肠进行比较，理解结肠带和结肠袋形成的原因。注意观察结肠各部（升结肠、横结肠、降结肠和乙状结肠）、结肠左曲和结肠右曲的位置及毗邻关系。

2）在整体标本上观察盲肠，并沿着结肠带向下追踪寻找阑尾，观察结肠带与阑尾根部的关系，讨论阑尾根部的体表投影及临床意义，判断阑尾的位置类型。用镊子提起阑尾末端，分别放到回肠及盲肠的前、后方，模仿阑尾的其他位置类型。理解不同位置的阑尾在临床上意义。

3）在切开的回盲部标本上，观察回盲瓣及阑尾口。

4）在腹盆部正中矢状切标本上，观察骶骨前方的直肠弯曲（骶曲凹向前，会阴曲凹向后）及直肠腔内的横襞，测量较为恒定的中横襞与肛门间的距离。注意观察男、女性直肠前面毗邻结构的差异。

5）在切开的肛管标本上，观察肛管内纵行黏膜形成的肛柱，相邻两个肛柱下端之间的黏膜瓣为肛瓣。用镊子夹起肛瓣，可见其与肠壁间的小腔隙，即为肛窦。观察齿状线（肛柱下端与肛瓣游离缘的环行连线），比较其上、下结构的差异。齿状线下方1cm的环行区为肛梳，是外痔的发生部位。辨认肛直肠线、齿状线和白线，理解其临床意义。

6）在肛门括约肌标本上，辨认肛门内括约肌（平滑肌）、肛门外括约肌（骨骼肌）及其分部和临床意义。

2. 消化腺

（1）肝

1）在整体标本上观察肝的位置和毗邻。肝大部分位于右季肋区和腹上区，小部分位于左季肋区。前面大部分被肋和膈所掩盖，仅在腹上区有小部分露于剑突之下，直接与腹前壁相接触。

2）在游离肝标本上，观察肝的二面、四缘，重点观察脏面的"H"形沟及沟内的结构。膈面向上邻膈，脏面与下面其他脏器相邻。在脏面的中部有两条纵沟和一条横沟排列成"H"形：左纵沟的前半内有肝圆韧带（脐静脉闭锁而成）、后半内有静脉韧带（静脉导管闭锁而成）；右纵沟的前半为胆囊窝（容纳胆囊）、后半为腔静脉沟（内有下腔静脉）；两个纵沟之间的横沟为肝门（即第一肝门），从前向后依次有肝左管和肝右管、肝固有动脉的分支、肝门静脉的分支等出入肝。借"H"形沟裂可以把肝脏下面分成4叶：右纵沟右侧的区域为右叶；左纵沟左侧的区域为左叶；左右纵沟之间、横沟以前的区域称方叶；横沟以后的区域叫尾状叶。在腔静脉沟上端寻找肝左、中、右静脉出肝注入下腔静脉处，此即第二肝门。思考第三肝门在何处，通过什么结构。

3）在肝内管道铸型标本上，观察经第一、二肝门出入的管道。此外再观察Glisson系统和肝静脉系统，理解肝实质可依据Glisson系统和肝静脉系统分为左、右半肝，5叶（尾状叶、左外叶、左内叶、右前叶和右后叶）和8段（尾状段即段I，左外叶上段即段II，左外叶下段即段III，左内段即段IV，右前叶下段即段V，右前叶上段即段VIII，右后叶下段即段VI，右后叶上段即段VII）。讨论肝分叶和分段的临床意义。

4）在肝胰十二指肠及肝外胆道标本上，辨认左、右肝管及肝总管、胆囊、胆囊管及胆总管。观察胆囊的分部，讨论胆囊底的体表投影及临床意义。向下方追踪胆总管，观察其经十二指肠上部的后方下行，进入十二指肠降部与胰头之间，在十二指肠降部中点斜穿肠壁，在此与胰管合成肝胰壶腹开口于十二指肠大乳头。

5）结合图谱和教材，在整体标本上探查胆囊三角的围成，理解其临床意义。

（2）胰

1）在整体标本上观察横位于第 1~2 腰椎体前方的胰及其形态，辨认头、颈、体、尾四部分（无明显界限）。观察其各部的形态和毗邻，重点是其前方的网膜囊。

2）在游离标本上进一步观察胰的分部，从左向右沿胰长轴查看胰管和副胰管，可见其沿途收纳许多细小管道。在十二指肠降部观察胰管和副胰管的开口部位（十二指肠大、小乳头），理解胰的内分泌及外分泌功能。

3. 腹膜及腹膜腔

在成人腹膜标本上，观察衬于腹、盆腔壁内面的壁腹膜及覆盖于腹、盆腔脏器表面的脏腹膜。从腹前壁的内面向上、下及两侧分别探查其延续，理解壁、脏腹膜相互延续形成一个极不规则的囊状间隙（即腹膜腔），观察脏器是否在腹膜腔之内。观察由骨盆上口、膈和腹壁围成的腹腔，腹腔内有脏器、血管、神经、淋巴及腹膜腔等。观察和讨论腹腔与腹膜腔的区别并理解腹膜的功能。

（1）观察和理解腹膜与脏器的关系（成人腹膜标本）

1）观察胃、横结肠和空、回肠：表面基本上全部被腹膜包绕，为腹膜内位器官。

2）观察肝和子宫：表面大部分被腹膜包裹，为腹膜间位器官。

3）观察胰和肾：仅一面被腹膜包裹，为腹膜外位器官。

4）讨论区分腹膜内位、间位和外位器官的临床意义。

（2）腹膜形成的结构（成人腹膜标本）

1）网膜：①观察位于肝门与胃小弯和十二指肠上部间的小网膜，其右侧连于十二指肠上部的游离缘（为肝十二指肠韧带），左侧大部分为肝胃韧带；注意其内走行的血管、神经，尤其是肝十二指肠韧带内结构的排列关系：右前方较粗的是胆总管，左前方较细的是肝固有动脉，两者后方管径粗大的是肝门静脉。②观察自胃大弯下垂呈围裙状的黄色结构（即大网膜），理解其构成（4 层腹膜）。探查胃大弯与横结肠间的胃结肠韧带，查看其内的血管。③切开小网膜，将手伸入到其后方探查网膜囊的形态及围成，前方有小网膜、胃后壁及胃结肠韧带。切断胃结肠韧带，把胃翻向上方，观察网膜囊后壁结构：隔着腹膜可见胰、左肾、左肾上腺、横结肠及其系膜；网膜囊上方达肝尾状叶和膈；下方为大网膜前、后两层愈合处；左侧有脾、胃脾韧带和脾肾韧带；右侧有网膜孔通腹膜腔。④在肝十二指肠韧带后方，自右向左将 1~2 个手指伸入到网膜囊，经过的狭窄通道即为网膜孔。用手触摸上方的肝尾状叶、下方的十二指肠上部、后方的下腔静脉及前方的肝十二指肠韧带，理解网膜囊及网膜孔的临床意义。

2）系膜：①牵拉空、回肠，观察肠系膜，可见其连于肠管与腹后壁之间，整体呈扇形，附着于腹后壁的部分为肠系膜根，长约 15cm，由左上斜向右下。理解肠系膜的作用、临床意义及血管的分布特点。②将阑尾拉直，观察将阑尾连于肠系膜下方的阑尾系膜，在系膜的游离缘观察阑尾的血管。③向上提起横结肠，观察将横结肠连于腹后壁的横结肠系膜及系膜内的血管。④向左侧牵拉乙状结肠，观察其系膜及系膜内的血管。

3）韧带：摸认固定肝、脾和胃的韧带。其中，肝镰状韧带呈矢状位，连于肝膈面与膈、腹前壁之间，其游离缘的圆索状结构即为肝圆韧带，连于脐；肝冠状韧带呈冠状位，连于肝膈面与膈之间，分前、后两层，末端融合成三角韧带。

4）腹膜襞和隐窝：探查位于腹后壁十二指肠升部左侧的十二指肠上襞及其深面口朝下的十二指肠上隐窝，在上隐窝下方为十二指肠下襞和下隐窝。探查位于下面肝右叶与右肾之间的肝肾隐窝，仰卧时该隐窝为腹膜腔的最低部位，腹膜腔内的液体易积存于此。

5）观察腹前壁内面，可见 5 条腹膜皱襞：脐与膀胱尖之间的腹膜襞为脐正中襞，向两侧分别有一对脐内侧襞和一对脐外侧襞。在 5 条皱襞之间有 3 对隐窝：脐正中襞与脐内侧襞间的膀胱上窝、脐外侧襞内侧的腹股沟内侧窝和外侧的腹股沟外侧窝。

6）腹膜陷凹：在盆部正中矢状切标本上，探查男性膀胱与直肠间的直肠膀胱陷凹；探查女性膀胱与子宫间的膀胱子宫陷凹和子宫与直肠间的直肠子宫陷凹，后者为女性腹膜腔的最低位置，液体易积聚（理解陷凹便于穿刺或切开引流的意义）。

（3）腹膜腔的分区和间隙（成人腹膜标本）

1）观察腹膜腔的分区：横结肠及其系膜将腹膜腔区分为结肠上区和结肠下区两部分。

2）探查结肠上区的间隙：①肝上间隙。探查以镰状韧带为界的左、右肝上间隙。左肝上间隙以冠状韧带和左三角韧带分为左肝上前间隙、左肝上后间隙；右肝上间隙以冠状韧带分为右肝上前间隙和右肝上后间隙。②肝下间隙。在肝圆韧带左、右侧为别为左、右肝下间隙。在左肝下间隙，位于小网膜和胃前方的为左肝下前间隙，小网膜和胃后方的为左肝下后间隙（即网膜囊）。

3）探查结肠下区的间隙：左、右结肠旁沟和左、右肠系膜窦。

（四）学生自行观察标本

学生自行观察标本，教师指导答疑。

（五）小结

结合胃、肝等标本小结中空性器官与实质性器官的区别。

【注意事项】

1. 消化系统的各部分在内容上有较好的延续性和相关性，因此实习时首先在头脑里建立一个整体慨念，即从口至肛门的消化管（道）及其周围的消化腺，然后再进行逐个部分的详尽观察。

2. 观察游离标本时，首先要按解剖姿势放好，然后再按实验指导顺序仔细观察，同时注意结合整体标本和图谱观察位置关系。

3. 在学习牙、舌和咽等结构时，须结合活体进行观察，在观察过程中态度要严肃。

4. 爱护标本，尤其是肝、胆、胰等易损标本，要轻拿轻放，避免损坏。

5. 切忌用锐器夹持、翻动标本，尤其是腹膜及腹膜形成的结构，也不要过分牵拉以免损坏正常结构及各部位置关系。

【思考题】

1. 进行口腔检查时，能看到哪些结构？

2. 从鼻腔插一导管至胃，导管沿途经过哪些具体的解剖学结构？

3. 胆汁经何途经流入十二指肠？

4. 腹部手术后患者为什么常采取半卧位？

5. 为什么女性较易发生盆腹膜腔炎症？

（冯改丰）

实验二　消化管组织学
The Histology of the Digestive Tract

【实验目的】

1. 掌握：食道、胃、小肠结构特点。

2. 了解：大肠结构特点。

【实验仪器与材料】

1. 多媒体电脑和消化管组织学录像。

2. Motic 显微互动系统。

3. 组织学切片：食管，胃，小肠，结肠，阑尾。

4. 电镜照片：主细胞和壁细胞透射电镜照片，小肠黏膜表面扫描电镜照片。

【实验内容与方法】

（一）观看录像

观看多媒体教学录像"消化管"。

（二）复习理论知识

复习食道、胃、小肠和大肠的主要形态结构，提问大课所讲重要内容。

（三）观察食道、胃、小肠、结肠和阑尾标本

1. 食管（人 HE 53 号）

（1）肉眼：标本呈长方形，一侧紫蓝线条且平整者为黏膜面。

（2）镜下：先区分食管壁四层结构，进一步观察各层特点。

1）黏膜上皮为未角化复层扁平上皮，固有层有时可见腺导管，黏膜肌为不整齐的纵行平滑肌。

2）黏膜下层含有黏液性和混合性的食管腺（腺细胞单层立方或柱状），胞质空泡状，核扁圆且染色深，位于细胞基底部。

3）肌层为何种肌纤维？如何排列？（该层为食管哪部分?）

4）外膜为纤维膜。

2. 胃底（猫 HE 54 号）

（1）肉眼：标本一面凹凸不平呈紫红色带状，为黏膜面；另一面平直色红的宽带状结构为肌层；两层间为黏膜下层。

（2）低倍：区分为黏膜层、黏膜下层、肌层、浆膜，观察各层的结构特点。

（3）高倍：重点观察黏膜层。

1）黏膜层：黏膜层由内向外依次为上皮、固有层和黏膜肌层。①上皮：位于黏膜表面（胃黏膜上皮为何种上皮?），上皮下陷形成胃小凹（注意识别胃小凹的横断和斜断面）。②固有层：位于上皮之下，由结缔组织构成。此层内充满胃底腺，在胃底腺间的结缔组织内有时可见弥散淋巴组织和淋巴小结。还有少许平滑肌纤维。胃底腺为管状，开口于胃小凹，分颈、体、底三部分。切片上胃底腺多为斜断面或横断面，其主要细胞成分为：①主细胞（有何功能?）。数量多，多分布于底部，细胞呈柱状，染成紫蓝色，核呈圆或椭圆形，位于基底。②壁细胞（有何功能?）。多位于峡部和颈部，细胞大，呈圆形或三角形，胞质嗜酸，核大且圆，位于细胞中央，有的细胞可见双核。③黏膜肌层：位于固有层的深面，有薄层的内环外纵两层平滑肌组成。

2）黏膜下层：为疏松结缔组织，内含血管、淋巴管和神经。

3）肌层：较厚，由平滑肌组成（根据肌纤维的方向，是否可分出层来？）。

4）浆膜：为一薄层结缔组织和间皮（有时脱落）。

3. 小肠（猫 HE 59 号）

（1）肉眼：标本一侧色深为黏膜面。

（2）低倍：先区分肠壁四层结构，弄清皱襞、绒毛的组成及相互关系。

1）绒毛：为小肠黏膜突入肠腔的指状突起，是小肠的特征性结构，以固有膜结缔组织为中轴，周围覆以单柱上皮。注意观察识别绒毛纵、横、斜各种断面。

2）皱襞：黏膜层与部分黏膜下层突入肠腔形成，其上有绒毛。

（3）高倍：重点观察黏膜部分。

1）黏膜层：①上皮。单层柱状上皮，与胃上皮比较，其特点为：胞质染成粉红色均匀，不呈空泡状；游离面有纹状缘，夹有杯状细胞。常见淋巴细胞浸润。②固有膜。与胃壁固有膜的区别：结缔组织与腺体的比例；肠腺的形态与细胞组成（分辨柱状细胞、杯状细胞）；绒毛中轴的固有膜中有中央乳糜管（腔大，壁薄，由内皮围成）；淋巴组织的含量（区分弥散淋巴组织、孤立淋巴小结和集合淋巴小结）。据此 59 号为小肠哪段？③黏膜肌层。由内环、外纵两薄层平滑肌组成。

2）黏膜下层：为疏松结缔组织，含有较多血管和淋巴管。在十二指肠此层有黏液性腺泡。

3）肌层：为内环、外纵的平滑肌（注意肌间神经丛）。

4）外膜：浆膜。

4. 结肠（猫 HE 60 号）

（1）肉眼：标本呈长方形，一侧染色紫为黏膜面。

（2）镜下：与小肠对比观察，注意结肠无绒毛（表面可有薄层分泌物），杯状细胞特别多，肠腺密而深，固有层结缔组织中的孤立淋巴小结常突入黏膜下层。

5. 阑尾（人 HE 染色）

（1）肉眼：腔面不整齐的紫色层为黏膜和近黏膜的黏膜下层，外面环绕的粉红色部分为黏膜下层、肌层和浆膜。

（2）低倍

　　1）黏膜结构似结肠，但肠腺少，淋巴细胞和淋巴小结很发达，有时侵入黏膜下层。

　　2）黏膜下层含大量淋巴组织和脂肪细胞。

　　3）肌层的内环层较厚，外纵层较薄。外膜为浆膜。

　　（3）高倍

　　1）黏膜上皮和肠腺中杯状细胞较少，黏膜肌层不完整（为什么?）。

　　2）淋巴小结大多为次级淋巴小结。

（四）电镜照片

1. 主细胞

　　该照片为胃底腺主细胞透射电镜照片。照片右侧为细胞核，其周边有发达的粗面内质网，其左上方可见高尔基复合体、线粒体和许多电子密度低的酶原颗粒。照片左上角为狭小的胃底腺腺腔。

2. 壁细胞

　　该照片为活跃状态下胃底腺壁细胞的透射电镜照片。注意观察胞质内的细胞内小管和管壁内表面的许多微绒毛，其周边线粒体非常丰富。

3. 小肠黏膜

　　此照片是小肠黏膜扫描电镜图。照片中紧密排列的指状突起即为小肠内表面丰富的绒毛。

【注意事项】

　　1. 消化管除食道外，其他器官内附很多杂物，需和上皮组织加以区分。

　　2. 小肠上皮吸收细胞的纹状缘观察，需选择杯状细胞分布少的部位。

　　3. 小肠上皮中可出现若干圆形且染色深的结构，此为淋巴细胞。注意与杯状细胞的细胞核区分。

【思考题】

　　1. 消化管的基本结构特点是什么? 如何鉴别消化管的各部分?

　　2. 消化管的结构从上到下有什么变化规律?

　　3. 以胃肠为例，说明器官是怎样由四大组织有机组合而成。

（周劲松）

实验三　消化腺组织学
The Histology of Digestive Glands

【实验目的】

1. 掌握：肝和胰腺的形态结构特点。

2. 了解：唾液腺的结构特点。

【实验仪器与材料】

1. 多媒体电脑和消化腺组织学录像。

2. Motic 显微成像系统。

3. 组织学切片：肝脏，胰腺，颌下腺。

4. 电镜照片：肝细胞，窦周隙，胆小管和胰腺腺泡细胞透射电镜照片。

【实验内容与方法】

（一）观看录像

观看多媒体教学录像"消化腺"。

（二）复习理论知识

复习唾液腺、肝和胰腺的主要形态结构，提问大课所讲重要内容。

（三）观察颌下腺、肝和胰腺标本

1. 颌下腺（人 HE 64 号）

（1）肉眼：腺组织染为紫红色，周围为淡染的结缔组织。

（2）低倍：结缔组织将腺分割为小叶。小叶内绝大多数为浆液性腺泡，染色深，仅见少数染色浅淡的混合性腺泡和黏液性腺泡。小叶内还有许多染色很红的分泌管（胰腺有吗?），小叶间可见腔大的小叶间导管。

（3）高倍

1）浆液性腺泡结构与胰腺腺泡相似，但无泡心细胞。

2）黏液性腺泡较大，腔较明显，由单层立方或柱状细胞围成，胞质呈泡沫状，染色淡或弱嗜碱性，核扁圆，紧贴细胞基底面。

3）混合性腺泡圆或卵圆，结构多为黏液性腺泡的一侧附着几个浆液性细胞，呈半月状（浆半月）。

4）分泌管由单层柱状或假复层柱状上皮构成，胞质嗜酸性，着色很红，有的在细胞基部可见纵纹。

5）小叶间导管上皮多为假复层柱状。

2. 肝（人 HE 67 号）

（1）肉眼：标本色紫红，较致密，可见大小不一的小腔隙，为门管区或小叶下静脉。

（2）低倍：辨认肝小叶和门管区。

1）肝小叶：人的肝小叶边界不明显。肝小叶以中央静脉为中心，周围有放射状排列的肝板，分支互连成网。肝板之间的不规则腔隙为肝血窦。

2）门管区：在几个肝小叶交结处的结缔组织中可见三种管腔。①小叶间静脉：腔大，壁薄，不规则。②小叶间动脉：腔小而圆，壁厚，管壁可见平滑肌纤维。③小叶间胆管：由单层立方上皮围成。

3）小叶下静脉：单独行走于小叶间结缔组织中（与中央静脉如何区别？）

（3）高倍

1）中央静脉：管壁很薄，其外仅有少量结缔组织，壁上有血窦开口。

2）肝细胞：大，呈多边形，胞质丰富，染成紫红色，有空泡。核圆居中，染色浅，核仁明显，有的肝细胞有双核，有的肝细胞核体积较大者为多倍体核。

3）肝血窦：形状不规则，内皮细胞核扁平，靠近肝细胞。窦腔中可见形态不规则、有突起的的细胞，核呈圆或卵圆形，为肝巨噬细胞。

4）窦周隙：内皮与肝细胞之间的间隙。

3. 肝（人 PAS 4 号）

（1）肉眼：标本染色为深紫色。

（2）低倍：肝细胞质染为紫红色。

（3）高倍：可见肝细胞质内充满紫红色，大小均匀的细小颗粒（是什么物质？）。

4. 胰（人 HE 66 号 ）

（1）肉眼：见许多大小不等的紫色区域，为腺的小叶。

（2）低倍：结缔组织将实质分隔成许多小叶。小叶间含血管和外分泌部的导管。外分泌部为小叶内染色深的浆液性腺泡，腺泡之间散布有大小不一、染色浅淡的细胞团，即为胰岛。

（3）高倍

1）腺泡：由单层锥形细胞围成，呈椭圆或花瓣状。腺细胞基部胞质嗜碱，染色紫红，顶部胞质染为淡红色，或见红色的小颗粒。核圆，位于细胞基部。腺泡腔小，中心可见数个椭圆扁平、染色浅淡的细胞核，为泡心细胞的核（与闰管的关系？）。

2）导管：闰管与腺泡相接，管腔小，由单层扁平或单层立方上皮构成。小叶内导管由单层立方上皮围成，其外结缔组织少，两者均位于小叶内。小叶间导管较粗，为单层柱状上皮，存在于小叶结缔组织中。

3）胰岛：外包薄层结缔组织，散在于腺泡之间，大小不等，细胞排成团、索、网状，染色浅，细胞界限不清楚，只见胞核，细胞间有血窦。

（四）电镜照片

1. 肝细胞

本照片为肝细胞透射电镜照片。照片上部的胞核清晰可见。仔细辨认细胞质内大量的粗面内质网、滑面内质网、线粒体、微体和溶酶体等细胞器，以及散在分布的糖原颗粒等包含物。

2. 窦周隙

本照片为窦周隙透射电镜照片。可见狭窄的窦周隙左侧为肝血窦内皮，血窦内有红细胞断面。右侧是肝细胞血窦面。窦周隙中分布许多肝细胞微绒毛。

3. 胆小管

此照片为胆小管透射电镜照片。其中可见肝细胞胆小管面有丰富的微绒毛，胆小管由连接复合体封闭。肝细胞胞质中有高尔基复合体和丰富的线粒体。

4. 胰腺腺泡细胞

本照片为胰腺腺泡细胞透射电镜照片。照片上部狭小的管道为腺泡腔。照片下部为细胞核，核仁电子密度高，其周边的细胞质中有丰富的粗面内质网，核上部胞质有大量电子密度高的分泌颗粒，临近腺泡腔。

【注意事项】

1. PAS 染色显示的是糖类物质，该染色法不是显示组织结构的首选，因此该切片中肝小叶结构不清晰。

2. 胰腺闰管断面是罕见结构，一旦发现经老师确认后可全班示教。

【思考题】

1. 肝的微细结构及机能意义如何？

2. 从肝脏的结构变化说明黄疸是怎样形成的。

3. 胰的外分泌部有何结构特点？内分泌部由几种细胞构成？其机能意义

如何？

（周劲松）

实验四　胆汁的分泌调节
The Regulation of Bile Secretion

【实验目的】

1. 掌握：胆汗分泌的神经与体液调节机制。

2. 了解：胆总管的插管方法。

【实验原理】

　　胆汁分泌受神经和体液因素的控制。非消化期，由于胆总管括约肌收缩阻止胆汁排入十二指肠，胆汗流入胆囊贮存。当进食开始后，通过神经和体液因素的调节，一方面促进肝细胞分泌胆汁，另一方面促进胆囊收缩和胆总管括约肌舒张从而排放胆汁入十二指肠。肠道平滑肌受交感神经和迷走神经的双重支配。迷走神经兴奋时，通过其节后纤维末梢释放乙酰胆碱与平滑肌细胞膜上的 M 受体结合，产生兴奋性效应，使肠运动加强。交感神经兴奋时，通过其节后纤维末梢释放去甲肾上腺素与平滑肌细胞膜上的 β_2 受体结合，产生抑制效应，使肠运动减弱。本实验用静脉注射稀胆汁、肾上腺素、乙酰胆碱、稀盐酸等的方法，观察在神经和体液的支配下胆汁分泌、排出的变化。

【实验对象】

　　家兔，体重 2.0 ~ 2.5kg，雌雄不限。

【实验仪器与材料】

　　1. 试剂：生理盐水，20% 乌拉坦，胆囊胆汁，0.1mol/L 的盐酸，1:100 000 乙酰胆碱，1:10 000 肾上腺素。

　　2. 器材：兔手术台，哺乳动物手术器械一套，计算机，BL－420 生物信号采集与处理系统，胆管插管，注射器（2ml，5ml，1ml），针头，纱布，烧杯。

【实验内容与方法】

　　1. 实验前准备

　　实验前 2 ~ 3h，动物少量喂食以提高胆汁的分泌量。

2. 麻醉

耳缘静脉缓慢注入 20% 乌拉坦溶液 5ml/kg 麻醉兔,并将其仰卧固定在兔台上。

3. 腹部手术

腹部剪毛,沿剑突下正中线切开皮肤,切口长约 10cm,打开腹腔,沿胃幽门端找到十二指肠,在十二指肠上端的背侧可见一黄绿色较粗的肌性管,即胆总管(图 10-1)。

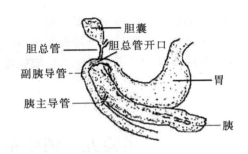

图 10-1 胃、胰、十二指肠和肝外胆道

4. 胆总管插管

在十二指肠处仔细分离胆总管,在其下方穿两条线备用。先结扎胆总管入十二指肠处,再在其上方剪一小口,朝胆囊方向插入细塑料管,结扎固定。注意插管应基本与胆总管平行,才能引流通畅。

5. 收集胆汁

用小烧杯收集胆汁备用,待胆汁流出速度稳定后,开始观察实验项目。

6. 观察项目

(1)正常胆汁分泌,记录 3min 内的滴数。

(2)静脉缓慢注射稀胆汁(用生理盐水将流出胆汗稀释 2 倍)3~4ml,然后观察胆汁分泌速度的变化。

(3)静脉注射乙酰胆碱(1:100 000)0.3ml/kg,观察胆汁分泌速度的变化。

(4)静脉注射肾上腺素(1:10 000)0.3ml/kg,观察胆汁分泌速度的变化。

(5)向十二指肠内注入 0.1mol/L 的盐酸 10ml/kg,观察胆汁分泌速度的变化。

【注意事项】

1. 实验前 2~3h,动物可少量喂食以提高胆汁的分泌量。

2. 在十二指肠处分离胆总管要仔细操作,注意避免出血。

3. 胆总管插管后立即可见绿色胆汁流入插管。如不见胆汁流出,则可能未插入胆总管内,需取出重插。注意插管应基本与胆总管平行,保证引流通畅。

4. 肝脏容易出血,操作时必须轻柔,避免锐利器械碰划破。

【思考题】

1. 影响胆汁分泌的主要因素有哪些？

2. 迷走神经对胆汁的分泌有何影响？其作用机制是什么？

3. 为什么对十二指肠内注入盐酸能促进胆汁的分泌？

（胡 浩）

实验五　消化系统疾病病理学
The Pathology of the Digestive System

【实验目的】

1. 掌握：慢性萎缩性胃炎的病变特点；胃溃疡病病变特点及合并症；病毒性肝炎和门脉性肝硬变的病因，发病机理，病理变化及临床病理联系；食道癌，胃癌，肝癌及结肠癌的类型及病理变化和临床病理联系。

2. 了解：各型肠炎，阑尾炎以及胰腺疾病的病变特点。

【实验仪器与材料】

病理大体标本	病理组织切片
1. 胃或十二指肠慢性溃疡（或合并穿孔、出血）	1. 慢性萎缩性胃炎
2. 胃黏膜出血性糜烂	2. 慢性胃溃疡
3. 亚急性重型黄色肝萎缩	3. 急性普通性肝炎
4. 急性重型黄色肝萎缩	4. 急性重型肝炎
5. 门脉性肝硬化	5. 结节性肝硬变
6. 坏死后性肝硬化	6. 胃癌
7. 食道下段静脉曲张（或合并破裂出血）	7. 食道癌
8. 慢性淤血性脾肿大	8. 肝细胞性肝癌
9. 食管癌（各型）	9. 胆管细胞性肝癌
10. 胃癌（各型）	10. 区域性肝细胞坏死
11. 结、直肠癌（各型）	
12. 肝癌（各型）	

【实验内容与方法】

（一）病理大体标本的观察要点

1. 胃或十二指肠慢性溃疡（或合并穿孔、出血等）

（1）标本为外科切除的部分胃或带有十二指肠。可见近幽门部小弯侧或十二指肠的球部有一个不同大小的圆形或椭圆形黏膜缺损——溃疡形成。

（2）溃疡边缘整齐，底部平坦，有薄层灰白色物质被覆。部分标本溃疡底部穿破胃壁，致溃疡附近的浆膜有灰白色膜样物质被覆（何物质?），有的可见血管破裂。

（3）溃疡局部的浆膜面灰白、粗糙。

2. 胃黏膜出血性糜烂

胃黏膜有散在的、多数大小不一的、黑褐色出血点，伴有黏膜表浅缺损或糜烂。

3. 门脉性肝硬变

（1）肝脏变小，重量变轻，质地变硬，呈灰白或黄褐色。

（2）表面不平，有无数的半球形结节弥漫散在，大小略不同。

（3）切面结节大小同，周围围绕以纤细的灰白色结缔组织。

4. 坏死后性肝硬变

肝脏的改变基本同上。但形成的结节大小不一，结节间有较宽的结缔组织相间隔。

5. 食道下段静脉曲张（或伴破裂）

食道下段黏膜面可见数条紫蓝色迂曲扩张静脉，有的标本有破口（以麦干插入）。

6. 慢性淤血性脾肿大

（1）脾体积增大，包膜增厚。

（2）切面呈暗红色（新鲜时）。

（3）脾小体不易辨认，而灰白色纤细小梁清楚可见。

7. 食管癌

（1）标本为外科切除的部分食管，纵行剖开，部分黏膜因纵行皱壁消失而变得粗糙，引起管腔狭窄；或者黏膜破环而形成溃疡；或者黏膜呈结节状、蕈伞状肿物突向腔内伴有坏死。

（2）切面上病变处均有灰白色或灰黄色的肿瘤组织已浸润破坏肌层，甚至达外膜。

（3）可伴有肿大的淋巴结，切面灰白、灰红相间，干燥（发生了什么改变？）。

8. 胃癌

（1）标本为外科切除的部分胃。可见近幽门部小弯侧黏膜表面有一肿物，其中央已破溃，形成溃疡。溃疡边缘隆起，溃疡底高低不平，有灰、黑色坏死组织覆盖。切面见灰白色的瘤组织向深部浸润，破坏胃壁（溃疡型）。

（2）幽门区胃壁明显增厚，黏膜皱壁消失，但有明显的肿块凸向腔内，切面见瘤组织呈灰白色，破坏胃壁，与周围界限不清（弥漫浸润型）。

（3）胃黏膜有一肿物，呈蕈伞状，向胃腔内突出。切面见灰白色的肿瘤组织侵入胃壁（蕈伞型）。

（4）有的标本可见肿大的淋巴结。

9. 肝癌（巨块型）

肝右叶内有一巨大肿块（大小？）几乎将肝右叶全部占据。肿瘤组织呈灰白或灰黄色伴有出血、坏死。肿瘤组织周围无包膜。

10. 肝癌（结节型）

肝脏除有肝硬变外，尚见有多数散在的、大小不一的肿瘤结节，呈灰白色，有的肿瘤结节有融合。

（二）病理组织切片的观察要点

1. 切片 102 号

标本为胃组织。胃壁黏膜上皮变薄，腺体数目减少、萎缩。黏膜固有层慢性炎细胞浸润，形成淋巴滤泡。胃小凹变浅，黏膜肌层向固有层长入。

病理诊断：

2. 切片 61 号

肉眼见组织凹陷处即为溃疡的底部，两侧为溃疡之边缘。

（1）溃疡底部自浅至深可分四层：①渗出层。位于表面，其渗出物由大量的炎细胞及纤维素构成。②坏死层。为位于渗出层下方的坏死组织，细胞核消失，结构模糊。③肉芽组织层。肉芽组织由大量的毛细血管、成纤维细胞构成，伴有炎细胞浸润。④瘢痕层。瘢痕组织由大量的纤维组织构成，伴有血管及神经纤维的增生。

（2）深部组织中有一较大的动脉，其腔内充有富含毛细血管的结缔组织（什么变化？）。

病理诊断：

3. 切片 69（C）号

标本为肝组织。肝细胞体积增大，胞浆疏松，淡染呈丝网状、透明。个别肝细胞胞浆浓缩红染，呈嗜酸性变。门管区炎细胞浸润，主要为淋巴细胞、单核细胞。另可见少数肝细胞体积增大，胞浆丰富，呈弱嗜碱性，细胞核增大深染，可见双核。

病理诊断：

4. 切片 69 号（B）

标本为肝组织。见肝小叶内有呈带状分布的淡染区域，这些区域的肝细胞索部分解离，肝窦较扩张，肝细胞胞浆红染，有的肝细胞核固缩或溶解，其周围的肝组织中双核细胞增多。

病理诊断：

5. 切片 62 号

（1）标本为肝脏。见肝小叶几乎全部破坏。肝细胞消失，仅留网状支架。扩张充血的肝血窦中，可见少数巨噬细胞及其他炎细胞。

（2）仅在小叶之周边部残存少数肝细胞，其胞浆内可见空泡。

（3）门管区小胆管数目增多。

病理诊断：

6. 切片 65 号

（1）肝组织正常结构已被破坏，为假小叶所取代。

（2）假小叶特点　为大小不一的肝细胞团，其内无正常位置的中央静脉，或者有，但位置和数目有改变。肝索、肝血窦失去正常的放射状排列。

（3）肝细胞有肥大再生或萎缩、变性、坏死。

（4）假小叶之间有增生的结缔组织，伴有一定数量的淋巴细胞、单核细胞浸润和小胆管增生。

病理诊断：

7. 切片 4 号

胃黏膜的一部分已为肿瘤组织所取代，并向深部浸润生长。肿瘤细胞多为立方或柱状，核呈圆或多角形，染色质分布不匀，少数肿瘤细胞含黏液空泡或呈印戒状。核分裂象多见,肿瘤细胞呈腺泡状或不典型的管状排列,其间有少许的间质。

病理诊断:

【注意事项】

1. 慢性胃溃疡底部显微镜下血管和神经纤维的变化。

2. 肝硬化结节增生的肝细胞和癌变细胞在显微镜的区别。

【思考题】

1. 慢性表浅性胃炎与慢性萎缩性胃炎在病理变化上最主要的不同点是什么?

2. 哪一型胃炎与胃癌的关系密切?其可能的原因有哪些?

3. 消化性溃疡最常见的部位及有关因素是什么?

4. 糜烂、急性溃疡、慢性溃疡的区别是什么?

5. 胃溃疡合并出血、穿孔、幽门狭窄的主要病理学基础是什么?

6. 何谓病毒性肝炎?肝脓肿是否可以称肝炎?为什么?

7. 各型病毒性肝炎的病变特点是什么?光镜下如何区别?

8. 门脉性肝硬化和坏死后性肝硬化形态上最明显的区别是什么?试从发病机制上解释?肝硬变的临床病理联系有哪几方面?不同类型的肝硬化的临床特点是否一样?

9. 你所知能引起上消化道出血的疾病有哪些?

10. 胃的癌性溃疡和胃溃疡如何区别?

11. 食管癌、胃癌、肝癌如何早期诊断?

(任淑婷)

第十一章

泌尿系统

实验一　泌尿系统解剖学
The Anatomy of the Urinary System

【实验目的】

1. 掌握：泌尿系统的组成及基本功能；肾的位置、形态、结构和被膜；输尿管的形态、分部，各部的位置，输尿管的狭窄；膀胱的形态、位置，膀胱三角的位置和黏膜特点；女性尿道的形态特点和开口部位。

2. 了解：肾的固定和畸形；肾段血管及肾段的概念；肾的体表投影；膀胱位置的年龄变化和膀胱壁的构造。

【实验仪器与材料】

1. 多媒体电脑及课件，挂图。

2. 手摸和装缸标本：腹膜后间隙示泌尿系统全貌及肾的被膜、肾蒂、输尿管，离体肾及肾的冠状切标本，离体膀胱标本，男、女性盆腔标本（显示男性输尿管与输精管，女性输尿管与子宫动脉的关系），男性盆腔正中矢状切，女性盆腔正中矢状切。

【实验内容与方法】

（一）观看录像

观看多媒体教学录像"泌尿系统解剖"。

（二）复习理论知识

复习提问大课所讲重要内容：泌尿系统的组成及基本功能；肾的位置、形态和结构。

（三）泌尿系统概述

结合多媒体解剖图谱和模型学习泌尿系统器官，重点讲解肾的位置、形态结构和膀胱的形态结构。

（四）示教腹后壁装缸及手摸标本

通过腹后壁装缸及手摸标本，观察泌尿系统的组成、各器官的位置、形态结构。

（五）示教泌尿系统器官的游离标本

1. 肾

观察肾的标本。可见肾是实质性器官，左右各一，形似蚕豆，右肾较左肾低 1~2cm。每肾分为上、下端，前、后面，内、外侧缘。内侧缘中部呈四边形凹陷称为肾门，有肾动脉、肾静脉、肾盂及神经、淋巴管等出入。出入肾门诸结构被结缔组织包裹在一起，称肾蒂。肾门伸入肾实质内的凹陷，称肾窦。肾窦内有肾动脉的分支、肾静脉的属支、肾小盏、肾大盏、肾盂及脂肪等。

在肾位置的标本上可见肾属于腹膜外位器官，位于腹后壁上部脊柱的两侧，上端靠近而下端稍远离。左肾在第 11 胸椎体下缘至第 2~3 腰椎间盘之间，右肾在第 12 胸椎上缘至第 3 腰椎体上缘之间。第 12 肋分别斜过左肾的后面的中部和右肾后面的上部。肾门平第 1 腰椎，肾门的体表投影在竖脊肌外缘与第 12 肋的夹角处，称肾区。

在肾被膜标本上可见肾表面有三层被膜：内层是纤维囊；中层是脂肪囊，也称肾床；外层是肾筋膜。

观察肾的冠状切面标本，肾实质分为位于表层的肾皮质和深层的肾髓质。肾髓质由 15~20 个呈圆锥形的肾锥体构成，肾锥体的底朝皮质，尖向肾窦，2~3 个肾锥体端尖合并为肾乳头。伸入肾锥体之间的皮质部分称为肾柱。肾乳头被肾小盏包绕，几个肾小盏合成 2~3 个肾大盏，肾大盏再合成肾盂出肾门，转折向下在肾下端平面移行为输尿管。

2. 输尿管

观察腹膜后间隙的器官标本。输尿管是一对长约 20~30cm 肌性管道，按其行程分为输尿管腹部、输尿管盆部和输尿管壁内部。输尿管全程有三处狭窄：上狭窄在肾盂输尿管移行处；中狭窄在小骨盆上口、输尿管跨过髂血管处；下狭窄在输尿管的壁内部。

3. 膀胱

观察膀胱标本。膀胱是储存尿液的肌性囊状器官。空虚的膀胱呈三棱锥体形，分尖、体、底和颈四部分：朝向前上方的是膀胱尖；中部大部为膀胱体；后下部呈三角形的为膀胱底；下部与前列腺（男性）或尿生殖膈（女性）邻接部为膀胱颈。在膀胱底的内表面，两输尿管口与尿道内口之间的三角形区域称膀胱三角，此区域无黏膜下层，黏膜与肌层紧密相连，故无论膀胱充盈或空虚时，始终保持光滑。两输尿管之间的皱襞为输尿管间襞。

在盆腔正中矢状切标本上观察，可见空虚的膀胱位于小骨盆腔内耻骨联合的后方，后方与精囊、输精管壶腹和直肠（男性）或子宫和阴道（女性）相邻。

4. 尿道

男性尿道兼有排精的功能，主要在生殖系统中观察。在男、女性盆腔矢状剖面标本上观察、比较：女性尿道长约 3～5cm，直径约 0.6cm，较男性尿道短、直。

（六）学生自行观察标本

学生自行观察标本，教师指导答疑。

（七）小结

小结泌尿系统组成及肾的形态和结构。

【注意事项】

1. 男性尿道内容在生殖系统学习。

2. 在陈列室学习时，你是否观察到畸形或异常的泌尿系统器官。

【思考题】

1. 试述肾的位置和形态结构。

2. 试述输尿管的分部和狭窄部位。

3. 说明膀胱的位置及后方的毗邻。

4. 尿液从肾乳头排出后，经哪些途径到达体外？

（肖新莉）

实验二　泌尿系统组织学
The Histology of the Urinary System

【实验目的】

1. 掌握：肾脏形态结构特点。

2. 了解：输尿管和膀胱的形态特点。

【实验仪器与材料】

1. 多媒体电脑和泌尿系统组织学录像。

2. Motic 显微互动系统。

3. 组织学切片：肾脏，膀胱，输尿管。

4. 电镜照片：足细胞扫描电镜照片，滤过屏障和近曲小管透射电镜照片。

【实验内容与方法】

（一）观看录像

观看多媒体教学录像"泌尿系统"。

（二）复习理论知识

复习肾脏和膀胱的主要形态结构；提问大课所讲重要内容。

（三）观察肾脏、输尿管和膀胱标本

1. 肾脏（人 HE 74 号）

（1）肉眼：标本为楔形，中部可见几个大腔隙，为弓形血管，是皮质和髓质的分界。皮质色深，髓质色浅。

（2）低倍：首先区分被膜、皮质和髓质。

1）皮质迷路：为含肾小体、近曲小管和远曲小管的区域。髓放线在皮质迷路之间，含许多相互平行的肾小管，可切成纵断、横断或斜断。

2）髓质：镜下为横切或纵切的肾小管。

（3）高倍：选择视野，仔细观察以下结构。

1）肾小体：为一球形小体，中心为一团毛细血管（何种类型?），称血管球。肾小囊包在血管球外面，分为脏、壁两层，其间为囊腔。壁层为单层扁平上皮，脏层贴在毛细血管基膜外，难以辨认。有的肾小囊囊腔在肾小体一侧中断，该侧为血管极。尿极少见，该侧单层扁平上皮变为单层立方上皮，肾小囊腔通入肾小管。观察寻找致密斑、球旁细胞和外系膜细胞。

2）近曲小管：管腔不规则，上皮为单层立方，细胞游离面有刷状缘，基部有纵纹，胞质嗜酸性，细胞分界不清，断面上胞核排列稀疏。

3）远曲小管：较少，管腔较大而平整，着色浅淡，胞核较密集。

4）髓放线：主要含近端小管直部和细段、远端小管直部。此处的近曲小管和远曲小管结构相似。也可见集合小管。

5）髓质：主要由集合管组成，管壁为单层立方或柱状上皮，胞质清明，细胞分界清楚。近皮质部可见近端小管直部，远端小管直部和细段。细段管壁由较厚的单层扁平上皮围成。近锥体乳头处可见单层柱状上皮构成的乳头管。

2. 膀胱（猫 HE 77 号）

（1）肉眼：标本一侧有紫色线条，起伏不平，为腔面。

（2）低倍：本片为收缩状态膀胱壁，可见几个皱襞。分三层。

1）黏膜：变移上皮层数较多，基底较平直。固有层结缔组织细密。

2）肌层：为厚的平滑肌层。

3）外膜：为浆膜或纤维膜。

（3）高倍：黏膜上皮表层细胞大，呈立方或梨形，核圆，可见双核（盖细胞），细胞游离缘染色深（电镜结构？意义？）。有些地方表层细胞为长方形，核卵圆，深染。

3. 输尿管（人 HE）

（1）肉眼：圆形，腔小壁厚。

（2）镜下：上皮为变移上皮，肌层含大量平滑肌。外膜为纤维膜。

（四）电镜照片

1. 足细胞

此为足细胞扫描电镜照片。注意观察足细胞完全包裹血管球的毛细血管，其胞体、初级突起和次级突起清晰可见。右下方放大的照片中可见次级突起相互穿插包绕毛细血管。

2. 滤过屏障

此照片为滤过屏障透射电镜照片。右上侧为足细胞细胞核和部分胞质。中部为毛细血管管腔。左下侧为滤过膜放大结构，可见清晰的足细胞次级突起、基膜和薄层内皮。

3. 近曲小管细胞

该照片为近曲小管细胞透射电镜照片。照片中间部分是细胞质，两侧为相邻细胞的细胞核。胞质中线粒体非常丰富。照片上部为密集的微绒毛，下部有发达的质膜内褶。

【注意事项】

1. 血管极和球旁复合体是罕见结构，若观察到经老师确认后，可在全班示教。

2. 肾脏髓质细段管壁由较厚的单层扁平上皮围成，注意与毛细血管区别。

【思考题】

1. 入球小动脉血浆中的葡萄糖要经过哪些微细结构才能到达球后毛细血管内？

2. 肾产生终尿的结构基础有哪些？

3. 肾血循环有什么特点？其生理意义如何？

4. 镜下如何识别肾脏？

（周劲松）

实验三　影响尿生成的因素及药物的作用
The Influencing Factors on Uropoiesis and Effects of Drugs

【实验目的】

1. 掌握：家兔膀胱插管实验技术；静脉注射生理盐水、去甲肾上腺素、垂体后叶素、速尿或高渗葡萄糖对尿生成的影响及其利尿机制。

2. 了解：其他利尿实验方法。

【实验原理】

尿的生成包括肾小球的滤过、肾小管和集合管重吸收和分泌三个过程。凡影响上述过程的因素，均可引起尿液生成的量及性质发生改变。

（一）肾小球的滤过作用及影响因素

肾小球滤过作用的动力是有效滤过压。有效滤过压 = 肾小球毛细血管压 −（血浆胶体渗透压 + 肾小囊内压）。肾小球毛细血管压是滤过作用的唯一动力。当有效滤过压下降到零时，肾小球滤过净流量为零，就达到滤过平衡。因此，只有入球小动脉起始端到滤过平衡点的一段肾小管有滤过作用。

影响肾小球滤过作用的因素有：滤过面积；滤过膜通透性；有效滤过压；肾血流量。

（二）肾小管和集合管的重吸收与分泌作用及其影响因素

肾小球滤过液进入肾小管称为小管液，小管液经过肾小管和集合管的重吸收与分泌作用最后排出体外的液体称为终尿。重吸收是指溶质从小管液中转运到血液中的过程。肾小管和集合管对各种物质重吸收具有选择性。分泌是指上皮细胞将本身代谢物或血液中的物质转运至小管液（腔）中的过程。

影响肾小管和集合管重吸收及分泌作用（肾血流量）的因素如下。

1. 肾内自身调节

（1）肌源性自身调节。

（2）小管液溶质的浓度：通过提高小管液溶质的浓度，达到利尿的方式称为渗透性利尿。

（3）球－管平衡：正常情况下近端小管重吸收率始终为肾小球滤过率的65%～70%左右，这种现象称为球－管平衡。

2. 肾交感神经的作用

肾的血管和肾小管主要受交感神经的支配。交感神经兴奋时，入球小动脉和出球小动脉收缩，血浆流量减少，刺激球旁器中的球旁细胞释放肾素，增加肾小管对 NaCl 和水的重吸收。其末梢释放去甲肾上腺素，可作用于近端小管和髓袢细胞膜上的 α_1 受体，而增加对 Na^+、Cl^- 和水的重吸收。

3. 抗利尿激素

下丘脑的视上核和室旁核的神经元分泌抗利尿激素，经下丘脑－垂体束运输至神经垂体，然后再释放出来。抗利尿激素的主要作用是提高远曲小管和集合管上皮细胞对水的通透性，增加对水的重吸收，使尿液浓缩，尿量减少，即发生抗利尿作用。抗利尿激素与远曲小管、集合管上皮细胞膜上的受体结合，依次激活兴奋性 G 蛋白与腺苷酸环化酶，使上皮细胞中 cAMP 的生成量增加，从而激活蛋白激酶，使位于管腔膜附近、含有水通道的小泡镶嵌在管腔膜上，使管腔膜上的水通道数增加并开放，从而增加对水的通透性。上皮细胞的基侧膜对水可自由通过，因此水通过管腔膜后可自由通过基侧膜进入毛细血管而被重吸收。当抗利尿激素缺乏时，管腔膜上的水通道返回到细胞内原来的位置，管腔膜上的水通道消失，对水不通透。

引起抗利尿激素释放的有效刺激主要是血浆晶体渗透压的增高和循环血量的减少。①血浆晶体渗透压的改变：在下丘脑的视上核及其周围区域有渗透压感受器。②循环血量：在高等动物的左心房壁内有容量感受器。③大量饮用清水后尿量增多的现象称为水利尿。

4. 醛固酮

醛固酮是肾上腺皮质球状带分泌的一种激素，能促进远曲小管、集合管对 Na^+ 的主动重吸收，同时促进 K^+ 的排出，故有保 Na^+ 排 K^+ 作用，对维持血浆 K^+、Na^+ 平衡和正常细胞外液量起到重要作用。醛固酮到达远曲小管、集合管的上皮细胞后，与胞浆受体结合并进入核膜，与核中受体结合调节特异性 mRNA 转录，促进线粒体中 ATP 的合成，为上皮细胞 Na^+ 泵活动提供更多的能量；增强基侧膜上 Na^+ 泵的活性，促进 $Na^+ - K^+$ 交换；导致醛固酮诱导蛋白的合成。诱导蛋白可能是管腔膜的 Na^+ 通道蛋白，因此使管腔膜的 Na^+ 通道数增加。

此外，影响肾小管和集合管重吸收和分泌功能的体液因素还有心房钠尿肽、甲状旁腺素、糖皮质激素等。

（三）利尿药

利尿药是一类作用于肾脏，增加 Na^+、Cl^- 等离子及水分的排出，产生利尿作用的药物。作用在肾脏不同部位的利尿药有不同的作用特点，用于治疗心、肾、肝脏疾病引起的水肿，亦可用于高血压等非水肿性疾病的治疗。

碳酸酐酶抑制药抑制近曲小管碳酸酐酶活性，减少 $H^+ - Na^+$ 交换及 HCO_3^- 的重吸收；渗透性利尿药（脱水药）增高原尿渗透压，减少肾小管水分吸收；袢利尿药抑制髓袢升支粗段 $Na^+ - K^+ - 2Cl^-$ 同向转运体，影响尿液稀释和浓缩过程，作用强；噻嗪类利尿药主要抑制远曲小管 $Na^+ - Cl^-$ 同向转运体，影响尿液稀释过程；醛固酮拮抗药抑制末段远曲小管和集合管的 Na^+ 的重吸收和 K^+ 的分泌。

呋塞米（速尿）可与髓袢升支粗段 $Na^+ - K^+ - 2Cl^-$ 同向转运体可逆性结合，抑制其转运能力，减少 NaCl 重吸收，降低肾脏的稀释功能；同时，降低了肾髓质的高渗梯度，从而使肾脏浓缩尿液的能力下降，导致水重吸收减少，尿量增加，产生利尿效果。

本实验通过以家兔为对象的急性实验，采用膀胱插管术收集并记录尿流量，从而观察在不同因素或药物的作用下尿量的变化。

【实验对象】

家兔。

【实验仪器与材料】

1. 试剂：38℃ 生理盐水，20% 氨基甲酸乙酯溶液，20% 葡萄糖注射液，0.3% 肝素生理盐水，1:10 000 去甲肾上腺素，垂体后叶素，呋噻米（速尿），尿糖定性试纸。

2. 器材：兔手术台和手术器械，膀胱插管（注射器改装），注射器及针头。

【实验内容与方法】

1. 称重、麻醉

20% 乌拉坦 5ml/kg 耳缘静脉麻醉。

2. 固定

将家兔仰卧位固定在兔台上。

3. 腹部手术

从耻骨联合向上沿中线作长约 4cm 的切口，用圆头手术剪沿腹白线切开腹腔，将膀胱轻轻地拉到腹壁外，辨认清楚膀胱和输尿管的解剖部位，用线结扎膀胱颈部以阻断它同尿道的通路。用止血钳提起膀胱前壁（靠近顶端部分），选择血管较少处切一纵行小口，插入膀胱插管，用粗棉线将切口处的膀胱壁结扎固定于插管。

4. 实验

待尿流量稳定后，即可进行下列操作并观察。

（1）自耳缘静脉快速注射 38℃ 生理盐水 10ml/kg，观察尿量的变化。

（2）自耳缘静脉注射垂体后叶素 2 单位（0.2ml），观察尿量的变化。

（3）自耳缘静脉注射速尿 5mg/kg（1%，0.5ml/kg），观察尿量的变化。（先收集尿液 2 滴进行尿糖定性实验作为对照。）

（4）自耳缘静脉注射 1∶10 000 去甲肾上腺素 0.5ml/kg，观察尿量的变化。

（5）自耳缘静脉注射 20% 葡萄糖溶液 2.5ml/kg，观察尿量的变化。再收集尿液 2 滴作尿糖定性实验。

【注意事项】

1. 在家兔麻醉后，立即适量输液，或在实验前 30min 对家兔灌胃，给水40～50ml，以增加其基础尿流量。

2. 实验中需多次静脉注射，应注意保护兔的耳缘静脉。注射时，先从耳梢端开始，逐渐向耳根端移近；或选用小儿头皮针刺入耳缘静脉，用胶布固定，以便于多次注射使用。

3. 手术操作应轻柔，以防损伤性尿闭。实验中不能结扎输尿管。

4. 每项实验之前，均记录尿滴数或 5min 内总尿量，待尿滴均匀稳定后，再开始下一药物。

5. 各项实验顺序的安排是：在尿量增多的基础上进行减少尿生成的实验，在尿量少的基础上进行促进尿生成的实验。

【思考题】

分析尿生成调节实验中分别静脉注射生理盐水、抗利尿激素、速尿、去甲肾上腺素和葡萄糖后尿量变化的作用机制。

（胡　浩）

实验四　泌尿系统疾病病理学
The Pathology of the Urinary System

【实验目的】

1. 掌握：急、慢性肾小球肾炎的大体和镜下病理变化；快速进行性肾小球肾炎的镜下病理变化；慢性肾盂肾炎的大体和镜下病理变化。

2. 了解：泌尿系统常见肿瘤的病理变化。

【实验仪器与材料】

病理大体标本	病理组织切片
1. 慢性肾小球肾炎	1. 急性弥漫性增生性肾小球肾炎
2. 慢性肾盂肾炎	2. 新月体型肾小球肾炎
3. 肾腺癌	3. 慢性肾小球肾炎
4. 肾盂乳头状癌	4. 急性肾盂肾炎
5. 膀胱乳头状癌	5. 慢性肾盂肾炎
6. 肾母细胞瘤	6. 肾透明细胞癌

【实验内容与方法】

（一）病理大体标本的观察要点

1. 慢性肾小球肾炎（颗粒性固缩肾）

标本为成人肾脏。体积明显缩小，质地坚实，表面呈颗粒状，切面见皮质变薄，皮、髓质界线不清，个别小动脉壁增厚呈哆开状，肾盂周围的脂肪组织较正常增多。（注意：试比较此标本与原发性颗粒状固缩肾及慢性肾盂肾炎标本有哪些不同。）

2. 慢性肾盂肾炎

标本为肾脏。表面可见不规则形下陷的瘢痕区，切面见凹陷处肾组织变薄，皮、髓质分界及纹理不清，肾盂稍扩张，肾盂黏膜面粗糙不平，附有脓性渗出物。（注意：为什么肾盂肾炎的标本常有肾盂扩张？）

3. 肾腺癌

肾实质内可见一肿块，位于肾的一极（上极多见），将肾实质压迫浸润，故仅留部分肾组织，分界清，常有假包膜形成。

4. 膀胱乳头状癌

标本为膀胱。膀胱黏膜面可见一乳头状或绒毛状肿瘤组织向膀胱腔内突起，切面可见肿瘤向下浸润膀胱壁肌层。

5. 肾母细胞癌

可见巨大肿瘤组织将肾脏破坏，切面灰白、湿润，常有出血、坏死。

（二）病理组织切片的观察要点

1. 切片 70 （F） 号

（1）病变弥漫以肾小球为主，绝大多数肾小球体积增大，球丛细胞数量增多（主要为内皮细胞和系膜细胞）。细胞核多肿大、深染，球囊变小，球丛呈缺血状。

（2）肾小球球丛中有多量中性粒细胞浸润。

（3）球囊及肾小管腔内可见淡红染的颗粒状或絮状物质。

（4）间质充血，有一些炎细胞浸润。

病理诊断：

2. 切片 68 号

（1）标本为肾脏。

（2）见肾组织病变弥漫，肾小球囊壁层上皮细胞增生，致囊壁呈新月状或环层状增厚，多数新月体已发生纤维化。增生的囊壁和毛细血管丛发生粘连，使球囊腔变小或消失。毛细血管丛受压萎缩，部分或整个肾小球纤维化或玻璃样变。

（3）肾小管上皮细胞水肿，管腔内可见蛋白及颗粒管型。

（4）间质纤维组织增生及淋巴细胞浸润。

病理诊断：

3. 切片 71 （B） 号

（1）肉眼见肾表面凸凹不平。光镜下见凸凹处系瘢痕组织，局部肾小球纤维化，相应肾的小管萎缩甚至消失，局部结缔组织增生，有炎细胞浸润，肾间质小动脉壁增厚。

（2）凸起部分为代偿的肾单位。该部分肾小球增大，肾小管扩张，腔内可见管型。

病理诊断：

4. 切片 73 号

（1）标本为肾组织。

（2）肾间质充血、水肿，肾组织中可见片状分布的炎症病灶，病灶中部分肾小球和肾小管破坏消失，被大量中性粒细胞代替，有些病灶已形成境界清楚的小脓肿，部分肾小管腔内可见管型。

病理诊断：

5. 切片 103 号

（1）标本为显著变薄的肾组织。

（2）肾盂黏膜部分萎缩变薄甚至脱落，局灶区域增厚，有多数炎症细胞浸润。大部分肾小球纤维化和玻璃样变，相应的肾小管萎缩消失，少部分肾小球代偿性肥大，肾小管扩张，管腔内充满均质、红染的胶样物质，似甲状腺滤泡结构。

病理诊断：

6. 切片 101 号

（1）标本为肾组织。

（2）部分肾组织已被肿瘤组织代替。肿瘤细胞体积大呈多边形或柱状。胞浆透明，细胞核小而深染，位于细胞中央或边缘，肿瘤细胞排列或实体片状或管状，癌组织可见坏死。

病理诊断：

【注意事项】

1. 慢性肾小球肾炎颗粒性固缩肾与原发性高血压病之颗粒性固缩肾的差异性。

2. 肾小球肾炎各型肾小球的镜下变化。

【思考题】

1. 高血压病、动脉粥样硬化症、慢性肾小球肾炎都可导致肾脏萎缩，为什么？各是怎样发生的？

2. 什么原因可引起肾盂积水？为什么肾盂积水时常合并肾盂肾炎？

3. 慢性肾小球肾炎有哪些主要病理变化？试应用病理知识来解释主要临床表现（如尿改变、高血压、肾功能不全）。

4. 急性和慢性肾小球肾炎的肾脏标本在大体和镜下如何鉴别？

5. 慢性肾小球肾炎和慢性肾盂肾炎在病理改变上有何异同？

6. 肾癌最常转移何处？

（任淑婷）

第十二章

生殖系统

实验一 男性生殖系统解剖学
TheAnatomy of the Male Reproductive System

【实验目的】

1. 掌握：男性生殖系统的组成与功能；睾丸及附睾的形态与位置；输精管的形态特征、分部和行径；精索的组成及位置；前列腺的形态、位置及主要毗邻；阴茎的分部及构成；男性尿道的分部、狭窄、扩大和弯曲。

2. 了解：睾丸和附睾的结构；睾丸下降的简况；射精管的合成、行径与开口；精囊腺的形态和位置；前列腺的分叶、被膜及年龄变化；尿道球腺的位置和腺管的开口；阴囊的形态和构造；海绵体的构造；阴茎皮肤的特点。

【实验仪器与材料】

1. 多媒体电脑及课件、挂图。

2. 手摸和装缸标本：完整及矢状切睾丸、附睾及输精管，前列腺、精囊腺（其中一侧剖开）、尿道前列腺段，男性盆腔正中矢状切，游离阴囊及阴茎海绵体、阴茎海绵体水平切标本。

3. 男性盆腔正中矢状切模型。

【实验内容与方法】

（一）观看录像

观看多媒体教学录像"男性生殖系统"。

（二）复习理论知识

复习生殖系统的器官组成；复习提问大课所讲重要内容：输精管的分段及精索的概念。

（三）男性生殖系统概述

结合多媒体解剖图和模型学习男性生殖系统，重点讲解输精管和男性尿道。

（四）示教男性生殖系统标本

1．睾丸

在游离标本上，睾丸呈扁椭圆形，表面光滑，分内、外两面，上、下两端，前、后两缘。内面平，外面凸，上端及后缘紧贴有附睾，能清晰看见附睾的睾丸面为睾丸的外侧面。于矢状切的睾丸标本上，白膜位于表层，较厚，其在睾丸后缘增厚并凸入睾丸内形成睾丸纵隔，后者发出的睾丸小隔将睾丸实质分为许多锥形的睾丸小叶。用尖嘴镊子向外轻轻牵拉小叶内纤细的精曲小管，观察其形态。理解精子和男性激素的产生部位。

2．输送管道

（1）附睾：依附于睾丸的上端及后缘。在带有精索的睾丸附睾游离标本上，在睾丸外侧面的后缘可见附睾呈新月形，从上至下分为膨大的头、体和较细的尾。纵行剖开附睾，观察其内的附睾管。理解附睾在男生殖系统中的作用。

（2）输精管：附睾尾向上弯曲移行为输精管。用手触摸，可感知到输精管呈坚硬的圆索状。通过输精管的断面可见其管壁非常厚，肌层发达，管腔细小。在男性盆腔正中矢状切标本上，观察输精管的经行和分部。输精管按其行程分为位于睾丸后缘的睾丸部、介于睾丸上端至腹股沟管皮下环间的精索部、位于腹股沟管内的腹股沟管部和盆部（最长，由腹环至与精囊排泄管汇合成射精管处）。理解输精管结扎的部位、临床意义和腹股沟疝修补术时的注意事项。

（3）射精管：输精管近膀胱底处膨大呈壶腹状，称输精管壶腹，末端变细与精囊排泄管汇合形成射精管。由于射精管较细小，一般须在陈列室前列腺标本（剖开示尿道前列腺段，前面观）上观察射精管及其开口部位。

（4）精索：为一对柔软的圆索状结构，自腹股沟管的腹环延至睾丸的上端。提起精索，置于拇指和食指之间轻轻触摸，感觉其内较细的圆索状结构，有坚硬感的为输精管。然后切开精索表面的被膜，细心找出位于精索后内侧的输精管。除输精管外，精索内还有睾丸动脉、蔓状静脉丛、神经和淋巴等结构，要一一给予区分。

3．附属腺

（1）精囊：位于膀胱底后方，射精管壶腹的外侧，呈长椭圆形囊状，左右各一，表面凹凸不平。观察其腔内结构，可见其由多个囊状空腔构成。理解精囊的作用。

（2）前列腺：在游离前列腺标本和男性正中矢状切标本及模型上对前列腺进行如下观察学习。①观察前列腺的形态。前列腺呈板栗形。自上向下分为底、体和尖，体后部正中有纵行的、较浅的前列腺沟。②观察前列腺的位置及毗邻。前列腺位于膀胱颈与尿生殖膈之间。重点观察前列腺底与膀胱颈、精囊和输精管壶腹的位置关系。将手指从肛门伸入到直肠内，于前壁探查所能触及到的前列腺、精囊、输精管壶腹和膀胱直肠陷凹。③结合解剖图理解前列腺的分叶（即前叶、后叶、中叶和左、右侧叶）及其内通过的尿道、射精管，理解前列腺增生引起排尿困难的原因及直肠指诊的意义（前列腺沟变浅或消失）。

（3）尿道球腺：成对，呈豌豆大小的球状腺体。在尿生殖膈内寻找，其开口于尿道球部。

4. 男性外生殖器

（1）阴囊：在阴囊游离标本上观察，发现其皮肤薄，呈暗褐色，成年有少量阴毛，由于尸体阴囊收缩，出现较多的皱襞；深面肉膜是阴囊的浅筋膜，其缺乏脂肪，含有平滑肌纤维，在活体时能随外界温度的变化而舒缩；皮肤与肉膜紧密相连，肉膜在正中线向深部发出阴囊中隔，将阴囊腔分隔为左、右两部，分别容纳两侧的睾丸和附睾等。切开睾丸鞘膜的壁层，见鞘膜的脏层覆于睾丸表面，但睾丸的后缘及附睾贴附之处均无鞘膜被覆。脏层与壁层之间为密闭的鞘膜腔，脏、壁两层在睾丸的后缘相互移行。

（2）阴茎：在游离标本上观察阴茎的构成及海绵体的形态。阴茎可分为头、体和根三部分，后端为阴茎根，前端为阴茎头，头后较细的部分为阴茎颈。注意尿道海绵体前、后端膨大为阴茎头和尿道球（理解海绵体的作用）。观察阴茎包皮和包皮系带（在腹侧连于包皮与尿道外口之间的皮肤皱襞），理解临床上行包皮环切术时应注意避免损伤包皮系带的原因。在阴茎横切面标本上，可见阴茎由三个海绵体构成，每个海绵体的外面都包有一层坚厚的白膜，三个海绵体的外面又共同包有阴茎深、浅筋膜和皮肤。细心观察位于背侧的两个为阴茎海绵体，可发现阴茎海绵体的中央有阴茎深动脉；位于腹侧的为尿道海绵体，其中央部可见尿道穿过；海绵体内部由许多腔隙与小梁构成，腔隙与血管相通。

5. 男性尿道

在男性正中矢状切标本及模型上，观察尿道的起止、穿经结构及行径。男性尿道以穿经结构为标志分为前列腺部、膜部（即尿生殖膈段）和海绵体部，临床上将前列腺部和膜部称后尿道，海绵体部称前尿道。注意观察尿道管径的大小及弯曲情况：尿道内口、膜部和尿道外口处狭窄，尿道前列腺部、球部和舟状窝的管径较宽大，耻骨的后下方（耻骨下弯）和前下方（耻骨前弯）均有弯曲，但用手提起阴茎后其耻骨前弯可消失，而耻骨下弯不改变。

（五）学生自行观察标本

学生自行观察标本，教师指导答疑。

（六）小结

小结精子的产生部位和排出途径。

【注意事项】

1. 男性盆腔正中矢状切标本少，实习时同学们按次序轮流确认各器官的位置和形态，特别是输精管的走行和分部，男性尿道的分部、弯曲、狭窄和扩大。

2. 学习时注意将游离标本和整体标本结合，在整体上理解器官的位置、形态和作用。

【思考题】

1. 隐睾是如何形成的？有什么危害？

2. 精索的三层被膜与腹壁结构有何关联？

3. 男性绝育术的输精管结扎在哪一段进行？如何寻找并确认输精管？

4. 男性输精管结扎后对雄激素的产生和排放是否有影响？为什么？

5. 前列腺增生后可能会有哪些症状？物理检查时怎样触摸前列腺？

6. 为男性患者导尿，导尿管将经过哪些重要部位？怎样做才能成功插入导尿管？

（杨蓬勃）

实验二　男性生殖系统组织学
The Histology of Male Reproductive System

【实验目的】

1. 掌握：睾丸微细结构。

2. 了解：附睾和前列腺的基本结构。

【实验仪器与材料】

1. 多媒体电脑和男性生殖系统组织学录像。

2. Motic 显微互动系统。

3. 组织学切片和涂片：睾丸切片，附睾切片，前列腺切片，精液涂片。

4. 电镜照片：精子和间质细胞透射电镜照片。

【实验内容与方法】

（一）观看录像

观看多媒体教学录像"男性生殖系统"。

（二）复习理论知识

复习睾丸、附睾和前列腺的主要形态结构，提问大课所讲重要内容。

（三）观察睾丸、附睾、前列腺和精液标本。

1. 睾丸（人 HE 79 号）

（1）肉眼：标本一侧着色较红，为被膜。膜内侧较疏松，含生精小管断面。

（2）低倍：由外向内观察睾丸的被膜（鞘膜脏层、白膜的血管膜），被膜之下见许多圆或卵圆形小管（为生精小管），其间填以疏松结缔组织，内含间质细胞和血管。

（3）高倍：重点观察生精小管（精曲小管）和间质细胞。生精小管外围粉红色较厚的基膜，紧贴基膜外侧的为肌样细胞，呈长扁形。生精小管由复层上皮构成，含各级生精细胞和支持细胞。

1）精原细胞：紧贴基膜，细胞较小，圆形或椭圆形，核大，着色较深，常见核仁。

2）初级精母细胞：位于精原细胞内侧，1~3 层，细胞较大，呈圆形，核大而圆，染色深，染色质呈粗网状。

3）次级精母细胞：在初级精母细胞内侧，形态与初级精母细胞相似，但核略小而染色浅，标本中较少见（为什么?）。

4）精子细胞：靠近管腔，排成多层，细胞更小，核呈圆形、卵圆形或扁平不等，着色深。

5）精子：位于管壁游离面或管腔中央，头部呈深蓝点状，尾部不易看清。

6）支持细胞：单独分散在各级生精细胞之间，胞体界限不清，核多位于细胞基部，胞核呈不规则形，染色浅，染色质为细网状，核仁大而明显。

7）间质细胞：位于生精小管之间的结缔组织内，常成群分布。细胞大，呈圆形或多边形，胞质嗜酸性，核大偏在，染色浅，核仁明显。

2. 附睾（人 HE 80 号）

（1）肉眼：标本紫红色团块，为附睾管。

（2）镜下：附睾管腔面整齐，为假复层柱状纤毛上皮（静纤毛，实质为长的微绒毛），无杯状细胞（与呼吸性上皮比较）。基膜不明显，外有少量结缔组织及环行平滑肌。腔中可见成堆精子。

3. 前列腺（人 HE 83 号）

（1）肉眼：可见大小不等的囊泡为红色组织分割，前者即为前列腺腺泡。

（2）镜下：腺泡呈不规则状，大小不一，上皮可突入腺泡腔，故腔面呈波状起伏。腺上皮为单层柱状或假复层柱状。腺泡腔内可见圆或卵圆、嗜酸性、均质状的凝固体。腺泡间结缔组织中含有许多平滑肌纤维。

4. 精子涂片（人 HE 99 号）

（1）本标本为人精液经生理盐水稀释后涂片而成。

（2）高倍镜下见大量蝌蚪形精子，头部呈圆形或梨形，含核处深染，头前部染色稍浅，为顶体，尾部细长，始段较粗，末段较细。注意区分正常及各种异常精子。

（四）电镜照片

1. 精子

此为透射电镜照片。照片下部为精子的细胞核，电子密度很高，以此向上可见中心粒和鞭毛，以及沿鞭毛两侧整齐排列的线粒体。

2. 间质细胞

此为间质细胞透射电镜照片。照片显示部分细胞质，可清晰观察到丰富的滑面内质网，管状嵴线粒体以及电子密度低的脂滴。

【注意事项】

生精小管弯曲程度很大，断面上可无管腔，也可呈现出精原细胞靠近管腔，需注意辨别。

【思考题】

1. 试就生精小管的结构说明男性配子的发育过程。

2. 睾丸有何结构特点？镜下如何识别？

3. 根据所学知识，哪些方法可以用于男性节育？

（周劲松）

实验三　女性生殖系统解剖学
The Anatomy of the Female Reproductive System

【实验目的】

1. 掌握：女性生殖系统的组成与功能；卵巢的形态、位置及固定装置；输卵管的位置、分部及各部的形态结构；子宫的形态、分部、位置和固定装置；阴道的形态和位置以及阴道穹的概念、分部与毗邻；阴道前庭内阴道口和尿道外口的位置；女性乳房的位置、形态和构造特点；会阴的概念和区分。

2. 了解：卵巢的年龄变化；子宫壁的构造和子宫的年龄变化；女外阴的形态结构；盆膈和尿生殖膈的位置、形态、构成和通过的脏器；坐骨直肠窝的位置和构成；会阴浅隙和会阴深隙的概念。

【实验仪器与材料】

1. 多媒体电脑及课件、挂图。

2. 手摸和装缸标本：游离整体女性生殖器；游离子宫阴道的冠状切（示宫腔、子宫颈管和阴道穹）；女性盆会阴整体标本；女性盆腔正中矢状切；游离完整乳房；（一个完整；游离去皮肤乳房（示输乳管、输乳窦和乳房悬韧带）；沿乳头纵切乳房和胸前壁标本。

3. 模型：男、女会阴，盆底肌。

【实验内容与方法】

（一）**观看录像**

观看多媒体教学录像"女性生殖系统"。

（二）**复习理论知识**

复习女性生殖系统的器官组成，并复习提问大课所讲重要内容——输卵管的分段及开口。

（三）**女性生殖系统概述**

结合多媒体解剖图和模型学习女性生殖系统，重点讲解子宫和乳腺。

（四）示教标本

1. 卵巢

（1）在女性盆会阴整体标本上，寻找卵巢并观察卵巢的位置。卵巢位于髂内、外动脉起始部的夹角内（卵巢窝），也可沿子宫侧方的输卵管向外侧寻找，与输卵管外侧部有卵巢系膜相连。

（2）观察卵巢的外形，可见其呈卵圆形，左、右各一，质较坚韧，约相当于本人远节拇指大小；成年女性卵巢的表面凹凸不平，分内、外两面，前、后两缘，上、下两端。其后缘游离，前缘有系膜（卵巢系膜，为子宫阔韧带的一部分）及血管（卵巢动、静脉）、神经出入的卵巢门；上端与输卵管伞相接，并有卵巢悬韧带连于盆壁，下端有卵巢固有韧带连于子宫角。

（3）理解卵巢随年龄变化的情况。数一数你所观察的卵巢表面有多少斑痕性的凹陷，估计其年龄。

（4）将卵巢纵行切开，查看其表面由致密结缔组织形成的白膜，观察浅层皮质内的卵泡、黄体及结缔组织，深层髓质内的结缔组织、血管和神经。

2. 生殖管道

（1）输卵管：在女性盆会阴整体标本上，沿子宫角向外侧触摸，呈圆索状的肌性管道即为输卵管，较为弯曲（注意不要与子宫圆韧带相混淆：子宫圆韧带较长，无空腔，位于输卵管前下方，走向腹股沟管腹环）。在经子宫冠状切游离标本上，辨认输卵管的两口（腹腔口和子宫口）和四部（于子宫角穿经子宫壁的为子宫部、短直而狭窄的为输卵管峡、最长粗而弯曲的为输卵管壶腹和末端膨大的为输卵管漏斗），查看输卵管结扎和卵子受精的部位。在输卵管漏斗的腹腔口周缘辨认指状的输卵管伞和卵巢伞，理解卵子产生后进入输卵管的过程。

（2）子宫

1）在女性盆腔正中矢状切标本或女性盆会阴整体标本上，观察子宫的位置及毗邻。子宫位于膀胱与直肠之间，两侧的上部连有子宫附件（即输卵管和卵巢），下接阴道。正常成人子宫呈轻度的前倾前屈位（子宫长轴与阴道长轴间的夹角为前倾，子宫体长轴与子宫颈长轴间的夹角为前屈）。

2）在游离子宫标本上，子宫呈前后稍扁的倒置梨形，以子宫与输卵管连接处的子宫角为界分为子宫底和子宫体，下端圆柱形为子宫颈，与体无明显分界；子宫颈以阴道为标志分为伸入阴道的子宫颈阴道部和阴道以上的子宫颈阴道上部。颈与体交接处为峡，不明显，长约1cm，妊娠末期可达到7~11cm。理解妊娠后子宫峡的变化及临床意义。

3）在经子宫冠状切标本或模型上，辨认子宫底和体内呈前后稍扁的三角形的子宫腔和子宫颈内呈梭形的子宫颈管。注意不要将子宫内腔与子宫腔相混淆，子宫内腔包括子宫腔和子宫颈管。观察子宫的外膜、肌层和内膜，理解内膜的周期性变化及其与妊娠的关系。

4）在盆部正中矢状切标本上，观察维持子宫正常位置的韧带。自子宫侧缘至盆侧壁冠状位的宽薄结构为子宫阔韧带（限制子宫向两侧移位），观察其分为输卵管系膜、卵巢系膜和子宫系膜三部；自子宫角走行于子宫阔韧带内达腹股沟管腹环的圆索状结构是子宫圆韧带，牵拉韧带观察其作用（维持子宫前倾）；在盆底感触位于阔韧带下端下方的子宫主韧带（防止子宫下垂）；将子宫颈向前轻推，可见其后方的两侧有腹膜形成的弧形的直肠子宫襞，直肠子宫襞深面即为起自子宫颈向后至骶骨的骶子宫韧带（维持子宫前屈）（理解其作用）。

5）在经阴道冠状切的子宫标本上，观察子宫口的形态，辨认其是正常顺产妇（子宫口呈横裂状）还是未产妇（子宫口呈圆形）。在女性盆部正中矢状切标本上探查子宫口的位置高度，观察是否在坐骨棘平面以上，否则为子宫脱垂（理解导致子宫脱垂的原因）。

（3）阴道：在盆部正中矢状切标本上，阴道位于尿道与肛管间，查看其构成（黏膜、肌层和外膜）、前后壁的长度（前壁短，后壁较长）。重点观察包绕子宫颈阴道部的环行凹陷（即阴道穹），探查阴道后穹，模拟妇科双合诊检查及腹膜腔穿刺或切开引流术。将右手指自肛门伸入直肠，左手指于前壁探查所能触及的子宫颈、子宫口和直肠子宫陷凹。

3. 前庭大腺

在女性外阴浅层标本上，阴道口后外侧的豌豆样结构即为前庭大腺，探查其开口于阴道前庭处。

4. 女外阴

在游离的女性外生殖器标本上，阴阜为耻骨联合前方的皮肤隆起，生有阴毛；大阴唇为两侧纵行隆起的皮肤皱襞；内侧较薄的皮肤皱襞为小阴唇；阴蒂位于两侧大阴唇间的前部，相当于男性阴茎。重点观察两侧小阴唇间的裂隙（即阴道前庭），查看阴道口与尿道口的关系（前部较小为尿道口，后部较大是阴道口），并探查阴道两侧前庭大腺的开口。在女性外阴浅层标本上，观察阴道前庭外侧大阴唇皮下的蹄铁形结构（即前庭球），其后部有较小的前庭大腺。

5. 乳腺

（1）观察完整的乳房标本，重点查看乳头、乳晕的颜色及呈小隆起的乳晕腺。结合挂图学习乳腺的位置：位于胸前部，胸大肌和胸肌筋膜的表面，上起第2～3肋，下至第6～7肋，内侧至胸骨旁线，外侧可达腋中线。

（2）在游离的乳房标本（去皮肤）上，从乳头向周围辐射状较细的管状结构为输乳管，于近乳头处扩大为输乳管窦（探查其开口）；向输乳管远端探查与其相连的约15～20个乳腺叶，观察乳腺叶周围的膜性结构（即纤维组织），理解乳房脓肿切开引流时为什么常采取放射性切口并且将止血钳伸入后进行钝性分离。在经乳头的纵切标本上，用镊子寻找连于乳腺深面胸筋膜与皮肤、乳头之间的纤维组织（即乳房悬韧带，又称 Cooper 韧带），理解其作用及乳腺癌晚期出现"酒窝症"的原因。

6. 会阴

（1）结合图片，理解广义会阴的位置（盆膈以下封闭骨盆下口的全部软组织）及其内的主要结构。在会阴模型上观察广义会阴的境界、分区（肛区和尿生殖区）及狭义会阴（产科会阴）的位置（肛门与外生殖器之间），明确广义会阴是不在同一平面上的菱形区域，两侧坐骨结节位置最低，其连线将广义会阴分为前部的尿生殖区和后部的肛区。

（2）在盆底肌模型上，从上面观察封闭骨盆下口呈漏斗形的肛提肌，坐骨棘与耻骨联合间的肛提肌腱弓为其起点，中线前部三角形的裂隙为盆膈裂孔，后部有肛管通过。肛提肌后部有较小的尾骨肌，前上方是闭孔内肌，后上方有梨状肌，分别封闭骨盆下口和侧壁。

（3）在会阴肌模型上，从下面观察尿生殖区内呈"八"字形贴于耻骨下支内面的坐骨海绵体肌、环绕在阴茎根部或小阴唇周围的球海绵体肌及两侧坐骨结节间的会阴浅横肌，在上述三块肌围成的三角形深面有会阴深横肌，其前方的尿道（尿道阴道）括约肌不易观察。肛区内有肛提肌及环绕于肛门周围的肛门外括约肌。

（4）在会阴模型或经肛管冠状切带筋膜的标本上，观察盆膈（肛提肌及其上、下方的筋膜），呈漏斗状封闭骨盆下口；盆膈下方呈锥形的腔隙为坐骨肛门窝，探查其境界（前界为尿生殖膈后缘，后界为臀大肌下缘，内侧壁为肛提肌及盆膈下筋膜，外侧壁为闭孔内肌及其筋膜）及其内容（阴部管，通过阴部内血管和阴部神经）。

（5）在会阴模型或经尿道（阴道）冠状切标本上，观察尿生殖膈（会阴深横肌及其上、下面的筋膜）呈横位封闭盆膈裂孔。比较盆膈与尿生殖膈的异同点，理解其临床意义。查看会阴深横肌，其上、下筋膜间的腔隙即为会阴深隙，间隙内有男性尿道膜部通过，女性有尿道和阴道通过；尿生殖膈下筋膜下方覆盖有膜性的浅筋膜深层即为会阴浅筋膜，此两层筋膜间为会阴浅隙，向前开放，内有男性的尿道球部，以及女性的阴蒂脚、前庭球和前庭大腺等结构。

（五）学生自行观察标本

学生自行观察标本，教师指导答疑。

（六）小结

小结受精卵的形成部位、迁移行径及着床部位。

【注意事项】

1. 女性盆腔正中矢状切标本少，实习时同学们按次序轮流确认各器官的位置和形态，特别是卵巢的位置、形态和毗邻；输卵管的走行和分部；子宫的位置、形态、毗邻和固定装置。

2. 在观察触摸子宫固定装置时，要轻轻触摸，如需向前后推离子宫时，也不能用力太大，以免损坏标本。

3. 学习时注意将游离标本和整体标本结合，在整体上理解器官的位置、形态和作用。

【思考题】

1. 卵巢肿瘤蒂扭转是怎么发生的？有哪些危害？
2. 常见的女性节育方式有哪些？
3. 剖腹产的子宫切口一般在哪个部位？应作横切口还是纵切口？为什么？
4. 阴道后穹穿刺的临床意义？
5. 乳腺癌晚期有哪些重要的临床体征？其形成原因如何？
6. 何为产科会阴？分娩时助产士如何保护产科会阴？

（杨蓬勃）

实验四 女性生殖系统组织学
The Histology of Female Reproductive System

【实验目的】

1. 掌握：卵巢、黄体和子宫各期的形态结构特点。
2. 了解：乳腺的基本结构。

【实验仪器与材料】

1. 多媒体电脑和女性生殖系统组织学录像。

2. Motic 显微成像系统。

3. 组织学切片：卵巢，输卵管，子宫，乳腺。

4. 电镜照片：子宫上皮扫描电镜照片，卵细胞，极体和透明带。

【实验内容与方法】

（一）观看录像

观看多媒体教学录像"女性生殖系统"。

（二）复习理论知识

复习卵巢、黄体、子宫和乳腺的主要形态结构，提问大课所讲重要内容。

（三）观察标本

1. 卵巢（兔 HE 85 号）

（1）肉眼：切片上有两块标本，其中卵圆形、表面光滑者为卵巢，其内可见许多大小不等的空泡为卵泡；另一块为黄体。

（2）低倍：卵巢表面有单层扁平或立方的表面上皮，其下方有薄层白膜。皮质内含大小不等的各级卵泡。髓质狭小，为疏松结缔组织，含血管、神经等。

（3）高倍：主要观察皮质的各级卵泡。

1）原始卵泡：位于皮质浅部，数量很多。由中央的初级卵母细胞和周围单层扁平的卵泡细胞构成。初级卵母细胞较大，核大而圆，染色浅，核仁明显。

2）初级卵泡：体积增大，移向皮质深层。初级卵母细胞体积增大，卵泡细胞由单层扁平变为单层立方，或增殖为复层。在卵母细胞和卵泡细胞之间出现红色均质状透明带，卵泡膜开始形成。

3）次级卵泡：卵母细胞更大，卵泡细胞更加增多，细胞间出现腔隙，并渐融合为一个大腔，即卵泡腔。卵母细胞和周围的卵泡细胞形成一突入卵泡腔的隆起，为卵丘。紧贴卵母细胞的一层卵泡细胞为柱状，整齐排列，称放射冠。卵泡腔周围的卵泡细胞排列成层，构成卵泡壁的颗粒层，其外为卵泡膜，由结缔组织形成，内层细胞多、血管丰富，外层纤维多。

4）成熟卵泡：不易见到。卵泡腔更大，颗粒层变薄，卵丘处疏松。卵泡靠近卵巢表面。

5）闭锁卵泡：可发生在各阶段。其特点是：卵母细胞退化，卵泡细胞排列散乱，核固缩，透明带塌陷卷曲。卵泡腔中出现脱落解体的细胞、中性粒细胞、巨噬细胞等。次级卵泡闭锁后，卵泡膜内层细胞增大，被结缔组织分隔成上皮样细胞团，称间质腺（人的不发达）。

6）黄体：外有结缔组织包被，内为两种黄体细胞。粒黄体细胞占黄体大部分，细胞大，着色较深；膜黄体细胞位于黄体周边及以条索状伸入的结缔组织和血管周边，细胞小，核较深，胞质较浅。

2. 输卵管（人 HE 81 号）

（1）肉眼：卵圆形。中间染色较深的是黏膜。

（2）低倍：黏膜皱襞明显。上皮为单层柱状。肌层是内环外纵的平滑肌。外膜是浆膜。

（3）高倍：黏膜上皮分为两种。一种是染色较浅的纤毛细胞（纤毛有时不清楚），另一种是染色教深的分泌细胞。

3. 子宫（人 HE 87 号）

（1）肉眼：染为蓝色的一侧为内膜，红色的一侧为肌层。

（2）低倍：共分三层结构。

1）内膜：上皮为单层柱状，由富含血管的结缔组织构成，内含许多梭形或星形的基质细胞，并有许多不规则形子宫腺断面，腺上皮与内膜上皮相同，内膜深层可见数个小动脉断面对称排列，即螺旋动脉。

2）肌膜：很厚，平滑肌纤维束排列方向不一，肌层间结缔组织中有较多的小动静脉和神经束。

3）浆膜：有些切片未切上或脱落。

（3）高倍：观察内膜上皮细胞有几种，有无纤毛（与胃、小肠上皮有何区别?），子宫腺上皮的结构（空泡与核的位置关系）以及基质细胞。

4. 乳腺（猫授乳期 HE 90 号）

（1）肉眼：标本为长形，一侧较红，有紫色小点为皮肤，其下染为紫色的区域为乳腺。

（2）低倍：乳腺位于真皮之下，被结缔组织分割成小叶，小叶内为大量腺泡。小叶间几无脂肪细胞，含大量的小叶间导管，内有染成淡紫红色的乳汁。

（3）高倍：腺泡由单层立方或柱状上皮围成，胞质染色浅，或呈空泡状。少数腺泡上皮扁平，染色深（为什么?），腔内有分泌物。腺细胞与基膜之间可见肌上皮细胞，核扁平或不规则，染色深。导管腔大，由单层或复层上皮构成。

（四）电镜照片

1. 子宫上皮

此为子宫上皮扫描电镜照片。照片中具有丰富纤毛的细胞即为纤毛细胞，无纤毛的细胞为分泌细胞。可清晰辨别子宫内表面的精子。

2. 卵细胞、极体和透明带

此为卵细胞、极体和透明带透射电镜照片。照片中央为卵细胞的细胞质，左侧部分有第一极体和处于分裂中期的第二极体（右上部为放大图）。包含极体和卵细胞的均质结构是透明带。透明带外围的细胞即为粒细胞。

【注意事项】

1. 卵泡腔中可见脱落的粒细胞。
2. 卵泡壁中的考尔－埃克斯诺小体不能清晰辨认。
3. 仔细观察子宫腺中有无壁细胞，借此在镜下与胃底腺区别。

【思考题】

1. 子宫内膜的结构及其周期性变化如何？与卵巢周期有何关系？
2. 卵巢分泌雌激素及孕激素的细胞有哪些？
3. 试根据内膜厚度、上皮完整性、子宫腺的数量、弯曲程度、腔内分泌物以及螺旋动脉的分布确定你所观察的标本处于月经周期的哪一期。

（周劲松）

实验五　女性生殖系统和乳腺疾病病理学
The Pathology of the Female Genital System and Breast

【实验目的】

1. 掌握：子宫颈癌的病理变化和临床病理联系；乳腺癌的病理变化和临床病理联系；葡萄胎、恶性葡萄胎和绒毛膜上皮癌的病理变化和临床病理联系。
2. 了解：慢性宫颈炎、子宫内膜癌和卵巢肿瘤的常见类型及各型的主要病理特点。

【实验仪器与材料】

病理大体标本	病理组织切片
1. 子宫颈癌	1. 子宫颈鳞状细胞癌
2. 葡萄胎	2. 葡萄胎
3. 恶性葡萄胎	3. 子宫绒毛膜上皮细胞癌
4. 子宫绒毛膜上皮细胞癌	
5. 乳腺癌伴腋窝淋巴结转移	

【实验内容与方法】

（一）病理大体标本的观察要点

1. 子宫颈癌

标本为子宫。注意宫颈表面部分区域有肿瘤生长，或呈结节状，或形成溃疡。切面可见灰白色或灰黄色瘤组织向深部生长。

2. 葡萄胎

标本为大小不等的葡萄状水泡，晶莹透亮，互相间有灰白色纤细的蒂相连。

3. 子宫恶性葡萄胎

标本为已剖开的子宫。子宫体腔部分有肿瘤组织附着并已侵入子宫壁肌层，同时可见瘤组织中含有水泡样物。

4. 子宫绒毛膜上皮细胞癌

标本为已剖开的子宫。子宫明显增大，子宫腔内可见灰白色或暗褐色肿瘤组织。切面见肿瘤组织已侵入子宫壁深层。

5. 乳腺癌

标本为已剖开的部分乳房。表面皮肤呈橘皮状，乳头下陷。切面见肿瘤组织如蟹足状向周围浸润。标本中的淋巴结系腋窝淋巴结（注意有无转移）。

6. 乳腺癌

标本为部分乳房。切面可见灰白色肿瘤组织，肿瘤结构较细腻，与周围界限较清。

（二）病理组织切片的观察要点

1. 切片 18 号

标本取自子宫颈。部分区域可见被以复层鳞状上皮，而大部分区域已为瘤组织所取代，瘤细胞排列成巢，其间隔以少量间质。瘤组织异型性明显，分化低，但少数区域仍有向鳞状上皮方向分化的倾向。

病理诊断：

2. 切片 75 B 号

标本为胎盘绒毛组织。镜下见绒毛明显肿大，间质水肿，血管消失，其表面见滋养叶细胞明显增生。

病理诊断：

3. 切片 76 号

标本取自子宫。镜下见子宫肌层已为肿瘤组织所破坏。肿瘤组织无自己的间质，出血、坏死明显。与正常组织交界的部位可见肿瘤细胞，部分肿瘤细胞似细胞滋养层细胞，部分似合体滋养层细胞，但异型性明显，肿瘤组织有明显的浸润能力。

病理诊断：

【注意事项】

1. 葡萄胎与恶性葡萄胎肉眼观的不同。
2. 绒毛膜上皮细胞癌的特殊性。

【思考题】

1. 何谓原位癌和非典型增生？两者有何关系？
2. 子宫颈癌的好发部位在哪里？其发生与哪些因素有关？
3. 子宫颈癌常见的组织学类型是什么？
4. 子宫颈癌如何早期诊断？
5. 试述乳腺癌的好发部位和早期临床特点。
6. 试述乳腺癌的常见组织学类型及其临床意义。
7. 葡萄胎和恶性葡萄胎有何异同？
8. 恶性葡萄胎和绒癌有何异同？

（赵长安）

第十三章

生长和发育

实验一　X 小体显示技术
The X Body Display Technique

【实验目的】

掌握人类上皮细胞 X 小体玻片标本的制备方法；掌握在显微镜下正确识别 X 小体的特征及其所在的部位。

【实验原理】

1949 年，Barr 发现哺乳类雌性动物上皮细胞间期细胞核膜内边缘有深染的小体，后人称其为 Barr 小体，形态多样（三角形、半圆形、卵形、短棒性等）。正常女性口腔黏膜细胞中的 30% ~ 50% 有 1 个 Barr 小体，有些实验室在男性细胞中发现 X 小体有 2% 的出现率。

1961 年，Lyon 认为 Barr 小体是一条随机失活的 X 染色体，并称其为 X 小体；它的失活发生在胚胎发育的早期（人胚是第 16 天）且在随后的一生中永久性失活，并克隆式繁殖；X 染色体的失活是为了达到与雄性体细胞中 X 染色体基因表达量的平衡。现在发现，X 小体上并非全部基因失活。

X 小体的检查可用于性别鉴定和性染色体数目异常的鉴定。

【实验仪器与材料】

1. 实验仪器：洁净的载玻片，牙签，载玻片，染色缸，光学显微镜。

2. 实验材料：硫堇染色液，乳酸醋酸地衣红染液，猩红染色液，快绿染色液，甲苯胺蓝染液，5N HCl，50% 乙醇，70% 乙醇，75% 乙醇，95% 乙醇，Carnoy 固定液（甲醇:冰醋酸 = 3:1），香柏油，二甲苯，擦镜纸。

【实验内容与方法】

1. 方法一

（1）取材：取女性口腔上皮细胞均匀涂布在洁净载玻片上。

（2）固定：涂片后吹气 2～3 次（不可完全干燥，以免细胞死亡，要用活细胞固定），立即放入 95% 乙醇中固定 30min，取出后气干。

（3）染色：玻片在蒸馏水中冲洗几次后放入 5N HCl（22℃）水解 10min，蒸馏水洗去多余 HCl，硫堇染色 30min，水洗。

（4）镜检：气干后即可镜检。先在低倍镜下找到细胞，最后在油镜下观察。若背景颜色过深，可在 75% 乙醇分色、95% 乙醇脱水后再镜检（图 13 - 1，图 13 - 2，图 13 - 3）。

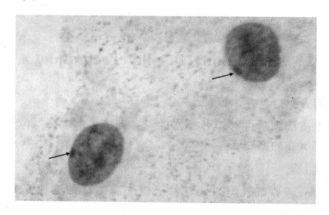

图 13 - 1　正常女性口腔上皮细胞的 X 小体

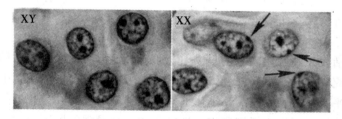

图 13 - 2　不同性别细胞核内 X 小体的存在情况

2. 方法二

（1）取材：取女性口腔上皮细胞涂片。涂片后吹气 2～3 次（不可完全干燥，以免细胞死亡，要用活细胞固定）。

（2）固定和染色：Carnoy 固定液中固定 15min，干燥。5N HCl 中 10min，水洗后干燥。0.2% 甲苯胺蓝染色 2～5min，水洗后气干。

（3）镜检：油镜镜检。

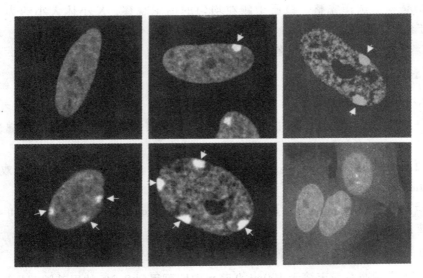

图 13 - 3 X 小体在核内的分布（X 小体数目 = X 染色体数 - 1）

3．方法三

（1）取材：取女性口腔上皮细胞均匀涂布在洁净载玻片上。

（2）染色：加 1~2 滴乳酸醋酸地衣红染液染色 20min，水洗后气干

（3）镜检：气干后即可镜检。先在低倍镜下找到细胞，最后在油镜下观察。

4．方法四

（1）取材：取女性口腔上皮细胞均匀涂布在洁净载玻片上。

（2）固定：涂片后吹气 2~3 次（不可完全干燥，以免细胞死亡，要用活细胞固定），立即放入 95% 乙醇中固定 10min，然后放入 70% 乙醇中固定 2min。

（3）染色：猩红染色 2min。

（4）洗涤：50% 乙醇洗涤一次。

（5）复染：快绿染色 1h 以上。

（6）洗涤：50% 乙醇洗涤 5min，气干。

（7）镜检：先在低倍镜下找到细胞，最后在油镜下观察。

【注意事项】

1．取材前应漱口，先用牙签 30°角刮掉角质化的细胞，换牙签在原位再取下层细胞，感觉有些痛，但不要刮破，即可取下大量活细胞。细胞要取多些，涂片时应均匀涂成单层。

2. 镜检应选择完整、核质中颗粒均匀的细胞观察，X 小体大小约为 $1\mu m$，多位于细胞核膜内边缘。

3. 观察结束后，以二甲苯清理镜头。

【试剂配制】

1. 硫堇染液

（1）4% 硫堇原液：4g 硫堇粉末置研钵中以 50% 乙醇 100ml 研磨溶解，过滤。

（2）Michaelies 缓冲液：醋酸钠 9.714g，巴比妥钠 14.714g，加双蒸水至 500ml。

（3）硫堇染液（pH5.7）：0.1N HCl 32ml，Michaelies 缓冲液 28ml 和 4% 硫堇原液 400ml。

2. 甲苯胺蓝染液

0.2g 甲苯胺兰粉末溶于 100ml 双蒸水中即可得到 0.2% 的甲苯胺蓝染液。

3. 乳酸醋酸地衣红染液

（1）2% 醋酸地衣红染液：将 2g 地衣红加入微沸的 45ml 冰醋酸溶液中溶解，冷却后加入 55ml 双蒸水。

（2）乳酸醋酸地衣红染液：等量 2% 醋酸地衣红染液和 70% 乳酸混合后过滤。

4. 猩红染色液

猩红（水溶性）1g，磷钨酸（CP）0.3g，冰醋酸 5ml，50% 乙醇 100ml。

5. 快绿染色液

快绿 0.5g，磷钨酸（CP）0.3g，磷钼酸（CP）0.3g，冰醋酸 5ml，50% 乙醇。

（胡晓岩）

实验二　人体外周血淋巴细胞的培养和染色体标本的制作方法

The Culturing of Lymphocyte from Human Peripheral Blood and Preparation of Chromosomal Samples

【实验目的】

掌握人类外周血细胞培养方法及染色体标本的制备方法；观察人类染色体的形态和数目；为染色体显代做准备。

【实验原理】

在外周血全血培养过程中，加入植物血球凝集素（PHA），可促进 T 淋巴细胞的幼化和分裂增殖并同步化。细胞收获前，添加秋水仙素可阻止纺锤丝的形成，收获大量处于分裂相的细胞，经低渗、固定和染色等处理，以观察分散的染色体。

【实验仪器与材料】

1. 实验仪器：超净工作台，离心机，水浴锅，恒温培养箱，试管架，酒精灯，吸管，离心管。

2. 实验材料：人体外周血，RPMI 1640 培养液，小牛血清，肝素，秋水仙素，植物血凝素 PHA，低渗液（0.075M KCl 溶液），固定液（甲醇:冰醋酸 = 3:1），反固定液（甲醇:冰醋酸 = 1:2），Giemsa（姬姆萨）染液，香柏油，二甲苯，擦镜纸。

【实验内容与方法】

1. 细胞接种与培养

（1）取 500U/ml 的肝素 0.2ml 湿润针筒后，抽取静脉血 1 ~ 2ml，转动针筒，使血液与肝素充分混匀，立即插入灭菌小瓶内，送入超净工作台，在火焰旁将血液滴入盛有 5ml 培养液（4ml RPMI 1640，1ml 小牛血清，5mg PHA，5% NaHCO₃ 调节 pH 至 7.0 ~ 7.4）的培养瓶内，加盖，摇匀。

（2）37℃ 培养箱内，全血培养 72h，收获前 2 ~ 4h 加 0.01% 秋水仙素，继续培养 2 ~ 4h。

2. 细胞收获及染色体制备

（1）用吸管充分吹打瓶壁，吸取培养物至刻度离心管，配平后放入离心机。

（2）细胞收集：800r/min 离心 8min，弃上清。

（3）低渗：加入低渗液至 7ml，吹打 100 次，37℃低渗 20min。

（4）预固定：加入固定液 1ml，吹打 100 次。

（5）细胞收集：800r/min 离心 8min，弃上清。

（6）固定：加入固定液至 8ml，吹打 100 次，37℃固定 20min。

（7）细胞收集：800r/min 离心 8min，弃上清。

（8）再固定：加入固定液至 8ml，吹打 100 次，37℃固定 20min。

（9）细胞收集：800r/min 离心 8min，弃上清。

（10）反固定：加入反固定液至 8ml，吹打 100 次，37℃反固定 20min。

（11）细胞收集：800r/min 离心 8min，弃上清（留少许上清液，约 0.5 ~ 1ml）。

（12）制片：用吸管吹打混匀沉积于离心管底部的细胞，吸取细胞悬液，用镊子取一洗净预冷的载玻片，于玻片上方约 5cm 处间隔均匀地滴加细胞悬液 3 滴，迅速吹散，在酒精灯上过几次，使染色体分散均匀。

（13）37℃恒温干燥过夜，室温长期保存。

（14）Giemsa（姬姆萨）染色：Giemsa 染液染色 10 ~ 20min，自来水冲洗，晾干。

（15）镜检：低倍镜下找到分散良好的分裂像，换油镜认真观察（图 13 - 4）。

【注意事项】

1. 细胞培养应严格遵循无菌操作原则。

2. 秋水仙素处理时间应适宜，处理时间过短，分裂相细胞少；处理时间过长，染色体会缩短，使染色体的形态特征模糊。

3. 离心时的转数不宜过高，以免沉淀的细胞团块过于致密而无法吹打散开。

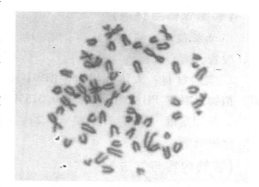

图 13 - 4　人类染色体图

4. 吹打应充分，但避免用力过猛，以免导致细胞破碎。

5. 低渗液浓度和低渗时间应掌握适当，尽量使细胞膨大，染色体尽量分散，减少同一细胞内的染色体叠加。

6. 固定液应现用现配。

7. 滴片前，尽量稀释细胞浓度，避免细胞叠加导致的细胞间染色体的叠加。

8. 观察结束后，以二甲苯清理镜头。

【试剂配制】

Giemsa（姬姆萨）染液：

1. Giemsa 原液

（1）材料：吉姆萨粉 1.0g，甘油 66ml，甲醇 66ml。

（2）方法：将 Giemsa 粉放入研钵中，先加入少量甘油，研磨至无颗粒为止，然后再将全部甘油倒入，放 56℃温箱中 2h 后加入甲醇，将配制好的染液密封保存棕色瓶内（最好于 0℃~4℃保存）。

2. Giemsa 染液

Giemsa 原液：pH6.8 磷酸缓冲液 = 1:9。

（胡晓岩）

实验三　染色体 G 显带技术与识别
The Chromosomal G banding Technique and its Identification

【实验目的】

掌握 G 显带标本片的制作过程；通过 G 显带核型分析，初步掌握各号染色体 G 带特征；根据带型特征区分染色体；为基因定位做准备。

【实验原理】

干燥后的染色体标本片经过碱、胰酶溶液或其他盐溶液处理后，再经 Giemsa 染液染色，镜检可见垂直于每条染色体长轴方向出现平行的明暗相间的特征性条纹，即构成了染色体的带型——G 带（机制不详）。同源染色体的带型基本相同且稳定，非同源染色体带型不同。G 显带染色体最初是用于染色体区分和染色体病的诊断研究，现在也是基因定位的基础实验。

【实验仪器与材料】

1. 实验仪器：光学显微镜，水浴箱，染色缸。

2. 实验材料：人体外周血，0.025%胰酶溶液，生理盐水，Giemsa 染液，香柏油，二甲苯，擦镜纸。

【实验内容与方法】

1. 预热

0.025%胰酶（pH7.0~7.2）倒入立式染色缸中，37℃水浴预热。

2. 水解

常规制备的染色体标本片室温放置 3d（老化）后，转移到 60℃烤箱内干燥 2~3h，自然冷却至室温后取出；将染色体标本片插入胰酶溶液中水解处理 1~10min（依胰酶活性强弱而定），生理盐水漂洗两次。

3. 染色

Giemsa 染色 20min，水洗，气干。

4. 镜检

低倍镜下找到染色体，油镜下仔细观察、区分非同源染色体 G 显带的带型（图 13-5，图 13-6，图 13-7）。

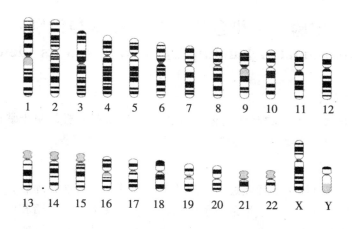

图 13-5　人类染色体 G 显带模式图

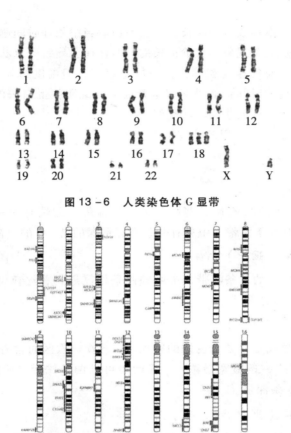

图 13 −6　人类染色体 G 显带

图 13 −7　人类染色体核型及部分基因定位模式图

【注意事项】

1. 前期细胞培养过程中秋水仙素处理时间长短会影响染色体形态。处理时间过短，分裂象细胞少；处理时间过长，染色体会缩短，使染色体的形态特征模糊，影响 G 显带带型的观察。

2. 胰酶溶液应是新鲜配制的。胰蛋白酶浓度和处理时间随气温高低有所不同。一般规律是标本存放时间越长，在胰蛋白酶当中处理时间越长。太新鲜的标本，染色体会出现毛茸现象。片龄很长的标本往往会导致斑点状的染色体。胰蛋白酶温度越高，反应的速度就越快，一般是室温，但温度必须稳定至少20min。注意胰蛋白酶处理的时间：如果细胞呈紫蓝色，说明胰蛋白酶的作用时间不够；如果细胞呈桃红色，说明作用时间刚好。

3. 观察结束后，以二甲苯清理镜头。

【染色体的识别】

1号染色体（中央）

p（短臂）近侧1/2有两条宽阔和浓染的深带，远端有3～4条较窄较淡的带。q（长臂）有5条深带，中央有一条最亮最深的带。q的次溢痕深染。

2号染色体（亚中）

p有间隔较均匀的4条深带，中间的两条稍靠近。着丝粒染色很浅。q依标本的质量可见6～8条深带。

3号染色体（中央）

p和q中部色浅是3号染色体的特点。p近着丝粒区通常有两条深带。远端可见3条，中间的一条最宽最浓。q臂近端可见两条深带，中间一条明显的浅带，远侧有4～5条深带。

4号染色体（亚中）

p有1～2条深带。q有均匀分布的4条深带，在较好的标本还可以分出较好的更多的带纹。

5号染色体（亚中）

p有1～2条深带。q中段有3条深带（有时为1条），远端有1～2条深带。

6号染色体（亚中）

p中段为一明显宽阔的浅带，这是6号染色体的特征。远端和近端各有一条深带，后者紧邻着丝粒。在质量较好的标本可细分q有6条深带。

7号染色体（亚中）

p上有3条深带，末端一条较宽且色深，犹如"瓶盖"，q有3条明显的深带，远端一条较浅，且分为两条。

8号染色体（亚中）

最后一条深带宽浓粗壮。p的两条深带被一条浅带隔开，最后一条深带宽浓，粗壮，这是 8 号染色体的特征，q 的 3~5 条带，近侧段内带和末端较浅的一条带常不明显。

9 号染色体（亚中）

苗条。p 有 3 条深带，远侧的两条深带有时融为一条。q 有 2 条较亮的间隔均匀的深带，远端的一条有时一分为二，次溢痕不着色，长度变异大，但可用 c 带等选择性染色。

10 号染色体（亚中）

第一条宽浓，p 中段有 1~2 条深带。q 有间隔基本均匀的 3 条深带，远端 2 条相距较近，近侧的一条着色最深。

11 号染色体（亚中）

着丝粒可能染色，p 中央有一宽阔的深带有时再分出较窄的一条。着丝粒可能染色。q 近着丝粒有一深带，中部有 2 条紧邻的宽阔的深带，后者常融合为一。

12 号染色体（亚中）

p 中部为一条深带。q 近着丝粒有一深带，中段有一宽阔的深带，这两者之间有一明显的浅带。在较好的标本上中段宽阔的深带可分为 3 条。中间一条较宽，着色较浓。此外。在末端还可见另一条较窄的深带。11 号和 12 号带型相似，但可根据臂率（11 号 p 较长）和 q 中段深带的位置（即 11 号的深带稍偏远端）等加以区别。

13 号染色体（近端）

q 远端着色较深，常可见 4 条中等着色带，中部两条宽而深。

14 号染色体（近端）

q 有 4 条深带，近端一条窄的和一条宽的深带常融合在一起，中部深带很窄，远部深带很宽。

15 号染色体（近端）

q 中部为一较宽深带，近端有一较窄深带，远端的深带接近末端。

16 号染色体（中央）

p 有一条较浅的着色深带。q 近端次溢痕处中等着色，远端 1~2 条中等着色带。

17 号染色体（亚中）

p 为浅染，有一较窄的深带。q 近端有一阴性节段，远端为一条中等着色带。

18 号染色体（亚中）

p 浅染，q 近端和远端各有一条深带。

19 号染色体（中央）

着丝粒两侧为深带，其余均为浅带，但在较好标本中，p 可见有一条深带，q 有 2 条深带。

20 号染色体（中央）

p 上有一明显的深带，q 上有 2 条深带，但染色较浅。

21 号染色体（近端）

q 近侧有一宽阔浓染的深带。

22 号染色体（近端）

着丝粒两侧深染，q 中部有一条窄的深带。

X 染色体（亚中）

p 中央有一明显的深带，宛如"竹节状"。在较好标本，q 的近侧和远侧还可见一窄带。q 上可见 4 条深带，近侧的一条最明显。

Y 染色体（近端）

p 末端有一窄的深带，q 的远侧深染。较好的标本中，Y 的 q 可区别 4 条深带。

（胡晓岩）

实验四　染色体 C 显带技术与识别
TheChromosomal C banding Technique and its Identification

【实验目的】

学习 C 显带标本制作方法，了解 C 显带技术原理，掌握 C 显带染色体的基本特征；掌握染色体着丝粒区域的显示方法，准确认识染色体结构；C 显带可用于区分 1、9、16 号染色体及 Y 染色体，确定着丝粒位置和数目，鉴定染色体结构异常。

【实验原理】

染色体着丝粒区域结构复杂且与染色体臂难以区分，往往影响对染色体的观察和基因定位的准确性。染色体标本片经过酸、碱及高温处理，使染色体标本的结构发生了一定改变，含有 DNA 高度重复序列的着丝粒和次缢痕区域变性后复性较染色体其他区域快，再经 Giemsa 染色后，染色体臂着色变浅，而着丝粒区域着色变深，可在光镜下明显显现和区分。1、9、16 号染色体长臂近着丝粒区和 Y 染色体长臂远端有次缢痕，所以这些区域也着色。

【实验仪器与材料】

1. 实验仪器：光学显微镜，水浴锅，染色缸。

2. 实验仪材料：0.2N HCl，5% Ba（OH）$_2$溶液，2×SSC 缓冲液，Giemsa 染液，香柏油，二甲苯，擦镜纸。

【实验内容与方法】

染色体标本片来自于染色体制备实验。

1. 酸处理

0.2N HCl 室温处理染色体标本片 15～30min，水洗。

2. 碱处理

染色体标本片放入 56℃的 5% Ba（OH）$_2$处理 10min，水洗。

3. 孵育

染色体标本片放入 67℃的 2×SSC 缓冲液中处理 1～1.5h。

4. 染色

Giemsa 染色 5min，水洗，气干。

5. 镜检

低倍镜下找到染色体，油镜下仔细观察染色体着丝粒区。

【注意事项】

观察结束后，以二甲苯清理镜头。

（胡晓岩）

实验五　颜面发生和畸形学
The Formation of Face and Teratology

【实验目的】

1. 掌握：颜面发生的基本过程和常见畸形成因。致畸敏感期。

2. 了解：优生常识。

【实验仪器与材料】

1. 多媒体电脑和颜面发生和畸形学录像。

2. 胚胎发生和畸形 PPT。

3. 装缸标本：唇裂，不通肛，双头畸形，胸腹联体，单眼，内脏外翻，无脑儿和脊髓裂。

【实验内容与方法】

1. 观看多媒体课件

观看多媒体教学课件"颜面的发生"和"畸形学"。

2. 复习理论知识

（1）复习颜面发生的基本过程和常见畸形成因。

（2）提问大课所讲重要内容。

3. 胚胎发生和畸形概述

简要讲述胚胎发生及畸形形成的成因。

4. 观察装缸标本

（1）唇裂：因上颌隆起与同侧内侧鼻隆起未愈合引起。

（2）不通肛：肛膜未破裂所致。

（3）双头畸形：推测与单卵双生中原条未完全分离引起。

（4）胸腹联体：推测与单卵双生中原条未完全分离引起。

（5）独眼：推测与双眼移动过快并引起颜面畸形有关。

（6）内脏外翻：不明原因导致内脏畸形，并暴露在腹腔以外。

（7）无脑儿和脊髓裂：分别由前、后神经孔未闭合造成。

【注意事项】

装缸标本来之不易，需轻拿轻放，注意保护。

【思考题】

1. 易造成胎儿畸形的因素有哪些？

2. 如何避免遗传和环境因素给胎儿发育带来的不良影响？

（周劲松）

附录

创新性实验

　　为全面贯彻落实 2006 年教育部、财政部决定实施"高等学校本科教学质量与教学改革工程"和 2009 年国务院和卫生部颁布的"关于加强医学教育工作，提高医学教育质量的意见"等文件精神，将西安交通大学办成世界一流的研究型综合性大学，西安交通大学勇于探索，大胆创新，对办学模式进行了全方位的改革。创建了基于通识教育、科研能力和创新能力培养的研究型大学人才培养新模式，实现从知识传授型向探索研究型教育的转变。

　　西安交通大学医学部在继承和发扬传统教学模式优点的基础上，在加强学生掌握医学基本理论、基础知识和基本技能同时，积极汲取国内外先进的教育教学理念，探讨新的医学教学模式。在国家"985 工程"和光华教育基金的资助下，从 2007 年起，对侯宗濂医学实验班的医学教学模式和方法进行了彻底改革，构建了基础医学和临床医学以器官系统为基础、两单元"回旋式"的整合课程体系；按照各系统的形态结构—功能—疾病—药理的规律组织内容，将基础医学的人体解剖学、组织学与胚胎学、生理学、病理学、病理生理学、医学微生物学、人体寄生虫学、医学免疫学、神经生物学和药理学等学科的教学内容整合为 12 个教学区段。每区段教学内容的实施采用理论课、实验课和以问题为基础学习（Problem - base Learning，PBL）的教学方法，并编写了相应教学大纲、教材和 PBL 教案。同时，为提高学生运用和贯通基础和临床知识的能力，实验班学生在医学基础教育阶段的早期利用暑假有两周的临床见习，使学生能"早期接触临床"；在临床阶段中期，安排三个月的海外名校学习、见习，以丰富学生的经历和拓展学生的视野。该整合课程教学模式的实施将启发、诱导学生自主学习、思考问题和团队协作精神，使学生逐渐树立由"学会"医学变为"会学"医学的学习方法，培养学生主动摄取知识并利用所学的知识去解决实际问题实践能力和创新精神。

　　医学是一门实践性极强的学科，实验教学是医学教育教学的重要组成部分，与理论教学相辅相成，对学生的素质教育和能力培养方面有着重要的、不可替代的作用。为配合我校医学整合课程教学模式的实施，注重实验教学体系以能力培养为核心，我们遵循医学实验教学的基本规律和各学科之间的内在联系，对实验教学内容、方法、手段和考核方式进行了全面系统的改革，形成了既自成体系又与理论课程相呼应的独立课程，实现了基础与临床密切结合，教学与科研相互促进，分层次、多渠道、全方位培养高素质医学人才的实验教学培养新模式。在保留必要的验证性实验的基础上，增加综合性实验，积极鼓励学生参加创新性实验。其中，验证性和综合性实验按器官系统区段编排，属于计划内实验教学内容，每位学生必须参与完成，并为学生提供"生物医学课程实验指导"实验教材，其内明确了每次实验的实验目的、实验仪器与材料、实验内容与方法、注意事项、实验结果分析和撰写实验报告和思考题等。而创新性实验属于自选性的，学生在课外时间、假期和小学期利用学生实验教学平台和研究生、教师科研平台，结合自己兴趣和指导教师的科研方向，申报校级和国家级大学生创新性实验项目，自行设计课题、独立完成实验和撰写实验报告或论文。

目前，我校开展的医学创新性实验有三类。

第一类为"西安交通大学医学部本科生开放实验项目"（以下简称开放实验）。开放实验包括：①自选实验。教学实验中心定期发布本科培养方案以外的综合性、设计性、研究性实验课题，并鼓励学生进行创新设计实验。学生独立完成课题方案的设计、试验装置的安装和调试、实验课题的研究并撰写实验报告。②学科竞赛。教学实验中心根据各类竞赛和学生参加科技活动的实际需要发布开放研究题目，或根据教师科研项目以及具有教学实验中心特点的自拟设计性、综合性实验项目，吸收学生进入教学实验中心参加实验。③参与科研。教学实验中心定期发布科研项目中的开放研究题目，吸收部分优秀学生尽早进入教学实验中心参与教师的科学研究活动。参与科研型主要面向高年级本科生。本科生开放实验的实施办法为教学实验中心开放的项目每学期申报一次，一般在每学期结束前4周进行。每学期开学前两周医学部人才培养处将教务处批准的项目通报各系、中心主任及每位项目负责人，并在医学部网站活动公告栏予以公布并安排学生报名参加事宜。学生在实验项目完成后，应向教学实验中心提交实验报告、论文或实物等实验结果。指导教师要根据学生提交的实验结果和实验态度等及时进行考核，确定成绩，在学期结束前报学院教务办。

第二类为"西安交通大学本科生科研训练和实践创新基金"（以下简称实践基金）。实践基金全校每年30万元，主要用于资助全日制在校本科生创作优秀科技作品，支持本科生参与国际国内各类科技学术竞赛。研究周期一般为一年，每项目的资助额度一般不超过3000元，没有试验、制作等硬经费支出的项目一般不超过500元。本科生可以随时书面向教务处提出实践基金项目申请，学校每年在 6 月和 12 月集中评审两次。项目申请人必须认真填写"西安交通大学本科生科研训练和实践创新基金资助项目申请表"（一式三份），经指导老师签字推荐，学院或人才培养基地同意并盖章后报教务处审核。教务处负责对申报项目的内容、资助范围、申请人资格等进行审核，并确定提交实践基金评审专家组评审的项目名单。评审专家组负责对项目的科学性、创新性、技术可行性及申请者的研究能力等进行审查，并提出评审意见。教务处汇总专家评审意见后，确定实践基金计划资助的研究项目与资助金额。教务处与项目申请人签订《西安交通大学本科生科研训练和实践创新基金资助项目合同书》。合同签订后项目负责人应立即在指导老师的指导下开展研究工作。项目实施中，如减少研究内容、更改实施计划、提前结题或延长年限等，项目负责人应提交书面报告报教务处审批。项目负责人在项目实施的中期需向教务处提交《西安交通大学本科生科研训练和实践创新基金资助项目中期报告》，报告应明确说明是否按进度完成科研任务、遇到的困难以及是否可以继续进行项目研究等。如项目负责人计划中断项目研究，应提前一个月向教务处提出申请。经批准按中止研究项目处理的，须办理项目中止手续。未办理手续的将按擅自中止研究处理，并进行相应的处罚。实践基金项目完成后，项目负责人应撰写《西安交通大学本科生科研训练和实践创新基金资助项目研究总结报告》，并提交相关材料和技术成果实物，由教务处进行验收。项目完成较好的人员，其新项目申请将予以优先考虑。

第三类为"国家级大学生创新性实验计划"（以下简实验计划）。实验计划的资助范围，主要面向国家重点建设大学及一部分有较强行业背景和特色的地方大学。采取学校申报、专家评审、教育部批准的方式选定参与学校。项目执行时间为 1~3 年，学校需每年向教育部报告项目进展情况。教育部将对项目运行情况进行抽查。项目结束后，由学校组织项目验收，并将验收结果报教育部。资助在校本科学生开展研究性学习和创新性实验，每年资助 4500 个项目，每个项目资助 1 万元。申请者可以为个人，也可以为项目团队（不超过 5 人）。项目完成良好的人员可再次申请，未完成项目的人员不得再次申请。重点资助学术思想新颖、目标明确、具有创新性和探索性、研究方案及技术路线可行、实施条件可靠的项目。参加项目的学生应同时完成教学实验计划内的课程，并参加学校、学院组织的集体活动。如学生出现多门课程不及格现象，指导教师应劝其退出项目。本科生可以随时书面向学院和学校实验计划管理办公室提出实验计划项目申请，学校每年集中评审一次。项目申请人必须认真填写《"国家级大学生创新性实验计划"项目申请书》（一式三份），经指导老师签字推荐，学院同意后报学校实验计划管理办公室审核。实验计划管理办公室负责对申报项目的内容、资助范围、申请人资格等进行审核，并确定提交实验计划评审专家组评审的项目名单。实验计划评审专家组负责对项目的科学性、创新性、技术可行性及申请者的研究能力等进行审查，并提出评审意见。实验计划管理办公室汇总专家评审意见后，确定资助的研究项目，并报教育部。获教育部资助后，实验计划管理办公室与项目申请人签订《"国家级大学生创新性实验计划"项目合同书》。随后项目负责人应立即在指导老师的指导下开展研究工作。项目实施中，如减少研究内容、更改实施计划、提前结题或延长年限等，项目负责人应向实验计划管理办公室提交书面审批报告。项目负责人在项目实施中期向实验计划管理办公室提交《"国家级大学生创新性实验计划"项目中期报告》，报告应明确说明是否按进度完成科研任务、遇到的困难以及是否可以继续进行项目研究等。如项目负责人计划中断项目研究，应提前一个月向实验计划管理办公室提出申请。经批准按中止研究项目处理的，须办理项目中止手续。未办理手续的将按擅自中止研究处理，并进行相应的处罚。实验计划项目完成后，项目负责人应撰写《"国家级大学生创新性实验计划"项目研究总结报告》，并提供补充材料（包括论文、设计、专利以及相关支撑材料），由实验计划管理办公室进行验收。项目完成较好的人员，其新项目申请将予以优先考虑。参与实验计划的项目同时申请"西安交通大学科研训练和实践创新基金"或"西安交通大学大学生科技创新基金"的，学校给予配套资金支持。

西安交通大学医学部积极组织落实本科生各类创新性实验申报和开展，从2007年至今共获得"国家级大学生创新性实验计划"118项，并取得了令人满意成绩，现将近5年获得的资助项目汇总如下：

（王唯析　万田郎）

附表 1　西安交通大学医学院本科生国家大学生创新性实验项目(第一期 2007.11)

项目编号	项目名称	负责人	年级专业	项目组成员	指导教师	成　果
610736	Th_1／Th_2细胞－SEAP 报告基因筛选系统的建立及应用基础研究	白娟	临硕 57	莫俊、许崇文、刘斌、黄珊	吕社民	
610733	长春七的质量控制研究	宣伟	药学 52	张志宏、何平、王杰鹏、王飞虎	石娟	中药材,2009,32(6):876－878.
610739	腺苷对缺血心肌迷走神经和 M_2 受体的影响及其机制研究	任珂宇	临硕 52	徐海飞、张林林、郎莹	臧伟进	1. 获"首届全国大学生基础医学创新论坛暨实验设计大赛"优秀奖。 2. Journal of Pharmacological Sciences, 2011, 115(2):205－213(SCI 收录, IF:2.176). 3. Journal of Cellular Physiology, 2011,226(4):1052－1059(SCI 收录,IF:4.586) 4. 山西医科大学学报, 2010,12(suppl):124.
610730	丹参素异丙脂对急性心肌缺血大鼠心电图和血压的影响	赵美	临床 43	李广亮、王建伟、白小梅、田玉玲	臧伟进	

续表

项目编号	项目名称	负责人	年级专业	项目组成员	指导教师	成　果
610740	蒙托石对尿素肌酐的吸附作用	张彦亭	临硕 41	王秀芳、刘腾、王亚丹、赵紫玉	曹永孝	1. 获第七届"挑战杯"陕西省大学生课外学术科技作品竞赛一等奖. 2. Journal of Pharmacy and Pharmacology, 2009, 61（4）: 459-64. 3. 山西医科大学学报, 2010, 12（suppl）: 37.
610732	造血干细胞、骨髓间充质干细胞及 NK 细胞联合移植在白血病小鼠移植中的实验研究	刘博	临硕 32	邵玲燕	张梅	
610726	葡萄球菌在西安地区人群的分布及耐药状况的初步探讨	宁宁	临硕 41	唐启胜、刘万涛、张婉琳、李宇	董晓慧	
610725	双黄连片对小鼠流感病毒和腺病毒感染的保护作用	沈斯遥	临床 43	田艳茹、郭嘉、冯金枝、曾雪娇、刘思达	董晓慧	
610724	利用端粒酶逆转录酶基因建立胰岛 β 细胞永生细胞系	王璇	临硕 42	石璞玉、陈磊杰		

续表

项目编号	项目名称	负责人	年级专业	项目组成员	指导教师	成 果
610728	Pdx1 基因稳定表达细胞株的建立对糖尿病大鼠的作用	高玉	临硕 33	浮娇、刘婷	吕杜民、李冬民	1. Applied Biochemistry and Biotechnology, 2009, 158: 253 – 261. (SCI 收录, IF:1.643). 2. 西安交通大学学报医学版, 2009, 3(1): 17 – 21. 3. 获"首届全国大学生基础医学创新论坛暨实验设计大赛"优秀奖.
610734	大蒜及其制剂的杀菌作用及机理研究	吕彬	临床 55	李国良、焦芳芳、蒋梅花	徐纪茹	第十三届大学生"腾飞杯"校内决赛优秀奖
610735	PRMT 在 Treg 细胞分化中的作用研究	焦芳芳	临床 57	蒋梅花、李国良、吕彬	杨旭东	南方医科大学学报, 2010; 30(4): 716 – 719.
610722	PDSS2 与 ras、p53 基因在肿瘤细胞的表达相关性研究	贾蕊	临硕 411	苟静、李娇	陈萍	
610721	睡眠不足对大鼠学习记忆能力的影响及其机制的研究	王晶晶	临硕 42	席悦、李兵、张洋	孟凯	
610723	雌激素对神经细胞凋亡相关因子的作用研究	王善佩	临硕 44	管浩、明明	俞小端	
610729	天葵更年丸对女性心血管的保护作用	雷珊	临硕 42	刘便利、陈旭、张桂彬	孙红	

续表

项目编号	项目名称	负责人	年级专业	项目组成员	指导教师	成　果
610727	绞股蓝总皂苷对内毒素血症小鼠的脑血管保护作用	李高桦	临硕43	张冬芹、巩玉亮、谢四梅、白艳艳	刘勇	1. 山西医科大学学报,2010,12(suppl):40. 2. 获"首届全国大学生基础医学创新论坛暨实验设计大赛"优秀奖.
610738	大学生心理空虚与分析	贾春燕	护理61	李玉龙、刘莉、许添、刘芳	高睿	
610731	手机辐射对小鼠空间学习记忆能力的影响及其机制的研究	席悦	临硕42	王晶晶、李兵、张洋	杜剑青	
610737	幽门螺杆菌基因分型与所致疾病的关系研究	张翔	临硕42	曲凯、王君婷、阎志、哈伟明	陈艳炯	1. 世界华人消化杂志,2009,17(16):1632-1637. 2. 山西医科大学学报,2010,12(suppl):12. 3. 获"首届全国大学生基础医学创新论坛暨实验设计大赛"优秀奖. 4. 第十三届大学生"腾飞杯"校内决赛二等奖.

附表2 西安交通大学医学院本科生国家大学生创新性实验项目(第二期 2008.'9)

项目编号	项目名称	负责人	年级专业	项目组成员	指导教师	成果
81069832	应用 Western Blot, 双向电泳和质谱技术筛选 PIA 大鼠模型关节炎自身抗原	田泉	临硕62	张扬	吕社民	
81069833	儿童哮喘与 Toll 样受体(TLR)遗传多态性关系的研究	邹耀军	临硕65	李永伟、蒋永荣、张小玲、张李娜	孟烈素	
81069834	Micro-RNA 在软骨发育中的作用	余航	临硕65	许蔚起、施茜、张婷婷、杨思尧	孙健	1. 山西医科大学学报, 2010, 12 (suppl):126. 2. 获"首届全国大学生基础医学创新论坛暨实验设计大赛"优秀奖.
81069835	尿酸酶肠道给药对高尿酸血症的防治作用	王洁	临硕64	翟婷、程丽、邵藤、党强	曹永孝	中国药理学通报, 2008, 24(9):1245-1249.
81069836	5-羟基-6-甲基-2-羊基-3,4-二氢-1-异喹啉酮扩血管机理研究	熊执政	临硕65	余航、陈婷婷、高晓燕、许蔚起	曹永孝、张兰奇	1. 山西医科大学学报, 2010, 12 (suppl):25. 2. 获"首届全国大学生基础医学创新论坛暨实验设计大赛"一等奖.
81069837	药物对慢性应激小鼠脂代谢和糖代谢的影响	周丹菲	临硕57	谭新韶、宋文锋	刘俊田	西北药学杂志, 2010, 25(5):361-363.

续表

项目编号	项目名称	负责人	年级专业	项目组成员	指导教师	成　果
81069838	宫血净治疗功能性子宫出血的作用及其机理研究	张盈	临硕52	周俊、孙欣、蒋会平、赵娟	林蓉	
81069839	他汀类药物对大鼠矽肺的影响	王静	临硕511	董旭媛、王冰婵、孙娜、张健涛	胡浩	
81069840	丹参素异丙酯对缺氧大鼠左室功能的影响	熊大林	临硕56	罗敏娜、刘晶、张磊	孙红	1. 心脏杂志(Chin Heart J),2011,23(1):28-34. 2. 获"首届全国大学生基础医学创新论坛暨设计大赛"优秀奖.
81069841	γδT细胞的扩增与耐药性结核病治疗相关性的研究	曹帅	临硕65	娄森、彭丽媛、翟阳、袁永兴	刘如意、范桂香	
81069842	分子印迹技术在二氢吡啶类钙离子拮抗剂药物血药浓度监测中的应用	袁磊	药学61	刘健、高阳、刘艳芳	傅强	
81069843	"腮腺炎强效巴布贴"的制备	宋金燕	制药51	张志宏、云希柳、刘晶、郑娜	郭增军	1. 发明专利,专利号:ZL 2009 1 0218499.2. 2. 中药材,2010.33(8):1330-1332.
81069844	长春七的药代动力学研究	陈旺	药学61	何旭、杨琼利、王璐、王晓朦	石娟	
81069845	青藤碱对人胃癌细胞增殖凋亡及多药耐药基因的影响	易子寒	临硕45	杨延洁	李红霞	

附表 3　西安交通大学医学院本科生国家大学生创新性实验项目（第三期 2009.09）

项目编号	项目名称	负责人	年级专业	项目组成员	指导教师	成　果
091069832	透皮止痛剂的研制——表面麻醉剂在皮肤穿刺中的应用性研究	许添	护理 61	贾春燕、于涛、李会霞、周正伟	贺建宇	1. 山西医科大学学报，2010，12（suppl）：110. 2. 获"首届全国大学生基础医学创新论坛暨实验设计大赛"优秀奖.
091069833	转基因家兔生物反应器开发	彭斌	临硕 07	邱晓文、徐东、董健	刘恩岐	1. 山西医科大学学报，2010，12（suppl）：106. 2. 获"首届全国大学生基础医学创新论坛暨实验设计大赛"优秀奖.
091069834	结缔组织抗原决定簇与乙肝核心抗原融合疫苗的构建及抗体滴度检测	莫俊	临硕 05	杨甜、朱锦云、蒋梅花	党双锁	第十三届大学生"腾飞杯"校内决赛优秀奖.
091069835	来自苹果皮的提取物抗肿瘤作用的实验研究	梁欢	预防 06	米白冰、王彪、张臣臣	易建华	
091069836	阿司匹林对阿尔茨海默病大鼠模型学习记忆能力的影响	巩睿智	临硕 06	宋燕州、魏涛、杨瑾、余玲	陈丽	1. 西安交通大学学报医学版，2011，32（2），184－186. 2. 山西医科大学学报，2010，12（suppl）：76. 3. 获"首届全国大学生基础医学创新论坛暨实验设计大赛"优秀奖.

续表

项目编号	项目名称	负责人	年级专业	项目组成员	指导教师	成　果
091069837	弓形虫多表位噬菌体 DNA 疫苗的构建及其免疫原性研究	潘逸忻	临硕 07	刘伟、张朋飞	史霖	
091069838	白假丝酵母菌临床分离株的耐药性及多位点序列分型研究	刘洋	临硕 06	马云龙、张清、张婕、赵家洲	杨娥	
091069839	院内耐药铜绿假单胞菌的分布及分子流行病学调查	李超	临床 07	关蛟、张硕、王铁夫、邹健	陈艳炯	
091069840	人体螨形螨与大螨形螨 ITS‑2 基因克隆鉴定及系统进化研究	郭圆圆	临硕 06	杜青芳、王浩南、赵玉月	赵亚娥	
091069841	食源性乳酸菌耐药性研究	马晓彦	临硕 06	张前进、张竞、丁学瑞	徐纪茹	
091069842	候选 miRNA 在逆转心肌纤维化中的作用	谯瞧	临硕 07	李政、吴海艳、张萌	蒋小英	
091069843	AIPI 哮喘模型大鼠 Toll 样受体基因表达变化的分子机制研究	章思梦	临床 07	薛倩、谢新芳	孟列素	1. 山西医科大学学报, 2010, 12 (suppl):131.　2. 获"首届全国大学生基础医学创新论坛暨实验设计大赛"优秀奖.

续表

项目编号	项目名称	负责人	年级专业	项目组成员	指导教师	成 果
091069844	cDNA文库的免疫学筛选以及抗原功能研究	马骏	临床07	葛娟	吕杜民	1. 山西医科大学学报,2010,12(suppl):80. 2. 获"首届全国大学生基础医学创新论坛暨实验设计大赛"优秀奖.
091069845	当归养血丸中多活性成分体内分析方法学研究	李立荣	制药07	邢龙轩、刘春艳、郭佳栋、穆微	胡震	
091069846	治疗关节炎的酸模巴布剂研制	杨振涛	制药07	陈霞、陈纯、卡米拉、李黎明	李维凤	1. 发明专利,申请号:20111015164 5. X. 2. 西北药学杂志,2011,26(1):24-25.
091069847	新型a-葡萄糖苷酶抑制剂的设计、合成与活性研究	阮永政	制药07	王琛、姜明灼、王小飞、郭天	边晓丽	
091069848	药用成分齐墩果酸的提取和分析方法的比较	邸金明	药学08	刘彬彬、赵婧	郭琦	
091069849	不同浓度酒精对实验性动物心律失常的影响	邸扬	临颅06	李鹏、何慧康、唐梦健	胡浩	1. 实用新型专利,专利号:ZL 201020209515. X. 2. 卫生研究,2010,39(4):528-530.(MI收录). 3. 天津医科大学学报,2012,18(suppl):46.

续表

项目编号	项目名称	负责人	年级专业	项目组成员	指导教师	成　果
091069850	不同温度下游泳运动对衰老大鼠机体功能的影响	陈文婷	临硕 06	段万里、孟佶宇、周歆、李冰寒	史小莲	
091069851	二氢异噻啉－1－酮的扩血管和降压作用研究	谢非	临硕 06	郭统帅、王敏聪、王萌、王哲洋	曹永孝	
091069852	药物对慢性应激小鼠免疫功能异常的影响	张郁	护理 07	吕静雯、江曼利、赵泽	刘俊田	
091069853	运动训练对心梗大鼠心脏抗炎机制及血管舒张功能的影响	杨婧	临硕 07	蔡艳、樊书娟、田蕴林、张兢	臧伟进	Am J Physiol Heart Circ Physiol, 2010,229(6):H2097－106.(SCI 收录,IF:3.712)
091069868	Bcl－2 家族基因在电击损伤中的表达水平研究	刘慧通	法医 07	赵泽、杜运智、谢亚男、王乔峰	王振原	1. Fa Yi Xue Za Zhi, 2012,28(5): 333－336.(PubMed 收录) 2. 西安交通大学学报(医学版), 2011,32(2):264－265. 3. Injury prevention, 2010, 16 (supple): A273－A2730972.(SCI 收录,IF:1.504) 2. 获第十二届"挑战杯"全国大学生科技学术作品竞赛一等奖、省一等奖. 3. 受邀出席英国伦敦第 10 届世界伤害预防与安全促进大会.

续表

项目编号	项目名称	负责人	年级专业	项目组成员	指导教师	成 果
091069869	一氧化氮对离体缺血再灌注血管平滑肌细胞线粒体内钙的调控作用	谢凌云	临硕 06	刘畅、关蛟、徐小龙	臧伟进	第十六届世界药理学大会会议摘要,被《Basic & Clinical Pharmacology & Toxicology》杂志收录(SCI 收录杂志).
091069870	家兔急性心源性肺水肿模型的建立	殷情	临硕 06	任燕飞、曾俊晟、魏涛	胡浩	1. 山西医科大学学报.2010,12(suppl):119. 2. 获"首届全国大学生基础医学创新论坛暨实验设计大赛"三等奖.

附表4 西安交通大学医学院本科生国家大学生创新性实验项目 （第四期 2010.6）

项目编号	项目名称	负责人	年级专业	项目组成员	指导教师	成果
101069818	JAK-Stats 信号通路对 LRP 在发育神经元的表达调控	贾钟喻	临硕83	章建飞、程小岩、范渊、尹涵	钱亦华	
101069819	人蠕形螨与犬蠕形螨几丁质合成酶基因的克隆与序列分析	王正航	临床84	王浩南、胥杨、盛凯旋、陈思成	赵亚娥	1. The Third International Symposium on Insect Physiology, Biochemistry and Molecular Biology, Shanghai, China, 2011.7,2-6. 2. 获"第二届全国大学生基础医学创新论坛暨实验设计大赛"三等奖. 3. 天津医科大学学报, 2012, 18 (suppl):443.
101069820	葫芦七的质量标准研究	艾依夏木	药学81	逯星竹、卡米拉、王雪飞、赵磊	石娟	
101069821	促红细胞生成素对家兔动脉粥样硬化的治疗作用	葛鑫	临硕71	陈佳琪、丁晨、张端倪、于海	胡浩	
101069822	联苯胺降解菌的分离、鉴定及降解基因筛选	韩飞	临床86	刘娜、张凯、蔡剑桥、胡炜律	徐纪茹	
101069823	检测血清补体活化片段监测反复流产发展、转归和预后的研究	刘佩宁	临硕77	韩瑛、陈雪、许玉葵、刘鹏	周晓勃	

续表

项目编号	项目名称	负责人	年级专业	项目组成员	指导教师	成　　果
101069824	丰富环境对老年小鼠神经细胞再生的影响	曲敬琨	临硕82	刘志奎、杨静、王梦、路盼	肖新莉	
101069825	院内耐药铜绿假单胞菌耐药机制的研究	沈燕芳	临床83	吴铰英、白如霞、郑文玲、余慧镛	陈艳炯、雷金娥	
101069826	西安地区结核分枝杆菌rpsL基因突变情况与链霉素耐药性的相关性研究	王芳雨	临床82	马舒婷、秦琪、王永辉、张文娟	杨娥	
101069827	HIV相关细胞因子对EBV阳性淋巴瘤细胞株中病毒的激活作用研究	杨力涛	临硕83	商清、王宁、阮桥斌	杜忆华	
101069828	粉防已碱对人膀胱癌细胞5637增殖与凋亡的影响	余玲	临硕63	李纂行、魏涛	贺大林	
101069829	大骨节病12号染色体相关易感基因的单核苷酸多态性（SNP）研究	张利	临床87	谢志超、王晓培、赵路、邓磊	郭雄	
101069830	氨氯地平对自发性高血压大鼠肠系膜动脉血管的保护作用及其机制研究	赵强	临硕76	于咏田、李琛、王超	臧伟进	Clinical and Experimental Pharmacology and Physiology, 2008, 35 (12): 1440 – 1446（SCI收录, IF: 1.936).

续表

项目编号	项目名称	负责人	年级专业	项目组成员	指导教师	成　果
f01069858	庚尼地平和右旋庚尼地平降压作用的对比研究	李晓	临硕 65	许鑫森、李博、郑晓珂	曹永孝	
101069859	新的气体信号分子硫化氢扩张脑血管的作用	韦巍	临硕 84	何明俊、韩瑛、程娅雯、黄廷钦	曹永孝	
101069860	基于数据挖掘技术的药品不良反应与药品间关联关系研究	魏芬	药学 81	雷祎、覃蓝、唐林	冯变玲	
101069861	大鼠急性心源性肺水肿模型的建立	康晓弘	临硕 86	郭东哲、刘昊琛、张琍瑶、殷倩	胡浩	
101069862	栀子药材多活性成分定量分析结果的多维不确定度评价方法研究	白羽霞	制药 81	韦晓密、孙驰、马汉林、张晓乐	胡震	
101069863	基于群体和家系的 FXYD6 基因与精神分裂症的分子遗传学研究	焦李子	宗濂 71	牛晓蓉、王彬、李建鹏、马旭东	马捷	1. 西安交通大学学报（医学版），2012,33（2）:142－145. 2. 获"第二届全国大学生基础医学创新论坛暨实验设计大赛"优秀奖. 3. 天津医科大学学报,2012,18（suppl）:43.

续表

项目编号	项目名称	负责人	年级专业	项目组成员	指导教师	成　果
101069864	抗肿瘤新药舒尼替尼的合成路线改进	韦晓密	制药 81	覃莉雯、王慧慧、贺晓双、张志国	孟歌	
101069865	人、小鼠及大鼠源巨噬细胞 Toll 样体受家族表达分布探究	程鑫	临床 83	王嘉、王烨、苗润晨	孟列素	
101069866	西安市市售菜水果中农药残留现状的动态监测与特征分析	乐文俊	临床 85	胡舒鹏、黄艳丽、刘洁、李少军	于燕	
101069867	食品中激素残留对大鼠生长发育影响的研究	杨晓雨	预防 71	李金泰、张家源、闫明飞、谭彬	张瑞娟	
101069868	ERK 信号导通路在人脐带间充质干细胞向成骨细胞分化中的作用	邹薇	口腔 71	李晨霜、杨相笛、吕畅	周洪	

附表 5　西安交通大学医学院本科生国家大学生创新性实验项目（第五期 2012.6）

项目编号	项目名称	负责人	年级专业	项目组成员	指导教师	成　果
201210698105	环糊精树状高分子在药物控制释放系统的应用研究	江宽	制药01	孙雅楠、刘涛、杨凌飞、朱江旸	李维凤	获"第五届全国大学生药苑论坛"三等奖.
201210698106	朱鹮鸣声行为及相关基因研究	张雪薇	法医11	毛灼、郭瑜鑫、郭浩	李生斌、魏曙光	天津医科大学学报, 2012, 18 (suppl):45.
201210698107	西安市市售儿童食品中色素、甜味剂、防腐剂使用现状调查	俞田田	临床81	王嘉、朱挺、沈莹、孙东东	于燕	
201210698108	西汉张安世家族基群动植物鉴定和家谱DNA识别	王禾	法医91	王铁男、褚政、石津玮	李生斌、魏曙光	天津医科大学学报, 2012, 18 (suppl):45.
201210698109	基于28S rDNA D7可变区毛囊蠕形螨的分子鉴定	曲亚莉	临床91	陈莉、宋马小薇	赵亚娘	
201210698110	ZNF804A基因在精神分裂症中的分子致病机制研究	李慧娴	临硕94	惠珂、陈慧	马捷	
201210698111	枸杞多糖对大鼠心肌缺血再灌注损伤的保护作用及机制研究	罗玲	宗灏81	马承贤、徐向华、陈威、杨桓	刘进军	1. 获"第二届全国大学生基础医学创新论坛暨实验设计大赛"优秀奖. 2. 天津医科大学学报, 2012, 18(suppl):43.
201210698112	植物雌激素刺桐花素对小鼠学习记忆能力的作用	马超然	预硕81	白莉、曹斌、程亮、李金妮	曹永孝	

续表

项目编号	项目名称	负责人	年级专业	项目组成员	指导教师	成　果
201210698113	拐枣七中生物碱的提取工艺、含量测定及抗氧化活性研究	李波	制药91	薛璇玑、秦世冬、赵超	郭增军	
201210698114	辣椒素对酒精性肝损伤的作用机制	郑龙	宗濂72	李晶、靳智、王培礼	胡浩	
201210698115	姜辣素降血糖作用及其机制	何欣	临硕83	刘艳艳、冯维、张舵、刘惠惠	霍福权	
201210698116	迷走神经电刺激对脑缺血的保护作用研究	孔颖	临床83	李青山、马菁茹、刘璐、英慧	刘勇	
201210698117	丙戊酸钠与双丙戊酸钠的抗癫痫作用比较	崔佳奇	临床91	郑郑、沈蒨、惠巧艳、李志强	林蓉	1. 天津医科大学学报,2012,18(suppl):42. 2. 获"第二届全国大学生基础医学创新论坛暨实验设计大赛"优秀奖.
201210698118	复方EPO和亚硒酸钠注射液对大鼠肾脏缺血/再灌注损伤的协同保护作用	侯兰	临硕82	刘璐、刘超、吴芳	陈莉娜	
201210698119	丰富环境对脑出血小鼠神经细胞再生的影响	李佳辉	临硕93	任冯刚、石颖、刘绮璐、钟妮尔	肖新莉	

续表

项目编号	项目名称	负责人	年级专业	项目组成员	指导教师	成果
20121069 8120	抑制胰腺星形细胞 Hedgehog/GLI 通路对胰腺癌成瘤、转移和血管生成的影响	邹雨龙	临硕 73	殷大欢、尹亚丽、张杰	马清涌	
20121069 8121	不同产地香菇和木耳中多糖的含量及抗氧化作用比较	张波	制药 01	吕艳妮、贺改燕、张婷婷	石娟	
20121069 8122	不同性别大鼠对急性 CO 中毒的敏感性研究	杨泽龙	法医 91	张豪、邓茜、范飞、戴鑫华	马丽霞	
20121069 8123	在骨软骨发育不同阶段差异表达的一簇新 miRNA 的鉴定	马承贤	宗嫌 81	杨国栋、曹思	孙健	
20121069 8124	肾上腺交感神经离断术对高血压大鼠的治疗作用及其机制	宗良	宗嫌 82	罗玉梅、杨桓、顾梦超、窦常伟	明浩	
20121069 8125	新型可再生绿色环保溴代试剂的研制	张志国	制药 91	贺晓双、刘振云、田超	孟歌	
20121069 8126	慢性心理应激对妊娠小鼠子代行为学影响及机制研究	闫明飞	临硕 81	储召娓、吕不凡、李蓉	黄辰	
20121069 8127	Nox4 在慢性脑缺血大鼠脑血管发生中作用的研究	高中洋	临硕 93	黄冶鑫、常莎、马征、曹瑾	陈新林	

续表

项目编号	项目名称	负责人	年级专业	项目组成员	指导教师	成 果
201210698128	胺碘酮对 HERG 基因突变体 L539fs/47 及 L539fs/47 - * 558W 的药物干预研究	邓莉莎	临床 94	赵茜茜、贾晶、卫月娇	孙超峰	
201210698129	乙醇对大鼠急性 CO 中毒影响的性别差异研究	强乐	口颌 01	王颖、白玛曲珍、罗桑目增、洛桑欧珠	马丽霞	
201210698130	EPO 对 D - 半乳糖胺和 LPS 致小鼠急性肝损伤的保护作用及其机制研究	贺毅	临床 94 班	李海源、刘欣、陈欢、刘健帮	陈莉娜	
201210698131	Simultaneous determination of β_2 - agonists by TLC and HPLC	张越	药学 01	陆海东、郑鹏磊、薛润青、周玉兰	傅强	获"第五届全国大学生药苑论坛"三等奖.
201210698132	中国汉族人群维生素 D 受体基因多态性与颈椎病的关联研究	薛彦博	临颌 94	韩阳、马琼、李瑞锋、邹乙辛	王金堂、李萌	
201210698133	长春七抗氧化活性研究	陈文君	制药 01	崔昭、李娜、王欣芮、曹胜	石娟	

续表

项目编号	项目名称	负责人	年级专业	项目组成员	指导教师	成　果
201210698134	食品中分离的氨苄青霉素抗性菌的耐药基因在动物肠道致病菌之间转移情况研究	谭彬	临床 91	虞荣斌、余钧辉	韩蓓	
201210698135	果胶排铅与抗氧化多糖对慢性铅中毒动物模型的协同作用	朱中海	预硕 91	刘丹丽、徐航超、厉云、隋芳	韩蓓	
201210698136	乙型肝炎病毒 X 蛋白对调亡的影响及其在 HBV 宫内感染中作用的研究	卢青	临床 04	卫萌、王楚莹、刘雯曜	白桂芹	
201210698137	探讨肾纤维化大鼠 α‐SMA、TGF‐β1 和 NF‐κB 的早期变化及大蒜素干预肾纤维化疗效研究	王晓培	临床 83	谢志超、常琳、卢强、李志强	黄燕萍	
201210698138	H3K4 甲基化在低硒大鼠软骨发育作用的研究	张景龙	临硕 81	秦子力、陈杰、童杰	吕社民	
201210698139	计算机辅助个体化手术系统在复杂骨折诊疗中的应用	任建利	临硕 94	马彬、党武、任冯刚、袁竞妍	李萌、李新友	

（万田郎）